人体の構造と機能❸
形態機能学

メヂカルフレンド社

まえがき

　近年，臨床現場の多様化に伴い，看護師には「学ぶ看護」ではなく「考える看護」を展開する力が求められている。第5次カリキュラム改正においても，その方向性は示されており，専門学校では3年次，大学では4年次から学ぶことの多かった「在宅看護論」は，卒業まで継続して学習する科目として「地域・在宅看護論」に改められ，単位数が増加された。また，専門基礎科目においては"看護学の観点から人体を系統だてて理解する"という留意点が定められた。

　これまで保健師助産師看護師学校養成所指定規則で定められてきた専門基礎分野「人体の構造と機能」では，系統別の視点から人体の構造と機能を学ぶ教授法が主であった。しかし1990年代，当時の聖路加国際大学（旧聖路加看護大学）で教鞭をとられていた菱沼典子先生（聖路加国際大学名誉教授）が，「食べる」「眠る」といった日常生活行動の視点から人体の構造と機能を学ぶ様式を発案し，今ではこの考え方が看護基礎教育の現場でも普及してきている。「療養上の世話（保健師助産師看護師法）」が看護師の役割ならば，対象の生活援助のために身体アセスメントは必須であり，日常生活行動の視点から身体をアセスメントすることは必然といっても過言ではない。この菱沼典子先生の思想に大きく同意し，それを基軸として本書は展開した。

　そのため，形態機能学では"生活を営むひと"を対象としており，そのひとが営む日常生活行動のしくみをからだの構造と機能の視点から説明している。したがって，本書では精神的・身体的・社会的側面を包含した人間を「ひと」としてとらえ，生物学や発生学で対象とする「人間」を示した「ヒト」とは区別している。

　今後，より一層多様化すると考えられる臨床現場での看護の質向上のためには，より人体の構造と機能の知識を有し，対象者の身体アセスメント能力に秀でた臨床看護師が増加していくことが望まれる。それを受けての第5次カリキュラム改正であると考えている。これからの看護基礎教育では，形態機能学の重要性や，その教授法もより一層問われてくることだろう。本書がその一助になれば幸いである。

　この書が，次の看護を担う若者にとって，看護を考え深めるときの基礎書物になることを願っている。

2022年2月

大久保　暢子

執筆者一覧

編集

大久保暢子	聖路加国際大学大学院看護学研究科教授

執筆（執筆順）

菅沼　信彦	名古屋学芸大学看護学部教授
工藤　宏幸	順天堂大学医学部准教授
青木美紀子	聖路加国際大学大学院看護学研究科准教授
神崎　秀嗣	秀明大学看護学部教授
大久保暢子	聖路加国際大学大学院看護学研究科教授
安田みなみ	福岡女学院看護大学講師, 聖路加国際大学大学院看護学研究科博士後期課程
松石雄二朗	聖路加国際大学大学院看護学研究科助教
田中　裕二	令和健康科学大学看護学部教授
小林　京子	聖路加国際大学大学院看護学研究科教授
五十嵐ゆかり	聖路加国際大学大学院看護学研究科教授
福冨　理佳	聖路加国際大学大学院看護学研究科助教
手塚　園江	聖路加国際大学大学院看護学研究科博士後期課程／小児看護専門看護師
西垣　佳織	聖路加国際大学大学院看護学研究科准教授
相澤　恵子	聖路加国際大学大学院看護学研究科助教
賀数　勝太	聖路加国際大学大学院看護学研究科助教
山路野百合	聖路加国際大学大学院看護学研究科特任研究員
吉川由香里	福岡女学院看護大学講師
石田　陽子	山形大学医学部看護学科准教授
落合由美子	前聖路加国際大学看護学部臨時助教
荒川　満枝	鳥取看護大学大学院看護学研究科教授
松石健太郎	長野保健医療大学看護学部看護学科助教
亀井　智子	聖路加国際大学大学院看護学研究科教授
吉田　紘子	聖路加国際大学大学院看護学研究科非常勤講師
林　　章敏	聖路加国際病院緩和ケア科部長

目次

以下の図表については，『新体系看護学全書　人体の構造と機能①解剖生理学』（橋本尚詞，鯉淵典之編著）より流用，または一部改変して流用した。
図 1-10, 2-2, 2-3, 2-4, 2-6, 2-11, 2-12, 2-14, 2-16, 2-18, 2-19, 2-20, 2-21, 2-22, 2-23, 2-28, 2-29, 2-30, 2-31, 2-35, 2-36, 2-37, 2-52, 2-54, 2-57, 2-66, 2-67, 2-68, 2-69, 2-70, 2-73, 2-74, 2-75, 2-76, 2-77, 2-79, 2-82, 2-87, 2-91, 2-92, 2-93, 2-94, 2-96, 2-97, 2-99, 2-101, 2-103, 2-105, 2-106, 2-111, 2-113, 2-114, 2-115, 2-118, 2-119, 2-120, 2-121, 2-123, 2-124, 2-126, 2-129, 2-132, 2-133, 2-134, 2-135, 2-137, 2-138, 2-141, 2-142, 2-143, 2-145, 2-146, 2-148, 2-150, 4-2, 4-3, 4-4
表 2-12, 2-14

第 1 章

「いのち」が誕生する・生まれる

この章では

● 生殖細胞について，その発生と形成過程を説明できる。
● 生命が誕生するしくみについて，排卵や受精，着床などの各段階を順序立てて説明できる。
● 生活を支えるひとの器官の成り立ちについて，ポイントとなるキーワードをあげられる。
● 遺伝について，男女で異なる染色体構造の違いについて説明できる。

I 生命の誕生；生まれること

　本章は「いのち」が誕生し「生まれる」ことをテーマとしている。生命の発生は，受精によって開始される。しかしながらヒトにおいての受精の成立は子宮に着床することが必要条件であり，着床しなければ個体発生にはつながらず，いつから「いのち」と考えるかは生殖医学研究上でも大きな倫理的問題となっている。

　「生まれる」という点はさらに難解である。生殖機構は動物によって大きく異なり，体外受精動物は，卵の殻を破って誕生する。体内受精動物においても，さらに哺乳類においても，在胎期間や娩出方法は様々で，出生時の児（仔）の成熟度には大きな違いがあり，これは進化の過程でどのような自然淘汰の原則に従ったかに起因している。ヒトにおいて，「分娩」は女性にとって大きなイベントであるが，胎児側からすれば，単に自らが発生・成長する過程の1つに過ぎない。すなわち「産む」ということと，「生まれる」ということは本質的に別の意味をもつ。

　本章では，「産む」ということを，ヒトの生殖器の形態から児の発生，すなわち「生まれる」までの過程における変化とともに解説する。生殖から児発生の初期段階においては，多くの細胞分化をはじめ，組織や臓器の形態や機能が次々と変化していく。このドラマチックな機構を少しでも理解いただきたいと考える。

Ⓐ 生殖細胞の発生

1. 性腺の分化

　ヒトの性別は，受精の際に卵子と精子がそれぞれもつ染色体，ならびにそこに存在する遺伝子の機能によって決定される。染色体構成が46,XY，すなわち44本（22対）の体染色体とXYの性染色体の構造をもつ場合には，**未分化性腺**は**精巣**に分化し，性染色体がXXの際には自然に**卵巣**となる。その機序は，Y染色体性決定領域（sex-determining region Y；SRY）上のSRY遺伝子から発現される**SRYたんぱく**が，未分化性腺を精巣に誘導することで成り立つ。遺伝的な性が決定すると，次に性腺の発達がみられるようになる。精巣の**ライディッヒ細胞**からは**アンドロゲン**（主にテストステロン）が分泌され，左右に1対存在する**中腎管**（ウォルフ管）を発育させ，精巣上体，輸精管，精囊となって，男性器として前立腺，陰茎，陰囊などが形成される。また，精巣の**セルトリ細胞**からは**抗ミュラー管ホルモン**（anti-Müllerian hormone；AMH）が分泌され，子宮や卵管になる**中腎傍管**（ミュラー管）の発育を阻害することで，男性の性腺を形作る。これに対し，女性の場合は精巣からのアンドロゲン分泌がないためウォルフ管は発育せず，ミュラー管が自動的に発育して女性器である子宮，卵管，腟（上部），陰核，大陰唇，小陰唇などを形作る（図1-1）。

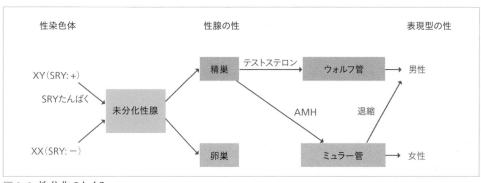

図1-1 性分化のしくみ

2. 精子と卵子の違い

　受精において1対1の関係にある男女の配偶子（精子と卵子）は，その形状において大きな違いがみられる（表1-1）。一度の射精で放出される精子数は約2億〜3億であるが，排卵する卵子は通常1個のみである。染色体をもつ精子の頭部の長径は約0.005mmであり，細胞小器官はほぼ含まれないが，卵子の直径は約0.14mmと球形の細胞としては生体内で最大で，細胞質には豊富な小器官が存在する。このとき，精子の減数分裂は完了しているが，排卵時の卵子は第1減数分裂中期の状態にある（図1-2）。

3. 精子形成

　妊娠5〜6週（受精後3〜4週）より，胚の後部域に**始原生殖細胞**が出現する。精巣に移動した始原生殖細胞は**精原細胞**となり，思春期以降に**精母細胞**に分化する。**1次精母細胞**（46,XY）は，**第1減数分裂**により2つの**2次精母細胞**となり，続く**第2減数分裂**により染色体数を半減した2つの**精子細胞**（23,X と 23,Y）となる。男性において**卵胞刺激ホルモン**（follicle stimulating hormone；**FSH**）は精巣の**セルトリ細胞**に働き，精子の分化成熟に働く。**黄体形成ホルモン**（luteinizing hormone；**LH**）は**ライディッヒ細胞**からのテストステロン分泌を促し，精子成熟に必要な高濃度のテストステロンを精子に提供する。

表1-1 配偶子

	精子	卵子
染色体数	23,X または 23,Y	23,X
産生数	2億〜3億匹 / 射精	1個 / 排卵
受精	1匹	1個
大きさ	0.005mm（頭部）	0.14mm
細胞質	ほぼなし	豊富
減数分裂状態	完了	第1減数分裂中期（排卵時） 第2減数分裂中期（受精時）

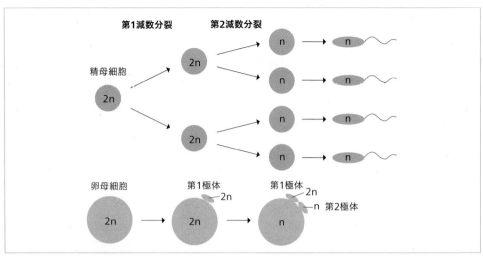

図1-2 生殖細胞の細胞分裂

4. 卵胞形成・発育

　妊娠12週までに**卵原細胞**より形成された**1次卵母細胞**（46,XX）は，第1減数分裂中期で分化を停止し，卵巣内に**原始卵胞**として存在する。思春期に至り FSH 刺激により成熟卵胞になると，LH サージにより排卵と共に減数分裂が再開し，**第2減数分裂**に至る。性成熟期における卵巣皮質では，種々の発育段階の卵胞が観察される。この際，細胞質のほとんどは**2次卵母細胞**のみに受け継がれ，もう一方は**第1極体**として放出される。この**第2減数分裂**は，受精によって進行し完了する。この場合にも細胞質は片方の細胞に受け継がれ，他方は**第2極体**となる。結果的には，1つの卵母細胞より1つの卵子が生じるのみである（図1-2）。

Column 卵子予備能

　加齢などに伴う卵子数の変化として，**卵巣予備能**，すなわち残存する卵子の数的評価は，妊娠に必要な能力を判断するために重要な指標である。残存卵子数の評価として，経腟超音波断層撮影により，直径1mm 以上の**胞状卵胞数**（antral follicle count；AFC）を月経3日目前後に計測する。11 〜 30個が正常とされるが，個人差が大きい。また，原始卵胞から1次卵胞に至るまでは **AMH** が顆粒膜細胞より分泌されることが明らかとなり，その値が卵巣予備能として評価されるようになった。25歳をピークとして30歳代後半からは明らかな減少傾向がみられるが，個体によるばらつきも広く認められる。ほかにも，顆粒膜細胞にて産生されるエストラジオール，インヒビン B の測定などがあげられるが，これらは主に後期胞状卵胞以降の分泌であり，卵巣予備能を示すとは言い難い。すなわち，正確に残存卵子数を明らかにできるマーカーはいまだに存在しない。

B 排卵から着床まで

　思春期に至り，精巣から分泌されるアンドロゲンならびに卵巣からのエストロゲンやプロゲステロンが二次性徴を発現させ，男女の身体的相違を顕著にする。さらに生殖に必要な身体的構造と機能を生み出す。これには，視床下部からの**ゴナドトロピン放出ホルモン**（gonadotropin releasing hormone；**GnRH**）の規則的な分泌と，それに伴う下垂体性ゴナドトロピンである **FSH** や **LH** の分泌が関与する。

1. 排卵

　エストロゲンが閾値（いきち）（通常，血中濃度として200～300pg/mL）に達すると，ポジティブ・フィードバック機構により **LH サージ**が誘発され，排卵が起こる（図1-3）。

　排卵後の卵胞は**黄体細胞**へと分化する。黄体細胞はエストロゲンとともに**プロゲステロン**を分泌し，子宮内膜は分泌期（黄体期）*へと変化して，血管新生や分泌腺の増殖により肥厚する。これらの変化は着床環境を整えるために重要である。また卵子の放出と同時に，

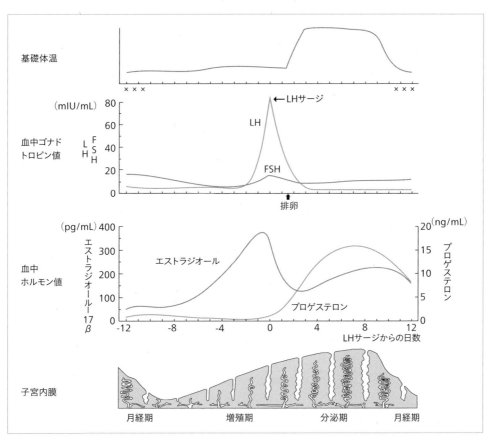

図1-3　性周期

LH刺激は卵子の第1減数分裂を再開させ、ここで受精すると第2減数分裂が開始される。黄体の寿命は約14日間で、妊娠が成立しない場合は**ヒト絨毛性ゴナドトロピン**（human chorionic gonadotropin：hCG）の刺激がないため自然に退縮し、エストロゲンとプロゲステロン分泌が消失することにより、子宮内膜の機能層は剝離する。そのため内膜血管が断裂し、出血する。これが月経であり、ほぼ4週間の周期で内膜の新生が繰り返される。

2. 受精

受精とは「精子が卵子の中に入り込み、雌雄の配偶子が合体することにより新たな生命が発生可能となること」であり、ヒトの発生は精子と卵子の合体による受精に始まる。受精は**卵管膨大部**にて起こるが、卵子が受精能を有する期間は24時間、精子では48〜72時間であり、そのタイミングで出会うことが受精成立のためには必要である。精子は鞭毛構造を有し、その運動によって移動する。頭部には、遺伝情報である染色体を含有する。**受精能を獲得**（capacitation）した精子は、受精においては**先体反応**を起こし、卵子を包む膜である透明帯の貫通および精子-卵子細胞膜の接着・融合を引き起こす。その結果、透明帯の性状が変化し、ほかの精子の侵入が妨げられ**多精子受精**が阻止される。

受精卵は、およそ30時間で有糸分裂を開始し2細胞となる。以降、分割を繰り返し桑実胚に至るまで卵管内で成熟する。

3. 着床

着床とは胚が子宮内膜に定着し、胚の発育が可能になった状態を指す。受精卵は分割を繰り返しながら卵管を通過し、桑実胚の状態で、4〜5日にて子宮腔に到達する。受精後7日にて透明帯から脱出（**ハッチング**）した胚盤胞の栄養膜は、分泌期の子宮内膜に接着し着床を開始する（図1-4）。着床期の子宮内膜は分泌期中期にあたり、活発な分泌現象が認

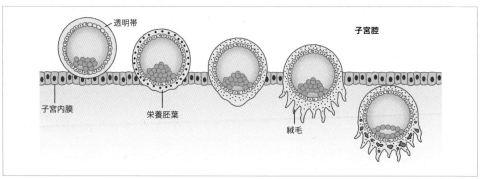

図1-4 着床

＊ **分泌期**（黄体期）：排卵直後から月経までの期間。エストロゲンとともにプロゲステロンの作用により、腺細胞からムチンのような多糖体が分泌される。月経終了後から排卵までの時期は**増殖期**（卵胞期）といい、顆粒膜細胞におけるエストロゲンの産生・分泌が増加することにより、基底層から内膜細胞が増殖し、機能層を形成する。

められる時期で，腺腔には粘液やグリコーゲンなどが大量に充満している。**妊娠黄体**から分泌が継続するプロゲステロンにより，子宮内膜は**脱落膜化**をきたして，月経となることなく，胎芽の発育に必要な子宮内膜環境を維持する。子宮内膜上皮細胞が胚の着床に対し受容可能な期間は限られており，**着床ウィンドウ**（implantation window）とよばれている。動物においては厳密な着床ウィンドウが知られているが，ヒトにおいては排卵後5〜9日と推定されている。安定した着床が得られるには約5日間を要する。

C 着床から胎児へ

1. 妊娠の成立

　妊娠とは「受精卵の着床に始まり，胎芽または胎児および付属物の排出をもって終了するまでの状態」と定義される（日本産科婦人科学会）。着床し，子宮内膜に侵入した胚盤胞の栄養膜細胞は，**絨毛突起**を細胞表面に形成する。絨毛は基底脱落膜に侵入し，脱落膜とともに胎盤となる。また，栄養膜細胞から分泌されるhCGは黄体を刺激し，妊娠黄体へと変化させ，プロゲステロンの分泌の継続を促す。胎児発育に従い被包脱落膜は伸展し，妊娠16週までには対側の壁側脱落膜と癒合し，胎盤が完成する。卵巣性プロゲステロンの分泌は，妊娠維持のために妊娠6〜8週までは必須であるが，以降は胎盤性のエストロゲン・プロゲステロンに徐々に置き換わり，hCGの分泌減少に伴い妊娠黄体は退縮していく。

　臨床的な妊娠成立は，尿中hCG測定検査薬（妊娠反応）による検査結果が陽性（50IU/L以上）をもって診断される。しかし，その後の胎児発育がみられず，月経様の出血が発来する化学的流産が存在するため，胎嚢の存在をもって臨床的妊娠とする考えもある。

2. 胎盤の形成

　胎盤の機能は，主に3つで，①胎児─母体間のガス・栄養の輸送，②物質代謝（グリコーゲンの合成など），③妊娠の維持や胎児の成長に必要なホルモンなどの産生である。胎盤の形成は妊娠7週頃に始まり，妊娠3か月頃までに形態的・機能的に完成し，妊娠10か月まで増大を続ける。胎盤の発生において，着床部位では栄養膜細胞が増殖し，絨毛細胞層と絨毛間質で形成される絨毛となる。絨毛細胞は，合胞体性栄養膜細胞（シンシチウム細胞）と細胞性栄養膜細胞（ラングハンス細胞）に分化する（図1-5）。合胞体性栄養膜細胞は絨毛間腔の母体血と直接接触し，母児間のガス・物質交換，胎盤における物質合成に関与し，胎盤機能の中心的役割を果たしている。細胞性栄養膜細胞は妊娠初期に多数存在し，合胞体性栄養膜細胞の発育に重要であるが，妊娠12週頃から退行を始め，15週以降にははっきり確認できなくなる。

　胎盤からのホルモン分泌は，主に**hCG，ヒト胎盤性ラクトーゲン**（human placental

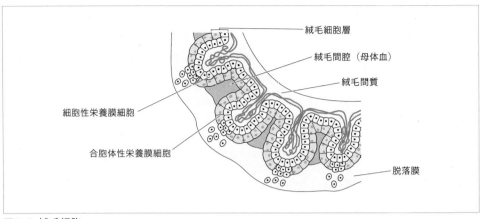

図1-5 絨毛細胞

lactogen：hPL），**エストロゲン**，**プロゲステロン**である。hCG は合胞体性栄養膜細胞で産生され，妊娠黄体の維持に必要である。hPL も合胞体性栄養膜細胞から分泌され，母体のグルコースの取り込みを抑える抗インスリン作用や，母体への栄養補給のための脂質分解作用などを有する。hCG，hPL は妊娠中期～末期の胎盤機能の指標となる。エストロゲンは，下垂体から分泌されるプロラクチンの産生刺激や乳管の増殖，プロゲステロンは乳腺小葉の増殖など，乳汁分泌の準備を行うが，妊娠中の乳汁分泌は抑制する。

3. 胎児の発生

　受精後8週（妊娠10週）未満の児の状態を**胎芽**，以降を**胎児**とよぶ。胚盤胞の内細胞塊（図1-6）からの**外胚葉**，**中胚葉**，**内胚葉**への分化は，妊娠5週に始まる。

　器官の発育と機能の成熟する**器官形成期**では，器官ごとに進行の相違が認められる（図1-7）。妊娠8週になると，外形的には明らかに胎児としての様相を呈し，基本的な器官の形態形成が完了する。しかしながら，口蓋や外性器の完成はさらに2か月ほどを要する。形態的な基本構造の完成に続き機能的な成熟が始まり，順次完成していくが，この機能的成熟も臓器によって異なっている。

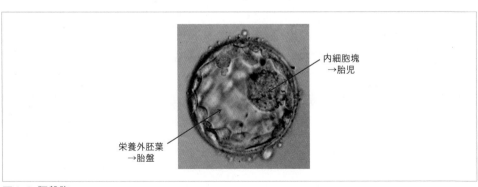

図1-6 胚盤胞

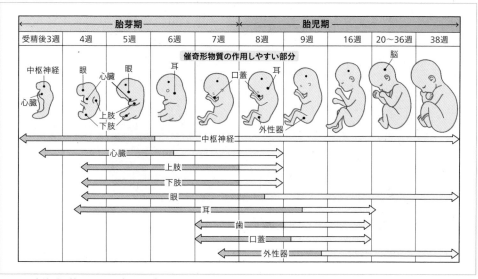

図1-7 妊娠週数による器官の発生

Ⅱ ひとの器官の成り立ち

A からだの中の器官の成り立ち

　ひとの生命（いのち）とからだの器官は，1個の受精卵から始まり，その受精卵が細胞分裂を繰り返して個体へと成長する。受精卵は，形態変化の過程で3層の構造になる時期があり，それを**3層性胚盤**（そうせいはいばん）という。3層性胚盤は，内胚葉（ないはいよう），中胚葉（ちゅうはいよう），外胚葉（がいはいよう）の3種類で構成される（図1-8a）。

　内胚葉は，ひとの「食べる」ことを支える器官（胃・腸・肝臓・脾臓など）や，「息をする」ことを支える器官（喉頭・気管・気管支・肺），「排尿する」ことを支える器官（膀胱・尿道）に分化していく。

　中胚葉は，ひとの「動く」を支える器官（骨・軟骨・筋肉），「性を営む」ことを支える器官（精巣・子宮・卵巣），「排尿する」ための器官（腎臓，尿管）に分化するほか，心臓・血管・リンパ管・血液にも分化していく。

　外胚葉は，ひとが「コミュニケーションをとる」ために必要な器官（目，耳）や，「思考する」ことにかかわる器官（脳・脊髄），末梢神経，鼻粘膜の嗅覚にも分化していく。

　この3層性胚盤は，「**フォールディング**」という三次元構造に折りたたまれる過程によって立体化し，胚子となる（図1-8b, c）。

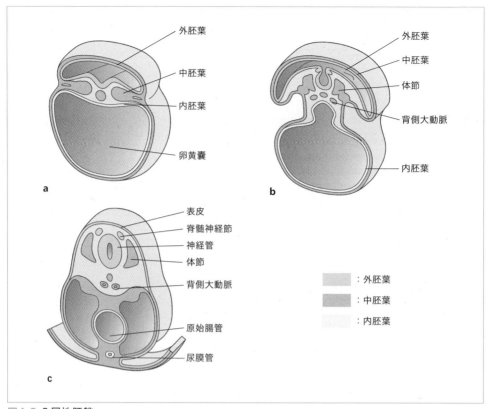

図1-8 3層性胚盤

1. 「食べる」ことを支える器官の成り立ち

　フォールディングによって立体化した胚子の内部には，頭から尾に向かって伸びる1本のパイプがある。これは**原始腸管**とよばれ，胃や腸など食物の通路がここから作られる。原始腸管は前腸，中腸，後腸の3部分に分けられる（図1-9）。

　前腸は，頸部から上腹部までの領域であり，咽頭，食道，胃，十二指腸が作られる。前

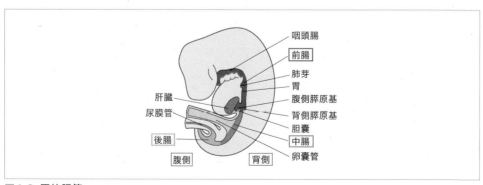

図1-9 原始腸管

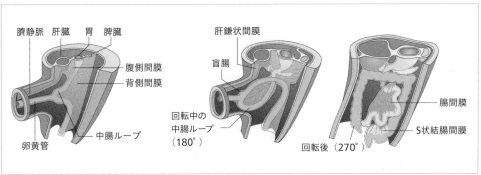

図1-10 消化管の発生過程

腸の十二指腸領域の内胚葉は，局所的に増殖して外方に突出し，肝臓と膵臓の原基となる。肝臓の原基は腹側に1つ出現し，上方に向かって巨大化して横隔膜に到達する。肝臓と十二指腸の連絡部は，一部が拡張して胆嚢となる。膵臓は，十二指腸の背側と腹側に1つずつ原基ができる。腹側の原基は背側方向に移動し，背側の原基と融合して1つの膵臓となる。

　中腸は，腹部にあって**卵黄嚢**と連絡する部分で，長く伸びて小腸と大腸の大部分となる。妊娠7～9週には**卵黄管**は完全に消失するが，まれに痕跡が回腸に残ることがあり，これは**メッケル憩室**とよばれて腸閉塞や憩室炎を起こす原因となる。中腸は，腹側の間膜が消失し，腹腔内で自由に位置を変えることができるようになる。伸び出してU字型になった状態を中腸ループとよび，これは270°ねじれて全体が「の」の字型の形状になるため，横行結腸は十二指腸の腹側を交叉するようになる（図1-10）。

　後腸は，下腹部から骨盤部の領域で，下行結腸より尾側の大腸となる。後腸の途中には尿膜管が合流して，排泄腔とよばれる拡張部となる。発生が進むと排泄腔は二分され，腹側部からは膀胱と尿道が，背側部からは直腸と肛門管が形成される。

2.「息をする」ことを支える器官の成り立ち

　喉頭から肺までの形成は，前腸の咽頭領域の腹側壁に**肺芽**とよばれる膨らみが作られることによって始まる（図1-9）。肺芽は胸部に向かって伸び出して喉頭・気管を形成し，先端が左右に枝分かれして**主気管支**となる。

　主気管支は胸腔において胸膜に包まれ，右側が3本，左側が2本の**葉気管支**に分岐する。葉気管支は分岐を繰り返してさらに薄く細くなり，最終的に20数回程度分岐して**肺胞**に終わる。発生25週以降に気管支系の周囲に毛細血管が形成されると，**ガス交換**が可能となる。出生の段階で肺は未完成であり，小児期になってようやく完成する。

3.「排尿する」ことを支える器官の成り立ち

　腎臓と尿管は中胚葉から形成される。尿はネフロンで産生されるが，腎臓を構成する機

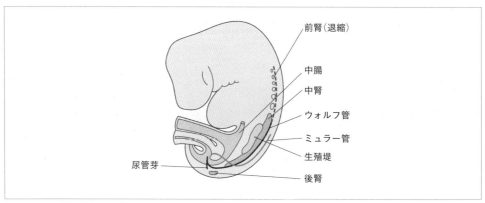

図**1-11** 腎臓, 尿管の形成

能単位であるネフロンが作られる中胚葉領域は, 頸部で**前腎**, 胸腹部で**中腎**, 骨盤部で**後腎**とよばれる。前腎は最も早く出現して**中腎管** (**ウォルフ管**) を形成するが, すぐに消失してしまう。

　中腎に形成されたネフロンでは尿が産生され, 中腎管によって排泄腔に輸送される。中腎は発生過程で消失する。中腎管は女性では消失するが, 男性では精巣に連結し, 精子輸送路として再利用される (図1-11)。

　成人の腎臓を構成するネフロンは後腎から形成される。尿管系は, 中腎管の末端部から枝分かれした尿管芽に由来する。尿管芽は伸び出して後腎組織に進入し, ネフロンに連結する。骨盤部に発生した後腎は, その後の胎児の成長に伴って上腹部へ移動する。

　膀胱と尿道は排泄腔の腹側部に由来する。中腎管が開口する頭側が拡大して膀胱となる。中腎管が膀胱の一部として取り込まれるため, 尿管は膀胱に直接開口するようになる。

▍4.「性を営む」ことを支える器官の成り立ち

　性腺 (**精巣**および**卵巣**) は, **生殖堤**とよばれる細胞集団として中腎の内側に現れる。この生殖堤には, 精子や卵子になる**原始生殖細胞**に加えて, 中胚葉由来の支持細胞と間葉細胞が含まれる。支持細胞は男性で**セルトリ細胞**に, 女性で卵胞上皮細胞に分化する。また, 間葉細胞は男性で**ライディッヒ細胞**に, 女性で卵胞膜細胞に分化する。

　男性において, 原始生殖細胞とセルトリ細胞は, 精巣索とよばれる細長いヒモ状の構造をつくる。これは中腎ネフロンに接続することで中腎管と連絡する。思春期になると原始生殖細胞は精祖細胞に分化して増殖し, **減数分裂**によって精子を形成する。精巣索は精細管となり, 中腎管は精巣上体管と精管になって, 精子が尿道に向かうための経路が作られる。男性の精子形成は生涯にわたって継続する。

　女性個体では原始生殖細胞は卵胞上皮細胞に囲まれて, 原始卵胞とよばれる小さな細胞集団を形成する。男性とは異なり, 胎児期において, すべての原始生殖細胞は卵祖細胞に

分化し，減数分裂を開始する。減数分裂は一次卵母細胞の状態で休眠状態となる。思春期において，卵胞が成熟を始めると減数分裂が再開する。受精することで，減数分裂は完成し卵子が形成される。

　女性の卵管と子宮は**中腎傍管（ミュラー管）**から作られる。中腎傍管は体腔上皮がパイプ状に変形したもので，中腎に沿って形成される。中腎傍管の尾側部は，左右が正中で融合し子宮と腟上部を形成する。残りの頭側部は左右に分かれたままで，それぞれが卵管となる。膀胱の背側に細胞集団（洞腟球）が形成され，中腎傍管に接続して腟の下部となる。

　性腺は胎生4〜9か月において腹部から骨盤部に移動する。この現象は**精巣下降**および**卵巣下降**とよばれる。結果的に，精巣は陰嚢に，卵巣は子宮の側方に移動する。

Ⓑ 神経系の成り立ち

▌1. 神経細胞

　神経系の基本となる細胞は，**神経細胞（ニューロン）**と**神経膠細胞（グリア）**であり，これらの細胞は外胚葉に由来する**神経管**，**神経堤**，外胚葉プラコードから発生する。

　神経管は，胚盤の正中部で外胚葉がパイプ状となったものであり，変形して脳と脊髄になる。外胚葉には神経板とよばれる肥厚部が作られ，その後，外側縁が隆起して神経ヒダに，正中部が陥凹して神経溝になる。左右の神経ヒダが神経溝の背側で融合して神経管となり，また，神経管の内部空間は脳室系となる。神経管は外胚葉から分離して，胚盤の深部に埋没する。

　神経管を構成する細胞から，神経細胞，神経膠細胞，上衣細胞が形成される。神経細胞の集団は脳と脊髄において灰白質となる。また，神経細胞から伸び出した突起は神経管の最外層を作り，髄鞘に包まれて白質を構成する。

　神経堤は神経管の両側に出現した後，身体の各部に移動して脳神経の神経節，脊髄神経節，自律神経の神経節など，末梢神経系の神経節を作る。また，腸管神経節，副腎皮質，軟膜，クモ膜，シュワン細胞，色素細胞なども神経堤由来の細胞で構成される。

　外胚葉プラコードは頭部の外胚葉に点在する肥厚部であり，神経堤に近い性質の細胞群である。外胚葉プラコードからは内耳，水晶体，嗅粘膜などの感覚器が発生するが，さらに脳神経の神経節にも関係する。

▌2. 中枢神経系

　神経管では，背側と腹側に異なる性質の神経細胞群が作られる。背側の細胞集団は**翼板**とよばれ，全身の感覚を伝える伝導路のニューロンとなる。腹側の細胞集団は**基板**とよばれ，脳からの指示を筋や腺に伝えるための運動ニューロンになる。

　脳は，神経管の頭側部が変形することで形成される。神経管の頭側部には1次脳胞とよ

ばれる3つの膨らみが作られ、頭側から**前脳胞，中脳胞，菱脳胞**の順に並ぶ。前脳胞と菱脳胞はそれぞれがさらに2つに区分され，全体として5つの2次脳胞となり，終脳胞，間脳胞，中脳胞，後脳胞，髄脳胞の順に並ぶ（図1-12）。

　終脳胞は左右に大きく膨らんで，左右の大脳半球となる。間脳胞は間脳となる領域であり，その外側壁には眼球網膜を形成する突起が存在する。中脳胞は中脳になり，翼板が発達して，視覚に関係する上丘と聴覚に関係する下丘を作る。後脳胞では背側部が大きく膨らんで小脳を形成し，腹側部は橋となる。髄脳胞から形成される延髄は，小脳形成の影響を受けて頭側部が左右に広がった形状となる。

　脳は3か所で背腹方向に屈曲する。中脳胞には背方に凸となる中脳屈が，後脳胞下端には腹方に凸となる橋屈が，髄脳胞下端には背方に凸となる項屈が形成される。特に橋屈は強く屈曲するため，後脳胞背側から突出した小脳は延髄の背側を覆うようになる（図1-13）。

　脳の変形は，脳の内部構造や内腔にも影響を与える。大脳半球と小脳は，大きく膨らむ過程で神経細胞が表層と最深部に分かれ，表層は灰白質（皮質），深層は白質（髄質），最深

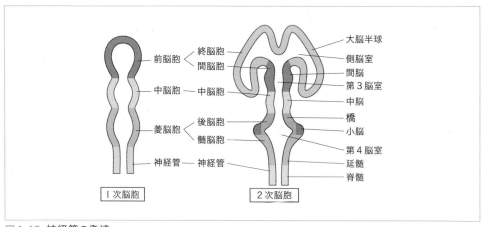

図1-12　神経管の発達

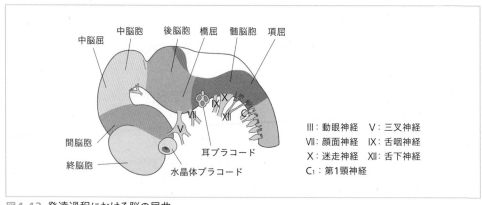

図1-13　発達過程における脳の屈曲

部は灰白質（神経核）となる。変形した神経管の内腔は，大脳半球で側脳室，間脳で第3脳室，中脳で中脳水道，小脳・橋・延髄で第4脳室とよばれる。

神経管の尾側部は尾側に向かって伸び，脊髄となる。脊髄には大きな変形が起こらないため，その内部構造は神経管と同様に，深部が灰白質，表層が白質となる。

▎ 3. 末梢神経系

末梢神経系は，中枢神経系への入力を担う感覚神経系（**求心性神経**）と，中枢神経系からの出力を担う運動神経系（**遠心性神経**）の2系統で構成され，身体の各部と中枢神経系を連絡し，情報の伝達路として機能する。

感覚神経系を構成する感覚性ニューロンの細胞体は，末梢神経系の感覚性神経節に位置する（図1-14）。神経節から身体各部に向かって樹状突起が伸び，感覚神経線維となる。中枢神経系に向かって伸びる軸索は，翼板から発生した感覚性2次ニューロンに接続する。

運動神経系を構成する運動性ニューロンの細胞体は，基板から発生した中枢神経系の運動性脳神経核や脊髄前角に位置する。この細胞体から伸び出した軸索は，運動神経線維となって骨格筋に分布する（図1-14）。

自律神経系は，内臓平滑筋や腺などに分布する運動神経線維で構成される。中枢神経系から目的地までを2つのニューロンで連絡することが特徴である。1番目のニューロンは**節前ニューロン**とよばれ，その細胞体は自律性脳神経核や脊髄側角に位置する。2番目のニューロンは**節後ニューロン**とよばれ，末梢神経系の自律性神経節に位置する。

末梢神経系は脳神経12対と脊髄神経31対で構成されるが，そのうち第Ⅰおよび第Ⅱ脳神経は通常の末梢神経系と異なる由来をもつ。第Ⅰ脳神経（嗅神経）は，外胚葉プラコードに由来する嗅細胞の突起として発生する。嗅細胞は鼻腔上壁に発生し，神経節を作ることはない。第Ⅱ脳神経（視神経）は，神経管の間脳胞の突起として発生する。突起の先端部が眼球の網膜となり，網膜と間脳を結ぶ部分が第Ⅱ脳神経になる。本質的には中枢神経系の一部として理解すべき構造である。

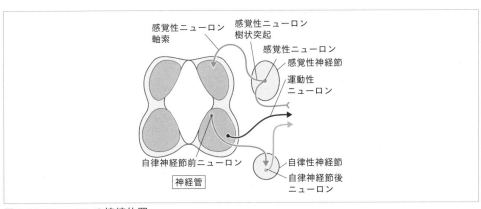

図1-14 ニューロンの接続位置

C からだに残存する系統発生の痕跡

1. 進化に伴う形態変化

　生物の様々な器官は，進化の過程で形成されたものである。たとえば，魚類のヒレは陸生動物においては四肢に変化し，さらにヒトでは直立したことで上肢が自由になって，繊細な作業を行えるようになった。

　進化の過程で大きく変化したものに，ガス交換のための器官系がある。魚類のガス交換は，エラ（鰓）を通過する水との間で行われるが，陸生動物では肺に取り込んだ空気との間で行われる。肺の形成に伴ってエラは不要となり，外見的に消失する。

2. 鰓弓器官

　頭部の器官の多くはエラを転用することで形成され，**鰓弓器官**（さいきゅうきかん）とよばれる。ヒトの咽頭には，発生第4週にエラに類似した構造が出現する。腸管の側壁からは咽頭嚢（鰓嚢）が突出し，体表からは咽頭裂（鰓裂）が陥凹する。咽頭裂と咽頭嚢は向かい合い，両者により区画されて咽頭の側壁は咽頭弓（鰓弓）に分割される（図1-15）。

　咽頭弓に含まれる要素は軟骨，筋，血管，神経である。咽頭弓の軟骨からは，下顎骨，舌骨，喉頭軟骨などが形成される。同様に筋は咀嚼筋，表情筋，茎突咽頭筋，喉頭筋などになり，神経は第Ⅴ脳神経（三叉神経），第Ⅶ脳神経（顔面神経），第Ⅸ脳神経（舌咽神経），第Ⅹ脳神経（迷走神経）になる。

　エラに最も近い形態を示すのは中耳と外耳である。耳管と鼓室は第1咽頭嚢に，外耳道は第1咽頭裂に由来する。鼓膜は，第1咽頭嚢の内胚葉と第1咽頭裂の外胚葉が向かい合って形成される。これらに隣接する第1咽頭弓と第2咽頭弓からも，耳小骨，鼓膜張筋，アブミ骨筋が形成される。これ以外の咽頭嚢と咽頭裂は発生過程で消失するが，咽頭嚢の上皮は口蓋扁桃，胸腺，上皮小体（副甲状腺）などとして残る。

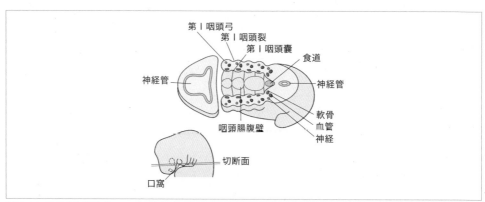

図1-15 咽頭弓（鰓弓）

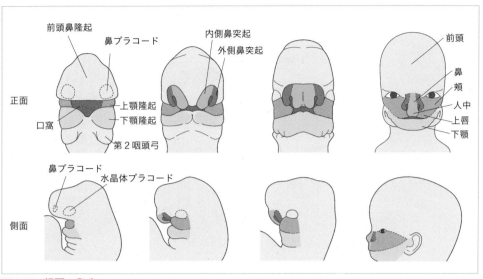

図1-16 顔面の発生

3. 顔面の発生

　顔面は，胚子頭側端と第1咽頭弓によって形成される。胚子頭側端の突出は前頭鼻隆起とよばれる。第1咽頭弓は腹側に突出して下顎隆起をつくり，また頭側にも膨らんで上顎隆起をつくる。この結果，顔面の口窩は5つの隆起（前頭鼻隆起，左右の上顎隆起，左右の下顎隆起）で囲まれることになる。この後，前頭鼻隆起の鼻プラコードが埋没し，その周囲に内側鼻突起と外側鼻突起が形成される（図1-16）。

　内側鼻突起，外側鼻突起，左右の上顎隆起は融合して鼻と上唇を形成し，左右の下顎隆起は融合して下顎を形成する。内側鼻突起と上顎突起が融合しない状態で上唇が形成される発生異常を**口唇裂**とよぶ。

　鼻腔と口腔は連続的な空間として形成され，その後，口蓋によって分割される。口蓋を形成する口蓋突起は，上顎隆起の内側面から隆起し，正中で左右が融合する。融合が不完全な場合を**口蓋裂**とよぶ。

III 遺伝とは

A 遺伝子

　遺伝子＊には，いのちを営むうえで重要なあらゆる情報が組み込まれている。ひとは遺伝子を継承することにより，世代を越えてからだの形態や体質，特性を引き継いでいく。そ

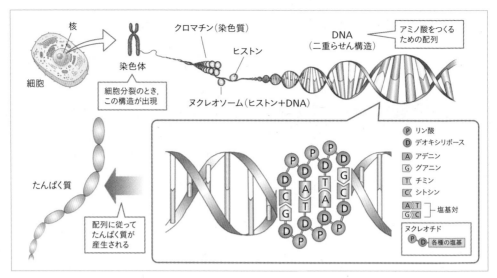

図1-17 染色体とDNAの構造

の遺伝子の本体となる物質が**デオキシリボ核酸**（deoxyribonucleic acid：**DNA**）である。

　ひとつの細胞内には DNA が存在する。DNA は4種類の塩基（アデニン［A］，グアニン［G］，シトシン［C］，チミン［T］）で構成される。塩基の並び順を塩基配列といい，遺伝子の情報は塩基配列によって決まり，体内でたんぱく質が作られる。

　DNA は細胞の核内と細胞質内のミトコンドリアに存在するが，大部分は核内に存在する（核 DNA）（図1-17）。

Ⓑ 染色体

　染色体は核 DNA とたんぱく質の複合体である。ひとは細胞一つ一つの中に46本の染色体をもっている。46本の染色体は，大きさの順に1〜22番までの名前がつけられた**常染色体**（44本，22対）と，X あるいは Y の**性染色体**（女性は X 染色体が2本，男性は X 染色体と Y 染色体1本ずつ）で構成される（図1-18）。染色体数と性染色体の構成を示すものを核型という。女性の核型は46,XX，男性は46,XY と表記する。染色体は父と母から半数ずつ受け継がれている。つまり，1対（2本）ある各染色体のどちらか片方は精子（父）由来，もう一方は卵子（母）由来となる。Y 染色体は必ず精子（父）由来である。

　精子や卵子などの生殖細胞（配偶子）の染色体は，減数分裂により体細胞の半数（23本）になっている。受精により父および母由来の染色体が合わさり46本となることで，一定

＊ **遺伝子とゲノム**：ゲノム（genome）とは，遺伝子（gene）と染色体（chromosome）を組み合わせた用語である。ゲノムは DNA 塩基配列の遺伝情報のすべてであり，ヒトでは約30億塩基対が1セットとなる。遺伝子は，たんぱく質の構造に関する遺伝情報を含んでいるが，ゲノムにはそれ以外の情報も含まれる。

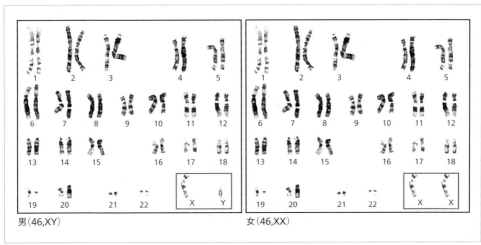

図1-18 染色体

の染色体数となる。このプロセスを経て，核DNAの遺伝情報は次世代に継承される。一方，体細胞分裂は配偶子形成過程以外の細胞分裂であり，細胞は均質に複製される。分裂後の染色体数は46本のままである。

C 染色体・遺伝子の多様性

　配偶子の染色体の組み合わせは2^{23}パターン（800万以上）もあり，さらに受精卵の染色体の組み合わせは$2^{23} \times 2^{23}$パターンである。染色体の組み合わせは多様であり，同じ両親から生まれた兄弟姉妹でも形質（見た目や性質）が異なるのは当然のことである。さらに，配偶子を形成する過程の中で遺伝子の**組換え***が起こることにより，染色体の遺伝子構成はより多様となる。

　配偶子を形成する減数分裂時には，同じ番号の1対（2本）の相同染色体が**交叉**を起こし，交叉が起きた位置で染色体の部分的な交換が起こる。遺伝子の組換えにより，遺伝情報の新しい組み合わせがつくられ，よりいっそう多様な配偶子となる。

　染色体の組み合わせや，そこに含まれる遺伝子構成は非常に多様であり，2つとして同じ配偶子はないといえる。ひとは受精の段階から唯一無二の存在なのである。

---

* **組換え**：染色体の交叉によって起こるDNAや遺伝子レベルの遺伝的交換。

第 2 章

発達する・成長する

この章では

● ひとが生命を営むために必要な細胞のはたらきについて説明できる。

● 内部環境を一定に保つことの重要性について理解し，種々の調節機構について概要を説明できる。

● 子どもは発達段階に応じて，様々な部位で大きな変化を遂げることを理解できる。

● ひとの日常生活行動を支える形態と機能について，実際の生活行動の状況を思い浮かべながら包括的に理解できる。

● 老化に伴うからだや精神面の変化を理解し，日常生活行動への影響を考えることができる。

Ⅰ 「ひと」として生きる,生活する

Ⓐ 子どものからだ,大人のからだを構成する最小単位

1.「ひと」は細胞をもつ

　私たちのからだは,約37兆個とも60兆個ともいわれる細胞から構成されている。この細胞たちが似たような性質どうしで集まることで「組織」をつくり,数種類の組織が集まって脳や心臓,肺,肝臓などの「器官(臓器ともいう)」を作る。さらに複数の器官が神経やホルモンによって情報伝達し器官系を作ることで,1つのからだとして機能できている。ひとは単純にいえば細胞の集まりであるが,皮膚が境となって外界と明確に区別されている。外界と区別された細胞集団は,個人としての「からだ」を主張しながら地球上に存在しているのである(図2-1)。

1 ┃ あらゆる生物は細胞から成り立つ(細胞理論)

❶歴史

　あらゆる生物の構造と機能の最小単位が細胞であることは,顕微鏡の開発によって明らかとなった。17世紀後半ロバート・フック(Hooke, R.)とアントニー・ファン・レーウェンフック(Leeuwenhoek, Anton, V.)は自分たちがそれぞれ作製した顕微鏡で様々な生物を観察した。フックが観察したコルクの断片にみられる小さな穴は「細胞」と名づけられ,1665年にはコルクのスケッチを含む様々な観察図版をまとめた『ミクログラフィア』が

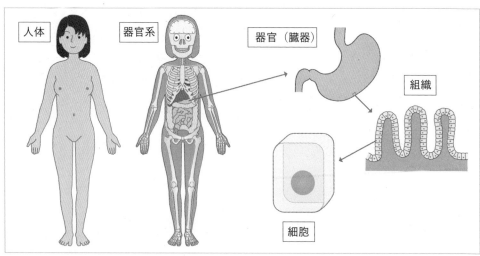

図2-1 ひとのからだを構成する単位

発表された。さらに19世紀前半，マティアス・ヤーコプ・シュライデン（Schleiden, M.J.）は植物，テオドール・シュワン（Schwann, T.）は動物の観察により，生物は細胞から構成されているという説を唱えた。細胞分裂が観察されたことで，分裂が細胞増殖の普遍的な方法であるとする考えも浸透し，1858年にはルドルフ・ルートヴィヒ・カール・ウィルヒョウ（Virchow, R.L.K.）が「すべての細胞は細胞から」と述べ，細胞が生命現象を示す最小単位であるという概念が示された。その後，細胞が分裂する際に，塩基性色素に良く染まる棒状の構造物（染色体）が細胞の真ん中（赤道面）に並び，分裂する細胞に分かれてい

Column

分化能を有する多能性幹細胞の出現

　ひとは**受精卵**が増殖分化し，新生児として生まれる。受精卵からは，特定の組織・器官を構成する細胞に分化する性質をもつ幹細胞である多分化能幹細胞が生じてからだが形作られていく。多分化能幹細胞には，組織内の細胞に分化することができる組織幹細胞と，骨や軟骨，血管，心筋細胞に分化することができる間葉系幹細胞がある。間葉系幹細胞は**体性幹細胞**の1種類で限られた複数の細胞に分化できる。

　分化した細胞はもとの未分化な細胞には戻らない（可塑性）と考えられていたが，**ES細胞**などの幹細胞が見いだされて人工的に様々な細胞に分化させることが可能となり，再生医療に使用されようとしている。山中らによって見いだされた**iPS細胞**は一度分化した皮膚などの細胞から人工的に作られた幹細胞であり，様々な細胞に分化させることができる。iPS細胞は患者から作成可能であり，治療薬もない難病の治療のため，薬剤の検索や効果，毒性を個人レベルで検討することができる。また拒絶反応のない組織や臓器作製，輸血製剤などの人工的な製造が可能になると期待されている。ES細胞，iPS細胞は自己複製能力をもち，様々な細胞に分化し，組織を形成することができる。一方，始原生殖細胞より樹立された細胞株であるEG細胞は，ES細胞とほぼ同じ能力をもつと考えられるが，死亡胎児由来であることから，日本では再生医療に使用するには問題が多いと考えられている。

表　ES細胞，EG細胞，iPS細胞と受精卵，体性幹細胞の違い

名称	ES細胞（胚性幹細胞）	EG細胞	iPS細胞	受精卵	体性幹細胞
由来	受精卵の胚盤胞内の内部細胞塊	精子や卵子のもととなる細胞（原子生殖細胞）	血液や皮膚の細胞など	体内にある	体内になる
性質	すべての細胞に分化	すべての細胞に分化	すべての細胞に分化	すべての細胞に分化	特定の組織・細胞に分化
そのほか	ある遺伝子を1つ以上導入したトランスジェニックマウス，CRISPR/Cas9[*]によるゲノム編集を施されたゲノム編集マウス（ノックアウトマウス）作製に使用されている	死亡胎児由来		精子・卵子を冷凍保存することができる	臍帯血などに含まれており，実証されている

* CRISPR/Cas9：2020年のノーベル化学賞の研究成果であるゲノム編集技術で，遺伝疾患の治療に期待されている。

くような染色体のふるまいも観察されるようになり，細胞理論が形成されるに至った。

2 | 細胞とは

ひとの細胞の多くは10～20μmである。しかし赤血球は7μm，卵細胞は200μmなど，様々な大きさ・形が存在する。これらすべての細胞のもとは受精卵である。受精卵は子宮に着床すると，細胞の増殖と分化を繰り返し，様々な細胞間で調整しながら次第に胎児に成長していく。細胞はその形や大きさは様々であるが，①核を持ち遺伝情報が収められている，②細胞内小器官と細胞の形を作る細胞骨格がある，③細胞内外を隔てる脂質二重層からなる細胞膜に包まれているという，共通する3つの構造を有している。

❶ 細胞の種類

様々な組織・器官はそれぞれ特有の細胞群が集まって作られている。細胞の種類は，その特徴によって血液中の細胞群，上皮細胞，結合組織，筋細胞や神経組織に分けられる。

(1) 血液中の細胞群

血液中に流れる白血球は球形をしているが，赤血球は核が無くなり（脱核），真ん中が窪んだ細胞になっている。また，血小板は粉々のビスケットのように細かく，不規則な形をしている。

(2) 上皮細胞

上皮細胞は，からだの表面や体内の器官の内部を覆っている。上皮細胞には，扁平上皮や立方上皮，円柱上皮，線毛上皮などがある。これらの細胞は，隣り合う細胞と継ぎ目なくつながり（タイト結合），さらにデスモソームとよばれる接着構造で補強されている（図2-2）。また，中には，小腸の刷子縁，杯細胞といった，栄養の吸収や粘液の産生を行う上皮細胞もある。そのほか，内分泌腺や外分泌腺なども含まれる。内分泌腺は種々のホルモンを分泌し，外分泌腺は胃を例にあげると，主細胞で消化酵素のペプシノーゲン，壁細胞で塩酸や内因子，副細胞で粘液が，それぞれ分泌される。

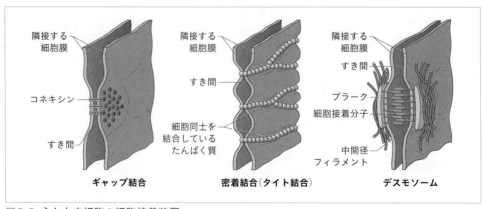

図2-2 主な上皮細胞の細胞接着装置

(3) 結合組織

結合組織は，コラーゲンとよばれるたんぱく質に富んだ膠原線維が最も豊富で，腱や靱帯，骨組織や軟骨組織，脂肪組織などがある。腱や靱帯は線維芽細胞，脂肪は脂肪細胞，軟骨組織は軟骨細胞，骨組織は骨をつくる骨芽細胞と分解する破骨細胞からなり，新陳代謝を繰り返している。また骨は血中のカルシウムイオン濃度を調整している。

(4) 筋細胞

筋組織は細胞骨格の1種であるアクチンフィラメントとミオシンフィラメントが束ねられた筋線維からなる。筋組織には，骨格を動かす**骨格筋**，心臓壁をつくる**心筋**，そのほかの内臓や血管壁を作る**平滑筋**がある。骨格筋は自分の意思で動かすことができる随意筋であり，心筋・平滑筋は自分の意思では動かすことができない不随意筋である。また，骨格筋と心筋はその線維に縞模様がある横紋筋でできている。

(5) 神経細胞

神経系は脳と脊髄からなる中枢神経と，そこから全身を網羅する末梢神経からなる。それらを構成する神経細胞は，細胞体から周囲に向かって多数出ている樹状突起のほか，1本だけ細長い軸索が遠方に伸びており，いずれもほかの細胞とつながって**シナプス**を作る。

軸索がシュワン細胞の髄鞘で覆われた有髄神経と，覆われていない無髄神経がある。シナプスでは，シナプス小胞から神経伝達物質（アセチルコリン，カテコールアミン，GABAなど）を放出して隣の細胞に興奮を伝える。また神経組織には神経細胞を支える細胞も存在する。

❷ 細胞内小器官

細胞内には様々な働きをもつ細胞内小器官がある（図2-3）。

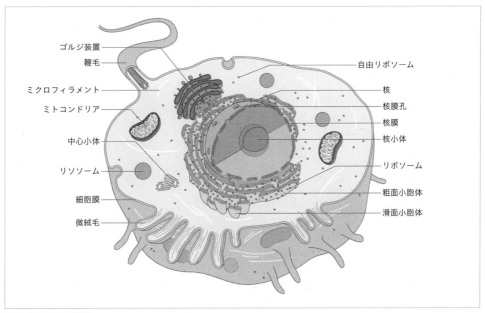

図2-3 細胞の構造

(1) 細胞膜

細胞膜は細胞の内と外を分ける，リン脂質からなる脂質二重層である（図2-4）。リン脂質は分子内に水となじみやすい（親水性）部分と水となじまない（疎水性）の部分があり，親水性部分を外に，疎水性部分を内側にしてならんでいる。脂質二重層にはコレステロールや膜たんぱく質（イオンチャネル，受容体，酵素など）が浮遊して，自由に動いている（**流動モザイクモデル**）。

(2) 核

ひとの細胞は核を有する。核も脂質二重層（核膜）に包まれており，核と細胞質の物質の移動を担う核膜孔が多数存在する。核には形態的にわかりやすい核小体（仁）という1つから数個の類円系の構造体や染色体が含まれており，染色体にはDNAとDNAを包むヒストンたんぱく質が折りたたまれている。核小体には主にリボソームRNA（rRNA）が，DNAには遺伝情報が多数集まっている。

染色体は塩基性色素に染まりやすい性質をもつことから，19世紀後半，そのように名づけられた。染色体はひとでは，常染色体が22対（計44本）と性染色体が2本，高次に折りたたまれている。染色体には約2万3000の遺伝子の遺伝情報が含まれている。この遺伝情報はひとの設計図といえる。細胞分裂の際は核もいったん消滅し，細胞分裂が終了すると再度形成される。

(3) 細胞質

細胞質は細胞内液に満たされ，そのなかに細胞内小器官が点在している。細胞内液は細胞膜をとおして，細胞の外にある間質液と様々な物質交換（水やグルコース，酸素や二酸化炭素，不要になったイオンなど）を行っている。しかし，水のようにさらさら動いているわけでなく，様々なたんぱく質や糖，イオンなどを含むためゲル状で移動している。細胞質では，このような活動によって細胞の内部環境を整え，ひいてはひとの体内の内部環境を整

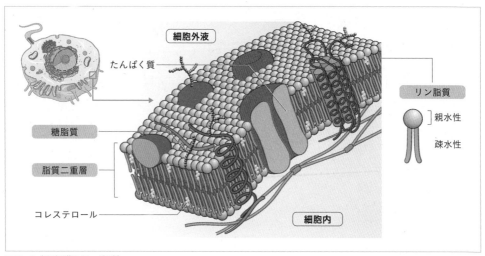

図2-4 細胞膜とリン脂質

えている。恒常性の維持（**ホメオスタシス**）において重要な役割をもつ。

（4）小胞体

　小胞体は細胞質に存在する単位層で覆われた膜で，カーテンのようにまたは管状に一部核に結合した形で，核を囲み重なるように伸びている。小胞体には，表面にリボソームが結合した粗面小胞体と結合していない滑面小胞体の2種類が存在する。粗面小胞体は分泌たんぱく質の合成にかかわる。滑面小胞体はステロイドの合成やコレステロール，カルシウムイオンの貯蔵などを行う。

（5）リボソーム

　リボソームは細胞質に存在する巨大なたんぱく質複合体であり，リボソームたんぱく質と，骨格となるリボソームRNA（rRNA）からなる。ここでは遺伝情報を核から運んできたメッセンジャーRNA（mRNA）を基にたんぱく質が合成される。

（6）ゴルジ装置

　ゴルジ装置は細胞質に存在する単位層の扁平な袋が複数折りたたまった構造物で，小胞体の外側にある。ゴルジ装置は粗面小胞体で作られたたんぱく質に糖鎖などを付加し，細胞表面に運ぶ。輸送に際してはたんぱく質が大きな袋に詰め込まれており，これを分泌顆粒とよぶ。

（7）ミトコンドリア

　ミトコンドリアは細胞質に存在する，内層と外層の脂質二重層からなる球状もしくは細長い構造体である。内膜の内側に突き出た部分を**クリステ**，内膜の内側は**マトリックス**という（図2-5）。クリステには電子伝達系の酵素群が点在し，マトリックスでは，TCA回路やβ酸化などの酵素反応が行われる。またヘモグロビンのヘムの合成に関する酵素群も存在する。ミトコンドリアには環状の二重鎖DNAが含まれており（mtDNA），トランスファーRNA（tRNA），電子伝達系関連の遺伝子やATP合成酵素の構成遺伝子など，37個

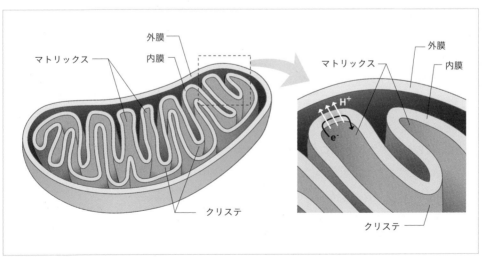

図2-5　ミトコンドリアの構造

の遺伝子がコードされている。

　ミトコンドリアは，真核生物の前身である細胞が太古の昔に酸素を代謝に用いる単細胞生物をミトコンドリアとして取り込んだことで現在のような細胞の一部になり，エネルギー効率を上げたと考えられている（細胞内共生説）。

(8) リソソーム

　リソソームは細胞質に存在する膜で囲まれた袋状の小体で，内部にはたんぱく質や脂質・糖質・核酸などを分解する酵素が多く含まれている。細胞外から取り込まれた細菌などを含む小体と融合し，その細菌を分解することができる。細胞が細菌などを取り込む様式によって，エンドサイトーシス（ピノサイトーシス，ファゴサイトーシス），**オートファジー**（**自食作用**）などがある。

(9) ペルオキシソーム

　ペルオキシソームは細胞質に存在する単層の膜からなる小胞で，内部にはカタラーゼや脂質の合成に関与するプラズマローゲンなど様々な酵素が含まれる。

(10) 中心体

　9対の三連微小管が環状に集まってできているたんぱく質複合体で，細胞質には2つ存在する。細胞分裂に先立って複製し，4個になる。その際，星状体を形成する。複製された中心体はそれぞれ紡錘糸を形成し，染色体を細胞の両極に引き寄せる働きがある。

(11) 細胞骨格

　細胞内の線維状のたんぱく質で，細胞の形を保ち，細胞の運動を担う。アクチンフィラメントやチューブリン，中間径フィラメントなどのたんぱく質が代表例である。

3 ｜ 細胞の代謝

　細胞は人体のエネルギーを得るために主にアデノシン三リン酸（ATP）を産生する。一方，飢餓状態の際，脂肪酸をエネルギーに変えたり，余ったエネルギーを脂肪酸に貯めるしくみ，核酸や特殊なエネルギーである NADPH（ニコチンアミドアデニンジヌクレオチドリン酸）を作る回路，人体で産生されるが，有毒なアンモニアを分解するしくみなどが存在する（図2-6）。

❶ ひとの細胞はグルコースからATPを作る

(1) 解糖系

　細胞に取り込まれたグルコース1分子は解糖系によって2分子のピルビン酸となり，2分子の ATP が産生される。この回路では酸素は必要とされない。急激な運動でピルビン酸が大量に生産されると乳酸になり，疲労などの原因になる。走者がゴール後，疲労困憊で倒れ込むのはこのためである。

(2) TCA（クエン酸）回路

　解糖系でつくられたピルビン酸は，次にアセチル CoA に変換され，ミトコンドリアに入る。ミトコンドリアのマトリックスに存在する TCA（クエン酸）回路によって，酸素を

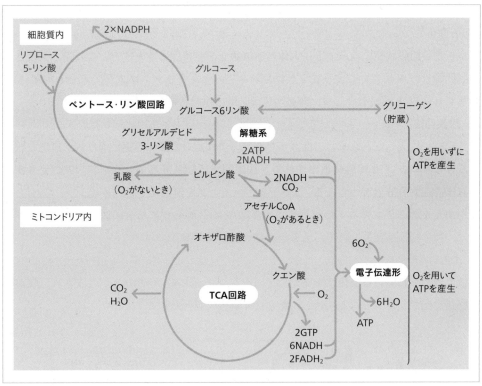

図2-6 解糖系, TCA (クエン酸) 回路, 電子伝達系, ペントース・リン酸回路

使って1分子のアセチルCoAから3分子のNADH, 1分子のFADH$_2$, GTPと2分子の
CO$_2$が作られる。産生されたNADHとFADH$_2$は電子伝達系でATP産生に用いられる。
一方GTPはATPに変換される。

TCA回路は上記のようなATPの産生以外に，非必須アミノ酸の供給源になるほか，飢
餓状態においてアセチルCoA・アミノ酸を介してグルコースを産生する糖新生にも寄与
している。

（3）電子伝達系

電子伝達系はミトコンドリアのクリステに存在し，5つのたんぱく質複合体による共同
作業とプロトンポンプの働きでATPを作り出す。

❷ 様々な代謝回路

（1）ペントース・リン酸回路

解糖系から派生した回路で，グルコース-6-リン酸から核酸の原料となる五炭糖（ペン
トース），脂肪酸やコレステロール合成で使用される**NADPH**を産生する。肝臓，脂肪組
織，生殖器，副腎皮質などにおける活性が高い。

（2）脂肪酸合成

余剰になったアセチルCoAは，細胞質に存在する脂肪酸合成酵素によって脂肪酸に合
成される。過剰な場合は細胞膜や中性脂肪になって腹部などで内臓脂肪として蓄積され，

生活習慣病の原因にもなる。

（3）β酸化

　からだが飢餓状態になっても，人体は血糖値を一定に保とうとする。その際，蓄積された脂肪酸はカルニチンによってミトコンドリアのマトリックスに入り，アセチルCoAに分解され，TCA回路を介して，非必須アミノ酸の供給や糖新生などに利用される。

（4）尿素回路

　各組織で生成したアンモニアはグルタミン・アラニンの形で肝臓に運ばれ，無毒な尿素に変換（無毒化）され体外に放出される。尿素回路は細胞質とミトコンドリアのマトリックスに存在する酵素群からなる。2分子のアンモニアを無毒化するために3分子のATPを使用するため，アンモニアの無毒化には多数のATPが必要になる。血中のアンモニア上昇は，特に脳の神経系に障害が出るため避ける必要がある。

（5）たんぱく質合成

　核に収められている染色体を鋳型にメッセンジャーRNA（mRNA）が合成され，核から細胞質に出てリボソームと結合し，たんぱく質合成が行われる（図2-7）。

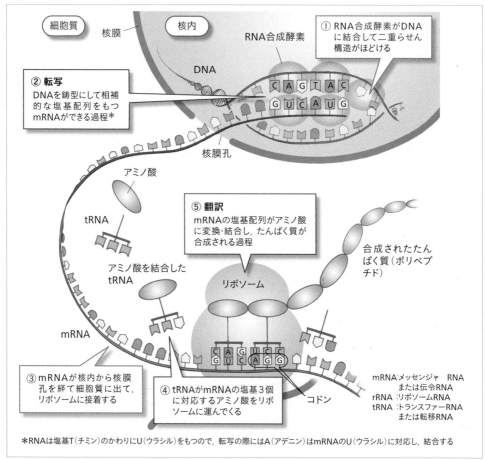

図2-7　たんぱく質合成

(6) ヘムの合成・分解

ヘモグロビンに含まれる**ヘムの合成**は赤血球のもとになる赤芽球と肝臓で盛んに行われる。アミノ酸のグリシンとTCA回路の産物であるスクシニルCoAを出発物質とし，数段階の酵素反応を経てヘムが産生される。

一方，赤血球が寿命を迎えると（約120日），古くなった赤血球は脾臓で，ヘモグロビンは肝細胞で分解される。尿や糞の色はこの過程で生じる代謝産物の色である。

2. 生きること，生活すること

前述のとおり，ひとのからだは37〜60兆個の細胞から構成されている。そして，皮膚が境界となって外界と区別され，個人としての「からだ」を主張し，一人の「ひと」として成り立っている。

形態機能学的にひとが「生きる」とは，からだを構成しているすべての細胞が機能していることで成り立つと考えてよい。つまりからだの中の37兆個とも60兆個ともいわれる細胞が最大限機能すること，言い換えれば，細胞が代謝している，代謝できていることであり，ひとが生きるとは「活きること」「からだの中の細胞が本来の力を発揮する」ことであると考えられる。したがって，ひとの「生きる」を支えるために，看護ではからだの中の細胞一つ一つが活きるよう，代謝できるように内部環境や外部環境を整える必要がある。ひとの体内環境の恒常性は，神経系と内分泌系によって保たれており，看護においてはからだの中の体液バランスを管理したり，細胞が代謝しやすいよう体温の調整をしたり，内部環境のイオンや電解質などのバランスがとれるよう，食事の援助をすることで栄養の管理をしたりすることなどにより，健康状態が保たれるよう調整する（図2-8）。

では，「生活する」とは，形態機能学的にはどのように考えられるだろうか。生きることがからだの全細胞が活きることであるならば，ひとにとって「生活する」とは，それが

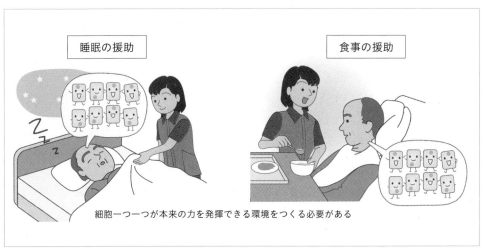

睡眠の援助　　食事の援助

細胞一つ一つが本来の力を発揮できる環境をつくる必要がある

図2-8　看護的援助による細胞の代謝促進

まっとうされるために必要な日々の営み（行動）である。その営みは食べることであったり，息をすることであったり，眠ることであったり，排泄をすることなどである。このような，我々が毎日何気なく行っている営みが「生きる」ことにつながっている。「生活する」という言葉は，「生を活かす」と書くように，生きるための活力を培うことであるといえる。日々の生活行動が，我々のからだにとっていかに大切であるかがわかるであろう。

II 生きる・生活するためのからだのしくみ

A からだの内部を一定に保つこと；内部環境の恒常性

1. ひとにとっての内部環境の恒常性とは

　私たちのからだは，約37兆個とも60兆個ともいわれる細胞が集まった集合体である。その一つ一つの細胞が生きている，つまり代謝をしている。代謝とは，細胞が正常に機能するために，からだの外から取り入れた物質によって他の物質を合成したり，エネルギーを作り出すことをいう。

　つまり，肺で酸素を取り入れ二酸化炭素を捨てる「息をする」，食べて栄養分を腸から吸収する「食べる」，不要な水素イオンや窒素を尿として捨てたり，消化・吸収されなかった食べ物のカスを便として出す「トイレに行く」，皮膚を清潔にしてリラックスする「お風呂に入る」……。これらの，毎日当たり前に行っている日常生活行動は，からだを

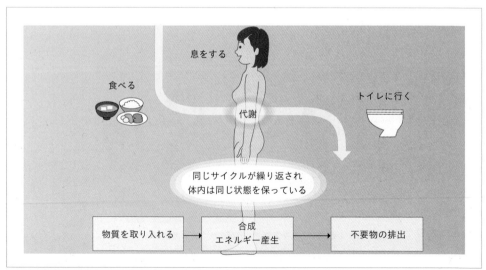

図2-9 内部環境の恒常性維持（代謝を例にして）

作っている細胞の活動を支える行為であり，生きていることそのもの，といえるだろう。

　外の気温が暑くても寒くても，体温が一定に保たれるように，からだは，外や中の変化に対応して安定を維持する方法を備えている。これを「ホメオスタシス*（恒常性の維持）」という。この恒常性が保たれていることで，一つ一つの細胞が活動し，その集合体として私たちのからだが存在する（図2-9）。

2. からだの内部を一定に保つこと

1 | からだの中と外を区別する「皮膚」

　私たちのからだは皮膚で覆われており，皮膚によってからだの中と外を区別している。成人で約1.5〜1.8m²もの表面積をもち（畳1畳分ほど），体重の約16%を占める（2Lペットボトル2本分）（皮膚の構造と機能の詳細については，本章-Ⅳ-G-2「『お風呂に入る，身だしなみを整える』に関する形態と機能」参照）。

2 | 外や中の変化に対して安定を維持する

❶ ホメオスタシスとは

　前述したように，私たちのからだは**ホメオスタシス**（恒常性の維持）を備えている。では，からだの中と外とは，具体的にどういうことなのだろうか。

❷ 内部環境と外部環境

　私たちのからだは「細胞が集まった集合体」と説明したが，細胞だけがぎっしり詰まっているわけではない。たとえるならば，細胞は血液やリンパ液，間質液などという海に浸かっているような状態である（図2-10）。また，細胞の中にも水分がある。この細胞の外と中の水が循環して，細胞に必要な酸素やエネルギーを与えている。この，からだの中を循環する水分を「体液」といい，これが内部環境を作っている。つまり，内部環境とは，**細胞にとってのまわりの環境**のことである。

　それに対して**外部環境**とは，**からだの外を取り巻く環境**のことをいう。気温や湿度，酸素・二酸化炭素などである。

　細胞は内部環境の変化，すなわち細胞が置かれている環境の**ガス組成，電解質**（イオン）**組成，浸透圧，pH，温度**などの変化に極めて敏感に反応するため，内部環境を常に最適な状態に保たなければならない。ホメオスタシスとは，静止した状態ではなく，常に変動しながら，かつ一定の範囲にとどまっている調節能力を表している。

　内部環境が安定していること，つまり恒常性が保たれていることで，一つ一つの細胞が活動し，その集合体として私たちのからだが存在する。内部環境の恒常性を保つために，からだは様々な機能を駆使している。

＊ **ホメオスタシス**：ラテン語のホメオ（homeo：一定の），スタシス（stasis：平衡状態，定常状態）からなる。

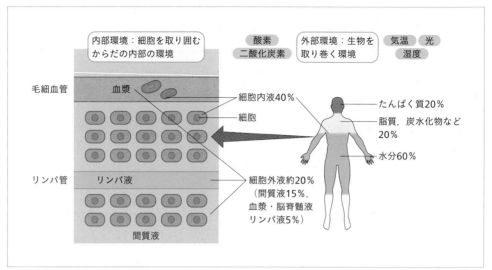

図2-10 内部環境と外部環境

　からだの中だけでは、内部環境の恒常性に必要な物質を取り入れたり、不要な物質を外に出すことはできない。つまり、内部環境の安定性を保つためには、外部環境とやりとりすることが必要になる。

　したがって、息をする、食べる、飲む、トイレに行く、などの日常生活行動は、細胞の活動のために必要な行為である。つまり、私たちは内部環境を保つため、日常生活行動を通じて外部環境との物質交換を行っている。看護職が対象とするのは、病気やけがによって自力では日常生活行動を行うことが難しい人々である。どのような状況にあっても、この日常生活行動が遂行されるよう援助することが、看護の役割の一つである。

❸内部環境の恒常性が保たれる要素

　内部環境の恒常性が保たれるための要素には、(1) 体液量、(2) 電解質、(3) 水素イオン濃度 (pH)、(4) 糖、(5) 酸素、(6) 温度 (体温) がある。

(1) 体液量

　からだの中を循環する水分である体液は、体重の60％を占める (成人男性の場合)。そのうち、細胞の中の水分である細胞内液が40％、細胞の外にある細胞外液が20％を占める。また、細胞外液はさらに、血漿と間質液、脳脊髄液、リンパ液に分けられる。間質液は体重の15％、血漿と脳脊髄液、リンパ液が合わせて5％を占める (図2-10)。

　体液の割合には、年齢や性別も影響する。一般的に新生児で75％、小児で70％、成人になると60％ (女性は55％) と、年齢とともに水分含有量は減少し、高齢者では50％程度になる。成人女性の水分量が男性に比べて少ないのは、脂肪組織が水を含まないためであり、脂肪の多い女性、あるいは肥満のひとでは体重に対する体液量の比率が約50％と低くなる。また、筋肉は水分を多く含むため、筋肉組織の少ない幼児や高齢者では、細胞内液に対して細胞外液の比率が高くなる。

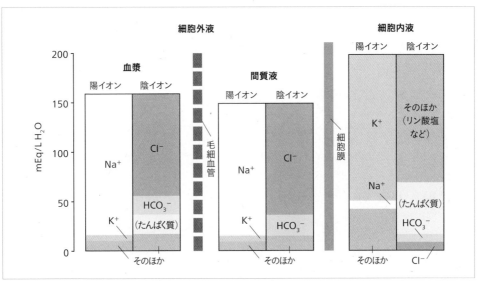

図2-11 細胞外液（血漿, 間質液）と細胞内液の電解質組成

（2）電解質（図2-11）

　体液は量だけでなく, それがどのような組成になっているのかも, 恒常性にとって非常に重要である。体液には, 電解質（イオン）とわずかな非電解質が溶けている。電解質とは, 水に溶けると電気を通す物質のことであり, 水中では電気を帯びたイオンになる。電解質は, 細胞の浸透圧を調節したり, 筋肉細胞や神経細胞の働きにかかわるなど, からだにとって重要な役割を果たしている。電解質が少なすぎても多すぎても細胞や臓器の機能は低下し, 命にかかわることがある。

　電解質には, ナトリウムイオン（Na^+）, カリウムイオン（K^+）, カルシウムイオン（Ca^{2+}）, 塩化物イオン（Cl^-）, マグネシウムイオン（Mg^{2+}）, 重炭酸イオン（HCO_3^-）, リン酸イオン（PO_4^{3-}）, 硫酸イオン（SO_4^{2-}）などがある。これらは5大栄養素のミネラルに分類される。ミネラルは水に溶けると陽イオンと陰イオンに分かれる。

　非電解質には, ブドウ糖, アミノ酸, 血漿（けっしょう）たんぱく質, 脂質などがある。

　臨床現場の血液検査で調べるのは血漿の電解質が基本である。したがって, 血漿の電解質の基準値をしっかりと覚えておく必要がある。

（3）水素イオン濃度（pH）

　体液（血漿）の最も適切なpHは, ややアルカリ性（7.35〜7.45）で, この範囲に保たれていないと, からだの機能に異常をきたす。pHが何らかの理由で7.35より低くなることを「アシドーシス」, 7.45より高くなることを「アルカローシス」という（図2-12）。このpHは血液中の**炭酸（H_2CO_3）濃度**と**重炭酸イオン（HCO_3^-）の濃度**によって決まる。

　pHは, 以下の〈ヘンダーソン - ハッセルバルヒの式〉で求めることができる。

$$pH = 6.1 + \log\frac{HCO_3^-}{0.03 \times PCO_2}$$

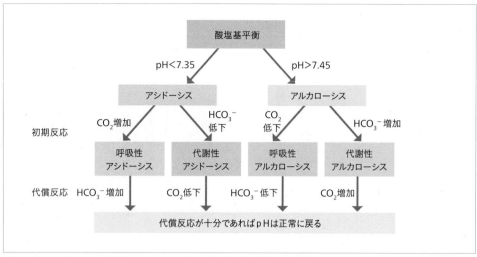

図2-12 アシドーシスとアルカローシスで生じるCO_2とHCO_3^-の変化

pHの調節については，本節 - C「恒常性維持のための調節機構」で学習する。

（4）糖

　細胞が代謝を行うためには，エネルギーが必要となる。私たちは，日々の食事からエネルギー源として炭水化物や脂質，たんぱく質を摂っている。炭水化物は消化の過程でブドウ糖に分解され，細胞の中でブドウ糖や脂肪を燃やして水（燃焼水）と二酸化炭素に分解する過程でエネルギーを作り，細胞のエネルギー源となる。これにより，私たちは自在に動いたり，体内では臓器がはたらくことができるのである。

$$C_6H_{12}O_6（ブドウ糖）＋6O2 → 6CO2 ＋6H2O$$

エネルギー産出

　血液中のブドウ糖の量を「血糖値」といい，その正常値は70 〜 110mg/dL である。余分なブドウ糖はグリコーゲンとして肝臓に蓄えられる。ブドウ糖は，脳や脊髄を構成する神経細胞がエネルギーとして利用できる唯一の物質であるため，血糖値が保たれていることは非常に重要である。血糖値が低くなる「低血糖」によって昏睡（完全に意識が失われ，こんこんと眠っており，刺激に対して反応しない状態）が起こるのは，エネルギーが不足して神経細胞の働きが障害されるためである。

（5）酸素

　前項で述べたとおり，代謝に必要なエネルギーを産生する際には酸素が必要である。私たちは，そのために呼吸をして酸素を体内に取り入れている。

　体内に取り入れた酸素を細胞に運んでいるのは，動脈血である。酸素や二酸化炭素は気体であるため，血液中の酸素や二酸化炭素の量は分圧＊で測定する。

　動脈血における酸素と二酸化炭素の基準値は，次のとおりである。

＊ **分圧**：同じ温度・体積の条件のなかで，どれくらいを占めるか，を意味する。

酸素 (酸素分圧 [PaO$_2$])：**80 ～ 100mmHg**

二酸化炭素 (二酸化炭素分圧 [PaCO$_2$])：**35 ～ 45mmHg**

臨床現場で，動脈血中の酸素分圧，二酸化炭素分圧を測定することを「血液ガス分析」という。血液ガス分析の結果から，からだの酸素化 (酸素が血液に取り込まれている程度) の状態を知ることができる。血液ガス分析では pH も測定するため，酸塩基平衡の状態も知ることができる。

(6) 温度 (体温)

皆さんは自分の体温 (平熱) を把握しているだろうか。日本人の平熱は平均36.89℃としている調査もあるが，体温はなぜ約37℃なのか。

これは，約37℃が生体内の化学反応がちょうどよいスピードで行われる温度だからである。化学反応には酵素が必要だが，細胞の温度が42℃を超えると酵素の働きが障害されてしまう。反対に，体温の低下にからだがどの程度もちこたえるかというと，その限界は37℃からは大きく離れ，約20℃近くで心臓の動きが阻害され，生命がおびやかされると考えられている。

これら細胞の代謝のためには必要なものを常に供給する必要があり，細胞の代謝の結果として排出される水素イオンや窒素などの不要物を，速やかに体外へ出さなければならない。そうすると，内部環境を一定に保つには，必要なものを細胞に運び，不要なものを運び去る**血管**が非常に重要であることがわかる。

▌ 3. 体液 (血漿，間質液・リンパ液) の組成と量

1 │ 細胞外液の分類と量

体液の種類については，本項 – 2「からだの内部を一定に保つこと」で述べたとおりである。ここでは，体液についてさらに詳しく学ぶ。

❶ 血漿

健康診断などで，血液検査を受けたことがあるだろうか。採血管に採取された血液を遠心分離させると，透明な部分と赤い部分に分かれる。分離により上にたまる透明な液体成分を**血漿**，下にたまる赤い部分 (赤血球や白血球，血小板といった細胞成分) を**血球**という。血液全体を100％とすると，**血漿が55％，血球が45％**を占める (血液の詳細については，本節 - B「恒常性維持のための流通機構」参照)。

❷ 間質液・リンパ液

間質液は組織液ともよばれる。間質液はもともと血液に含まれている液体成分だが，毛細血管から染み出し，細胞と細胞の間の組織にたまったものである。つまり，細胞は間質液に浮かんでいる状態ということもできる。

間質液の量は1日に約20L になる。このうち90％ (18L) は細静脈で再吸収され，残りの10％ (2L) はリンパ管に吸収される。リンパ管に吸収された間質液を**リンパ液**とよぶ。

そのため，リンパ液の組成は血漿とほとんど同じだが，たんぱく質の量は血漿の約1/3である。

2 体液の電解質組成とその役割

　細胞外液と細胞内液は細胞膜で，細胞外液である血漿と間質液は毛細血管壁で仕切られている（図2-10参照）。血漿と間質液の組成は基本的に同じであり，毛細血管壁を通らないたんぱく質に差があるほかは，同じ組成である。しかし，細胞外液と細胞内液とでは，電解質の組成が異なる（図2-11参照）。

　血漿の電解質は，海水の電解質に組成と割合が似ている。これは昔，生命体が海で誕生し，多細胞生物に進化したときに海水を体内に取り込んだためと考えられている。

　主要な電解質が果たす役割は次のようなものである。

❶細胞外液に多い電解質

　ナトリウムイオン（Na^+）：細胞外液の主要な陽イオンで，体液の浸透圧を一定に保つ働きがあり，血圧の調整系と密接に関係している。神経や筋肉の刺激伝導を助け，酸塩基平衡の調節を行う。

　カルシウムイオン（Ca^{2+}）：体内に最も多く存在するミネラルで，骨や歯の構造と機能を支えている。細胞膜を安定させ，心筋や骨格筋の収縮を促す。骨に貯蔵できるため，ある程度不足しても骨が溶けることで供給することができる。

　塩化物イオン（Cl^-）：細胞外液の主要な陰イオンで，体内の陽イオンとの結合によって重要な化合物となる。ナトリウムを中和して，水分バランスの維持に関与する。

　重炭酸イオン（HCO_3^-）：腎臓など体内で産生され，pH（水素イオン濃度）の調節に用いられる。

❷細胞内液に多い電解質

　カリウムイオン（K^+）：細胞内液の主要な陽イオンで，ナトリウムとともに体液の浸透圧や酸塩基平衡の維持に関与している。特に心筋の収縮など，神経や筋の活動において重要な働きを担っている。カリウム値が高くなりすぎると不整脈が出現し，心停止に至ることもある。

　リン酸イオン（PO_4^{3-}）：細胞内液の主要な陰イオンで，カルシウムとともに骨に蓄積されている。細胞膜や骨の構成に不可欠で，糖代謝に必要な電解質でもある。

3 からだを出入りする水分

❶体液の出納バランス

　からだの中で体液が循環していると同時に，水分はからだの中と外でも循環している。ひとは，体内の細胞が代謝で産生した不要な物質をからだの外へ捨てなければ，内部環境を一定に保つことができず，生きていくことができなくなる。そのため，不要な物質を水に溶かし，尿としてからだの外へ排出している。ただし，からだの外へ水分を出すだけで

は，からだの中の水分が不足して，内部環境を一定に保つことが難しくなる。そのため，私たちは食べたり飲んだりして水分を体内に補給しているのである。

たとえば，暑いときに屋外で過ごすと，汗をかき喉が渇いて水を飲みたくなる。これは，喉の渇きを脳が認識し，飲水という行動をとらせるのである。また，このときトイレで尿を排出すると，ふだんより濃い色の尿が少量出る。これは，汗で水分が奪われているため，尿の水分量を減らすことで，体内の水分をできる限り体外へ出さないようにしているからである。

このように，私たちのからだは，外部環境との間で水の出入りがあることによって細胞外液量が保たれ，内部環境を保つことができる。したがって，からだの中と外とを出入りする水分量を測定することは，内部環境が維持されているかどうかを確認するために非常に重要である。

からだの中に入った水分量と外に出た水分量を測定して比較し，細胞外液量が一定に保たれているかどうかを判断するために，臨床現場では**水分出納量**（**in-out バランス**）の測定を行う。水分摂取量より排泄する量が多ければ，体液が不足している可能性があると考えられ，逆に水分摂取量が排泄量より多ければ，体液が多すぎて体内にたまっていると推測できる。

❷ 水分出納量の内訳

私たちのからだに入る水分としては，**飲料水と食物中に含まれる水**，加えて，からだに入った食物が燃焼する際に産生される**燃焼水**（本項-2-2-❸-(4)「糖」参照）の３つがある。反対に，からだから出ていく水分としては，尿・便の中の水分，汗・涙・鼻汁・吐いた息に含まれる水分，皮膚の表面から気づかないうちに失われる水分がある。吐いた息の中の水分と皮膚から失われる水分のことを**不感蒸泄**（不感蒸散）という。

からだに入る水分量と出ていく水分量は，表2-1に示す値が通常と考えられている。

看護職は，対象者がただ単に飲食できている，尿や便が出ている，ということを確認するだけでなく，からだに入った量とからだから出ていく量がどうなのか，確認する必要がある。入る量と出る量それぞれの合計が等しいことで，からだの中の水分量が一定に保たれているからである。

発熱によって多量の汗をかいたり，下痢で大量の便を排泄したり，嘔吐によって胃の内容物を多量に失い，口から水分を摂取できない場合などは，体外へ失われる水分のほうが

表2-1 1日のおおよその水分出納量

入る水分量		出る水分量	
飲水量	1200mL	尿	1200mL
食物中の水分	600mL	便中の水分	100mL
燃焼水	200mL	不感蒸泄	700mL*
計	2000mL	計	2000mL

＊体表面積や呼気量によって異なるため，目安量を示す。

多くなる。この状態が長時間続くと，体内の水分と電解質が不足し，脱水になる可能性がある。したがって，飲水量と尿量だけではなく，食事の摂取状況や下痢・発汗など，そのほかの水分出納がどのようになっているかも含めて考えなければ，正確な水分出納バランスを判断できないため，注意が必要である。

B 恒常性維持のための流通機構

1. ひとにとっての流通機構とは

ひとにとっての流通機構とは，からだの中で物質を流すしくみのことである。からだの中で物質を流す目的は，生きていくために必要な栄養や酸素などをからだ全体へ送り，細胞に届け，老廃物や不要物を外部に流して内部環境を維持するためである。細胞に酸素や栄養を届けるために，物質運搬の原動力を担うのが心臓である。そして，心臓から押し出されるのが酸素や栄養を含んだ血液であり，その血液をからだ全体に送るのが血管，老廃物や不要物などを運搬するのがリンパ管である。

本節では，流通機構の原動力でありポンプの役割をする心臓，物質を運搬する血液，運搬経路である血管，リンパ管について説明する（図2-13）。

2. 流通機構の原動力である心臓

1 からだの中の心臓の位置

心臓は，筋肉でできた250〜300gの臓器である。肋骨と胸骨で構成されるかご状の胸部，この中央部分よりやや左寄りに心臓は位置している。心臓は**心嚢**（しんのう）（または心外膜）とい

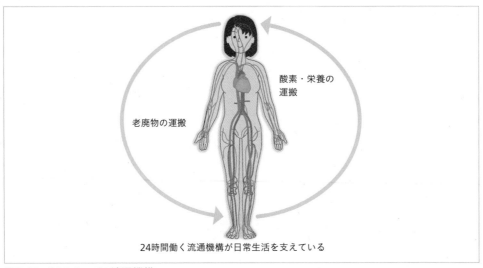

酸素・栄養の
運搬

老廃物の運搬

24時間働く流通機構が日常生活を支えている

図2-13 ひとにとっての流通機構

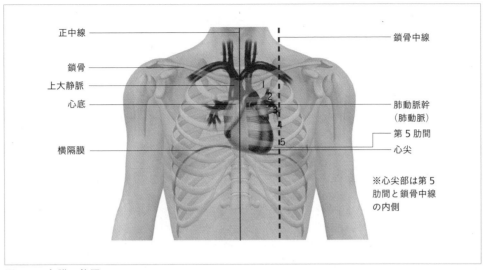

図2-14 心臓の位置

う袋に包まれており，この心嚢の中には**心嚢液**という液体が約20〜50mL入っている。心嚢液は，心臓が拍動する際に周りの臓器との摩擦を防ぐ役割をもっている。心臓の上方を**心底部**，下方を**心尖部**とよび，正常な心臓の心尖部は，左胸部第5肋間と鎖骨中線の交わる点よりも内側にある（図2-14）。

2 │ 心臓の構造と流通

❶心臓にある4つの部屋

　心臓は，肺に血液を送る**肺循環**，そして，からだ全体に血液を送る**体循環**とよばれる2つの流通経路によって血液を巡らせている。これは，肺循環によって血液に酸素を取り込み，そして，酸素を取り込んだ血液を体循環によってからだのすべての細胞へ送ることで，代謝ができるようにするためである。この目標を達成するため，心臓には肺へ血液を送るためのポンプ機能をもつ右心系と，大動脈をとおしてからだ全体へ血液を送るためのポンプ機能をもつ左心系の構造がある。それぞれが心房，心室とよばれる構造をもつため，心臓には右心房，右心室，左心房，左心室の4つの部屋が存在する（図2-15）。左右の心房は，静脈血が心臓に入ってくる部屋であり，この血液を心室に受け渡し，心室から動脈に拍出することで心拍出が行われている。

（1）右心房

　右心房は，からだ中を巡ってきた**静脈血**を受け入れ，右心室へ受け渡す役割がある。静脈血は，上半身を巡ってきた血液が戻ってくる**上大静脈**と，下半身を巡ってきた血液が戻ってくる**下大静脈**の2つの血管から右心房へ流入する。右心房は，流入してきた血液を心房の収縮によって右心室へ受け渡し，血液はこの際に**三尖弁**とよばれる部位を通る。

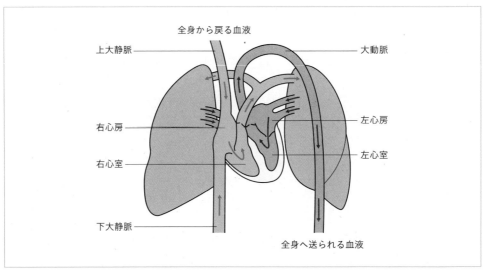

図2-15 肺循環と体循環，心房と心室

（2）右心室

　右心房を通ってきた静脈血は，三尖弁を通り右心室へ流入する。静脈血は，心室の収縮によって**肺動脈**へ拍出され，この際に**肺動脈弁**とよばれる部位を通る。

（3）左心房

　右心室から肺へ送られた血液は，肺で多くの酸素を含んだ**動脈血**となり，肺静脈から左心房へ流入する。肺は左右に2つあり，それぞれの肺から上下2本の肺静脈が左心房へ戻ってくるため，左右の上肺静脈，左右の下肺静脈の合計4本の静脈から血液が左心房へ流入する。左心房は，心房の収縮によって流入してきた血液を左心室へ受け渡し，血液はこの際に**僧帽弁**とよばれる部位を通る。

（4）左心室

　左心房を通ってきた動脈血は，僧帽弁を通り左心室へ流入する。動脈血は，心室の収縮によって大動脈へ拍出され，この際に**大動脈弁**とよばれる部位を通る。

❷ 心臓の4つの部屋には弁とよばれる扉がある

　心臓には弁とよばれる，血流をコントロールする組織が4つある。心房と心室の間には**房室弁**，心室と動脈の間には**半月弁**とよばれる形の弁がある。この弁は扉のような役割をしており，この扉の開け閉めを行うことによって心臓は送りたい方向へ血液を送ることができる。この4つの弁を扉にたとえると，左心室という部屋も，右心室という部屋も，心房から血液が入ってくる入り口と，心室から動脈に送り出す出口の2つの扉がついていることになる。なぜこのような構造になっているのかというと，左右の心室からの拍出が，肺循環，体循環にとって非常に重要であり，精密に血流をコントロールする必要があるためである。つまり，部屋から血液を押し出す際に，出したい方向の扉を開けて，出したくない方向の扉は固く閉めておくことで，最も効率のよい血流を生み出している。

また，入り口の扉である房室弁と出口の扉である半月弁では，担う役割が異なる。心室が収縮し，今まさに血液を動脈へ送る最も強い血流が生じている際に，閉じなければいけないのは房室弁であり，開いているべきなのは半月弁である。ということは，房室弁という入り口の扉は，非常に高い圧力がかかるにもかかわらず，それに対抗して固く閉じていなければならない。ひとが生きている間，房室弁はこの圧力にずっと耐えられるような頑丈な作りでなくてはならないため，房室弁は腱索というひものような組織と乳頭筋によって支えられている。

3 | 心臓の動きはチームプレー

心臓はからだの原動力として，血液を押し出すために拍動し続けている。この拍動は，**心筋**という心臓の筋肉の収縮によって起こる。筋肉の収縮とは，電気信号が筋肉へ伝えられることによって起こる現象である。心臓が拍動し続けるためには，心筋に電気刺激が伝えられ，拍動のタイミングが示されなければならない（図2-16）。この拍動のタイミングを伝える回路が刺激伝導系である。心臓が収縮し，その後弛緩するまでを**心周期**とよび，この心周期で起こる収縮・弛緩の絶妙なタイミングが，からだの全細胞に血液を行き渡らせる血流を生み出す。

4 | 心臓は動くときに音が出る

心臓はからだ中に血液を巡らせるために，ダイナミックに拍動している。このダイナミックな拍動が行われる際に生じる音を心音（しんおん）とよぶ。正常時にはⅠ音とⅡ音の2つの心音が聴取できる。

▶ Ⅰ音　心室が収縮し，血液が右心室から**肺動脈**へ，左心室から**大動脈**へ拍出する際に，右心房，左心房へ逆流しないよう，**三尖弁・僧帽弁**が閉じる。この逆流しかねない血流が

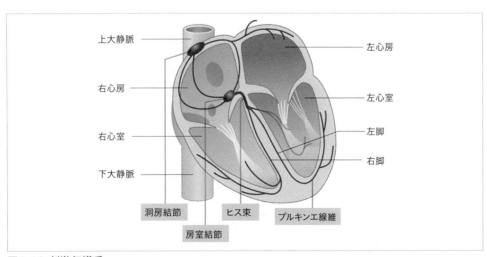

図2-16 刺激伝導系

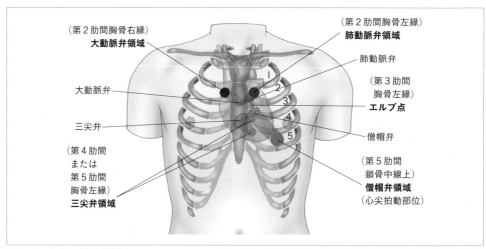

図2-17 心音の聴取部位

閉じた三尖弁・僧帽弁に当たる際に生じるのが I 音である。三尖弁から生じる I 音は，体表からでは心窩部〜胸骨下部左縁で最もよく聞こえる。また，僧帽弁から生じる I 音は，第5肋間鎖骨中線（左の第5肋間と左鎖骨の中央線が交わる点）で最もよく聞こえる（図2-17）。

▶ II音　心室が拡張し，血液が右心房から右心室へ，左心房から左心室へ流入する際に，肺動脈，大動脈から逆流しないよう，**肺動脈弁・大動脈弁**が閉じる。この逆流しかねない血流が，閉じた肺動脈弁・大動脈弁に当たる際に生じるのが II 音である。肺動脈弁から生じる II 音は，第2肋間胸骨左縁で最もよく聞こえ，大動脈弁から生じる II 音は第2肋間胸骨右縁で最もよく聞こえる。

▶ 心雑音　I 音，II 音は，血流が閉じた心臓弁に当たる際に生じるため，この弁の機能に障害が生じたり，心臓の形態が変化したりすると，音に変化が生じる。この音の変化は心雑音と表現される。また，心音には I 音，II 音だけでなく，III 音，IV 音とよばれる，正常な状態では通常聞こえない心音も存在する。

5 ｜ 血液がからだを巡るには圧力が必要

　血液は常に血管の中を巡っている。庭に水をまくときに勢いよく蛇口をひねるとホースの中を勢いよく水が通るように，血液が巡るには圧力が必要である。血管内を巡る血液の圧力は「**血圧**」とよばれる。血圧はからだ中に栄養と血液を送るため，とても重要な役割を果たしている。しかし，蛇口を最大限ひねって，長時間ホースから勢いよく水をまいていると，ホースに高い圧力が長時間かかり，負担が生じる。血管の場合も同様で，高すぎる血圧が長期間続くことによって血管の壁を傷つける可能性がある。

　血圧の値は「心拍出量×末梢血管抵抗」であり，心臓と血管の機能で決まる。

　たとえば，より遠くへ水をまくためには蛇口を最大限ひねり，より多くの水を出す。また，細いホースにしてみたり，あるいはホースの出口を手でつまんで狭くすることで，勢

いよくホース内を水が流れ，遠くまで水は飛ぶだろう。このたとえ話からもわかるように，水圧は「蛇口から出る水量×ホース内の抵抗」により決定される。からだの中においては，蛇口をひねり，より多くの水を出す行為は，心臓から出る拍出量を多くすることと同様である。細いホースを使用する，ホースの出口を手でつまむ行動は，緊張すると血管が収縮し，細くなることで血管抵抗が強くなることと同様で，結果として血圧が上がる。

❶ 心拍出量

心臓が送り出す血液の量は**心拍出量**とよばれる。心拍出量は，心臓の収縮力の強さ，心臓に入ってくる血液量（**前負荷**），拍出する先の部位の圧力の強さ（**後負荷**）の3つの要素で決まる。血液が心臓に流れ込み（前負荷），心臓が広がる際，心臓はゴムのように引き伸ばされ，元の形に戻ろうとする性質をもつ。この性質のおかげで，多量の血液を心臓が繰り返し拍出することができる。心臓が，引き伸ばされれば引き伸ばされるほど収縮しようとする性質，血液が多く入ってくることによってより強く収縮できる性質は，**フランク・スターリングの心臓の法則**とよばれる。また，血液が拍出される先の圧力の強さ（後負荷）は心拍出にとって抵抗となる。つまり，**心収縮力**が増加すること，**前負荷**が増加することは心拍出量の増加につながり，**後負荷**の増加は心拍出量の減少につながる。

❷ 血圧の調整

血圧の調整としては，**圧受容器**（大動脈弓，頸動脈洞）とよばれる血圧を感知する部位が血圧の上昇または低下を感知する。この情報が延髄へ伝わり，その後，交感神経，副交感神経を用いた**神経性調節**，ホルモンなどを用いた**液性調節**が行われる（図2-18）。

（1）神経性調節

血圧低下が生じた際には，**交感神経系**が優位になることで**血管平滑筋**が収縮し，血管の内腔が狭くなることによって**末梢血管抵抗**が上昇する。また，血管の内腔が狭くなると，血管内に入る血液の量が減り，結果的に心臓に戻ってくる血液が増えるため，**心拍出量**の増加につながる。さらに**心拍数**と**心収縮力**も上昇するため心拍出量が増加し，血圧が上昇

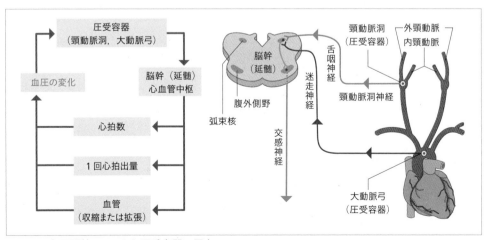

図2-18 血圧調節システムと圧受容器の局在

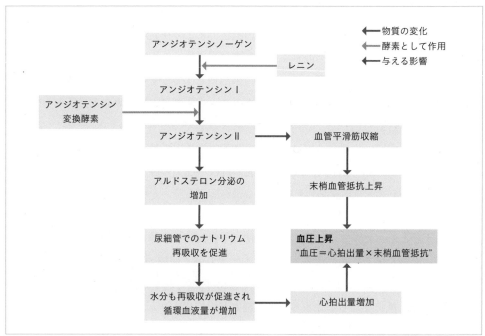

図2-19 血圧の液性調節：レニン‐アンジオテンシン‐アルドステロン系

する。

　また，血圧が必要以上に上昇した際には**副交感神経系**が優位となり，血管が拡張して末梢血管抵抗が下がるとともに，心拍数・心拍出量の低下が生じ，血圧が低下する。

　こうした神経性調節には，交感神経系が主に影響を与えており，特に交感神経系の伝達物質である**アドレナリン**の働きが深くかかわっている。

（2）液性調節

　ホルモンを用いた液性調節としての調節機構として，**レニン‐アンジオテンシン‐アルドステロン系（RAA系）**がある（図2-19）。これは，血圧低下によって腎臓が**レニン**を分泌することによって**アンジオテンシンⅠ**が生成され，このアンジオテンシンⅠが**アンジオテンシン変換酵素**によって**アンジオテンシンⅡ**へと変化し，**アンジオテンシンⅡ**が副腎皮質の**アルドステロン**の分泌を促進するという経路である。この経路では，腎臓のレニン分泌が起点となり，**アルドステロン**が腎臓に作用して尿量を低下させる。これによってからだに水がたまり，結果として心臓へ戻ってくる血液が増え，心拍出量の増加につながる。また，アンジオテンシンⅡは血管収縮を生じさせるため，末梢血管抵抗も上がることで血圧上昇を引き起こす。

3. 流通の経路；動脈，静脈，リンパ管

　血液が循環し，からだすべての細胞を代謝させるためには，血液を流れる流通経路が必要となる。からだには動脈，静脈，リンパ管といった流通経路が存在する。

前述のように，心臓は肺に血液を送る**肺循環**，そして，からだ全体へ血液を送る**体循環**とよばれる2つの流通経路によって血液を巡らせている。つまり，それぞれの循環において，心臓を起点として臓器や細胞に向かっていく流れと，心臓へ戻ってくる流れが繰り返されている。

図2-15を再度みてほしい。体循環においては，すべての血液は心臓からの**大動脈**という1本の動脈から出て，**上大静脈**と**下大静脈**という2本の静脈によって心臓に戻ってくる。大動脈という太い血管が，分岐を繰り返すうちに中動脈，細動脈と徐々に分岐して最も細い**毛細血管**となり，からだのすみずみにまで血液を流している（図2-20）。組織に流れた血液は再度毛細血管に戻り，毛細血管は合流していくうちに細静脈，中静脈，大静脈などしだいに大きな血管となっていき，最後は心臓へ戻る。すべての血管はつながっており，この分岐と合流によって心臓からすべての細胞に血液を供給し，回収するという効率的な流通機構をもっている。

❶動脈（図2-21）

心臓から全身の臓器や組織に血液を送る血管である。動脈は内膜，中膜，外膜の3層の構造になっている。内膜の内側には，弾性線維と内皮細胞とよばれる細胞があり，この中を血液が通る。中膜は平滑筋という筋肉と弾性線維，外膜は疎性結合組織でできている。動脈は中膜の弾性線維が豊富なため，弾力性がある。この弾力性によって，高い血圧と強い血流に耐えられるしくみとなっている。

❷静脈（図2-22）

動脈から，からだ中に送られた血液を再度，心臓へ戻す血管である。動脈同様に内膜，中膜，外膜の3層からできているものの，その構造は動脈と大きく異なる。静脈の中膜は

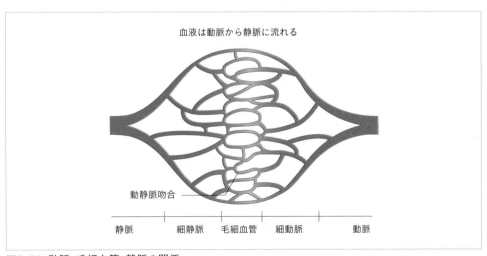

図2-20 動脈・毛細血管・静脈の関係

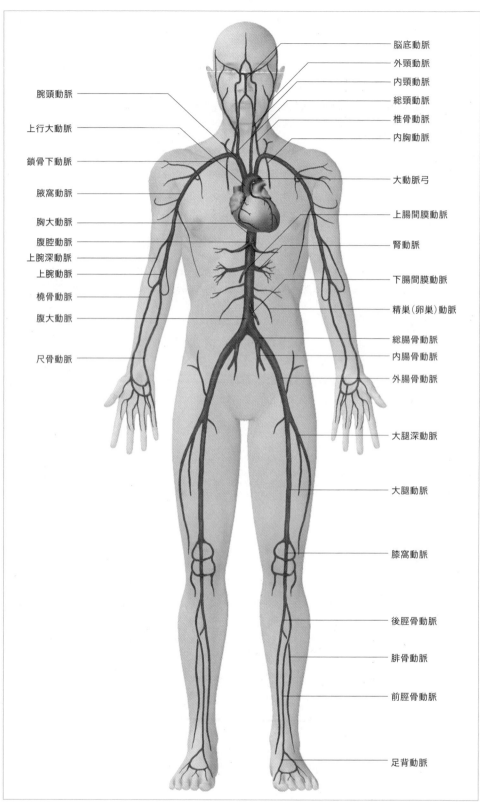

脳底動脈
外頸動脈
内頸動脈
総頸動脈
椎骨動脈
内胸動脈

大動脈弓

上腸間膜動脈

腎動脈

下腸間膜動脈

精巣（卵巣）動脈

総腸骨動脈
内腸骨動脈
外腸骨動脈

大腿深動脈

大腿動脈

膝窩動脈

後脛骨動脈

腓骨動脈

前脛骨動脈

足背動脈

腕頭動脈
上行大動脈
鎖骨下動脈
腋窩動脈
胸大動脈
腹腔動脈
上腕深動脈
上腕動脈
橈骨動脈
腹大動脈
尺骨動脈

図2-21 主な動脈

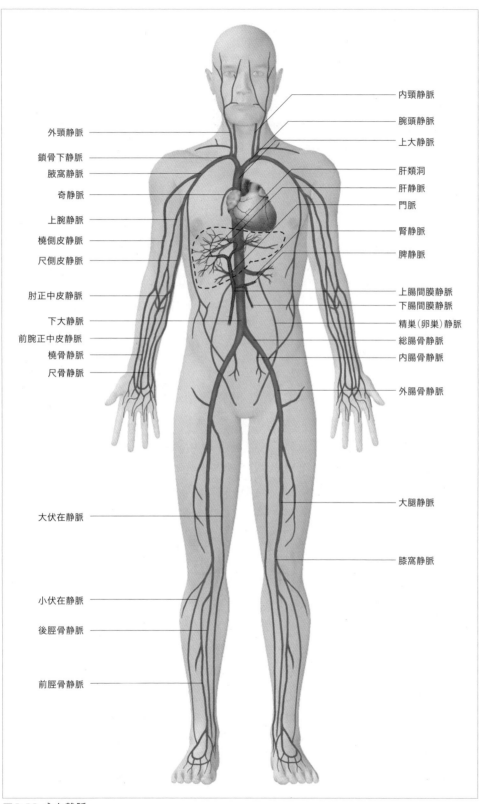

外頸静脈

鎖骨下静脈

腋窩静脈

奇静脈

上腕静脈

橈側皮静脈

尺側皮静脈

肘正中皮静脈

下大静脈

前腕正中皮静脈

橈骨静脈

尺骨静脈

大伏在静脈

小伏在静脈

後脛骨静脈

前脛骨静脈

内頸静脈

腕頭静脈

上大静脈

肝類洞

肝静脈

門脈

腎静脈

脾静脈

上腸間膜静脈

下腸間膜静脈

精巣（卵巣）静脈

総腸骨静脈

内腸骨静脈

外腸骨静脈

大腿静脈

膝窩静脈

図 2-22 主な静脈

平滑筋が少なく，動脈と比較して薄い。これは，動脈と比較して低い血圧，弱い血流のため，動脈ほど厚い構造が必要ないためである。また，血流が弱く，血液が逆流する可能性があるため，主に四肢の静脈に逆流を防ぐ**静脈弁**が形成されている。

❸毛細血管

毛細血管は最も細い血管であり，動脈や静脈と異なり内皮と基底膜のみから構成される非常に血管壁の薄い血管である。血管内と細胞の間で物質交換をする役割をもつことから，厚みが少ないほうが効率的なのである。細く薄い血管であるが，からだにある血管面積のほとんどは毛細血管が占めている。

❹動脈・静脈の走行

動脈と静脈は，胸腹部から頭部，そして四肢へ併走するように走行しているが，動脈はからだの深部を通る一方，静脈は表層部に通っており，からだの表層から観察できる血管のほとんどは静脈である。動脈はからだの深部を通ることで，けがをした際に大量出血するリスクが少なくなっている。首（頸動脈）や手首（橈骨動脈）などからだの特定の部位では，この深部にある動脈の拍動を触れることができ，脈拍のリズムや拍動の強さをアセスメントするのに適している。

2 | リンパ系

毛細血管と細胞が行っている物質交換は，血管と細胞の隙間である間質という空間を満たしている**間質液**を介して行われている。つまり，動脈から分岐した毛細血管から酸素や栄養が間質液に拡散し，この間質液に流れた酸素や栄養を細胞が受けとっている。そして，細胞から間質液に出された老廃物は，毛細血管をとおして静脈へ戻っていく。しかし，この流れのなかで，すべての間質液が静脈に戻ることはできず，一部の間質液は別の経路で心臓に戻っていく。これが**リンパ系**とよばれる経路である（図2-23）。この血管を介して戻っていく経路と，リンパ系を介して戻っていく経路は，主に分子の大きさで決定されており，小さい分子の物質は血管内を通って心臓に戻る。しかし，細菌などの異物は比較的大きな分子であるため，リンパ管に回収される。**リンパ管**には，節々に**リンパ液**や**単球**から分化した**マクロファージ**などの免疫細胞が集合している関所があり（**リンパ節**），この関所での検問をクリアしなければ心臓に戻ることができないようになっている。関所をクリアしたリンパ液のうち，右上半身のリンパ液は**右静脈角**から静脈に合流する下半身と左上半身のリンパ液は腹大動脈の近くにある胸管に集まった後，**左静脈角**から静脈に合流し，心臓に戻る。からだの外部環境には微生物や細菌が多く存在しているが，血管内に細菌が存在しないのはリンパ系という経路があるためであり，リンパ管の節々にあるリンパ節という免疫組織が常に間質液から心臓に戻る経路を監視しているからである。

▌4. 血球が生まれて，働き，破壊される

血液には，血球とよばれる細胞が浮かび，流れている。血球には**白血球**，**赤血球**，**血小**

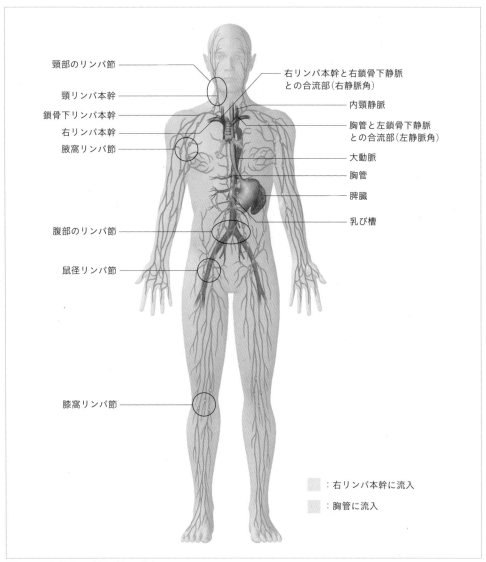

頸部のリンパ節

頸リンパ本幹

鎖骨下リンパ本幹

右リンパ本幹

腋窩リンパ節

腹部のリンパ節

鼠径リンパ節

膝窩リンパ節

右リンパ本幹と右鎖骨下静脈との合流部（右静脈角）

内頸静脈

胸管と左鎖骨下静脈との合流部（左静脈角）

大動脈

胸管

脾臓

乳び槽

▨：右リンパ本幹に流入

▨：胸管に流入

図2-23 主なリンパ管とリンパ節

板の3種類があり，それぞれ異なる役割を担い，血管内で働いている。しかし，これら3つの細胞は実はもともと同じ細胞であり，たとえるなら兄弟姉妹のように同じ場所で生まれ育ってきたことになる。この3つの細胞がどこで生まれ，どのように血管内で働き，そして，役目を終えていくのかを述べる。

1 血球は造血幹細胞で生まれる

血球の元になる細胞は**造血幹細胞**とよばれ，骨髄という骨の中心にあるスポンジのような組織で作られる。造血幹細胞は白血球，赤血球，血小板に変化していく**分化**という能力とともに，**自己複製**とよばれる自分のコピーを作る能力がある（図2-24）。この2つの能力があることで，造血幹細胞は自分のコピーを作りながら，血液中で必要とされている白血

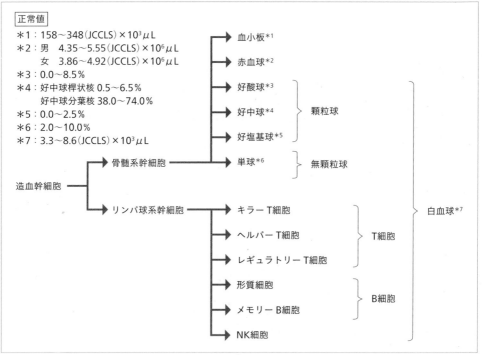

図2-24 造血幹細胞からの血液の分化

球，赤血球，血小板に変化し，血液の中へ流れていくことができる。分化と自己複製は生きている間絶えず行われ，毎日新しい白血球，赤血球，血小板が作り出されている。

2 | 血液に流れた白血球は，どのような働きをするのか

　血液はからだ中を巡っており，この血液に異物の侵入に反応する能力をもたせることによって，からだ全体のパトロールを効率的に行うことができている。この防御システムである**免疫**の一部の役割を担っているのが**白血球**である。白血球は，血液1μL当たり330万〜860万個存在しているが，すべてが同じ形をしているわけではなく，様々な働きをもつ細胞によって防御を行っている。白血球は，顕微鏡上での見た目の違いから，細胞内に特殊な顆粒をもつ**顆粒球**と，顆粒のない**無顆粒球**に大きく分けられる。

❶顆粒球

　顆粒球は，薬剤で染色した際の違いによって，酸性の色素で染まる**好酸球**，塩基性の色素で染まる**好塩基球**，そして中性の色素で染まる**好中球**に分類される。これら3つの顆粒球のうち好中球が最も多く存在しており，全白血球の約43〜79％，好酸球が1〜5％，好塩基球は約1％以下である。それぞれの顆粒球は役割が異なる。好中球は，からだの中に侵入してきた異物を細胞内に取り込み溶かしてしまう**食作用**とよばれる機能をもっている。好塩基球は，寄生虫に対する免疫に関与するとともに，アレルギー反応に関与している。そして，好酸球は好中球同様に食作用をもつとともに，寄生虫に対する防御に関与し

ている。

❷無顆粒球

　無顆粒球には単球とリンパ球がある。**単球**は組織内に入ると**マクロファージ**とよばれる細胞となり，食作用により細菌やウイルスを貪食する。また，単球は**樹状細胞**にも分化することができ，主に肺，胃，腸管や皮膚に分布している。樹状細胞は，侵入してきた細菌などの情報をほかの免疫細胞へ伝える作用をもっている。免疫反応を引き起こす物質は**抗原**とよばれ，樹状細胞がもつウイルス・細菌などの抗原がからだの中に侵入してきたことをほかの細胞に提示する機能は**抗原提示**とよばれている。マクロファージと樹状細胞はともに単球由来の細胞であるが，食作用により細菌やウイルスを貪食することに特化したマクロファージと，ほかの細胞に異物の侵入を知らせることを主な役割とする樹状細胞に大きく役割が分化している。

　リンパ球としては，大きく分けて**T細胞**（Tリンパ球），**B細胞**（Bリンパ球），**ナチュラルキラー細胞**（NK細胞）が存在する。これらの名称は，リンパ球がどこで成熟し，その能力を得ていったかで分類されている。T細胞は胸腺（thymus）で成熟したリンパ球を指し，B細胞は骨髄（bone marrow）で成熟したリンパ球を指す。さらにT細胞は大きく分けて**キラーT細胞**，**ヘルパーT細胞**，**レギュラトリー**（制御性）**T細胞**の3種類があり，それぞれ異なる役割を果たしている。キラーT細胞は，がん細胞やウイルス感染を起こした細胞を攻撃し排除する役割を，ヘルパーT細胞は免疫反応を活性化する役割を，レギュラトリーT細胞は反対に免疫反応を収束させる役割をもっている。T細胞は，抗原を攻撃するために増殖して，抗原を排除し終えると死滅していくが，一部のT細胞は死滅せず，次回の同じ抗原の侵入に素早く対処できる**メモリーT細胞**として残る。

　B細胞には**形質細胞**，**メモリーB細胞**の2種類がある。形質細胞は，ヘルパーT細胞の刺激によってB細胞から分化してできる細胞であり，抗体を産生することにより抗原に対し免疫反応を起こす。そして，メモリーB細胞がこの抗原を記憶しておくことで，次回の抗原のからだの中への侵入に対し素早く反応することができる。ワクチンを用いた病気の罹患予防も，このメモリーB細胞の反応を用いた方法のものが多い。

3 ｜ 血液に流れている赤血球は，どのような働きをするのか

　心臓がいかによい血流を生んだとしても，からだの隅々の細胞がより活発に活動するためには，酸素を使った代謝である**好気性呼吸**が必要であり，これには血液を介した酸素の運搬と受け渡しが重要となってくる。この酸素の運搬を担っているのが**赤血球**である。赤血球は約7 μm の細胞であり，からだの中には血液1 μL 当たり，男性では440万〜560万個，女性では390万〜490万個存在する。この赤血球は主に**ヘモグロビン**という成分でできている。ヘモグロビンは，ヘム鉄という鉄分とたんぱく質からできており，ヘモグロビンに酸素が結合することで酸素を運搬することができる。

　それでは，ヘモグロビンはどのように酸素の運搬を行っているのだろうか。酸素の運搬

には，酸素が豊富に存在する肺胞で酸素をもらい，酸素を必要とする細胞で酸素を渡す必要がある。そのために，ヘモグロビンは酸素濃度によって酸素と結合できる割合が変化する性質をもっている。つまり，酸素濃度が高い環境においてはほとんどのヘモグロビンが酸素と結合した状態となり，酸素濃度が低い環境に行くにしたがって，徐々に酸素を切り離していくのである。この酸素の切り離しによって，酸素を必要としている細胞へ酸素供給を行っている。つまり，細胞が代謝を行って二酸化炭素が高くなっているところでは，より多くの酸素が切り離され，細胞へ酸素が効率的に供給される。このヘモグロビンの酸素運搬量が周囲の環境によって変化する現象は，**ボーア効果**とよばれている。

4 | 血液に流れた血小板はどのような働きをするのか

血管が破れると血管内の血液が失われてしまうため，早急に破れてしまった穴をふさぐ必要がある。この損傷した部位の出血を止める作用は**止血作用**とよばれ，**血小板**はこの止血作用をもっている。しかし，止血段階には2段階あり，血小板は，まず破れてしまった穴をふさぐという一時的な止血の役割を担っている。血小板には粘着作用があるが，血管内には血小板を含め血球成分がくっついてしまわないように，**血管内皮細胞**とよばれる血管内にある細胞が，血小板が粘着しない作用（**抗血小板作用**）を働かせている。しかしながら，血管が破れてしまうことで，もともとの血小板の粘着作用が働き，破れた箇所に血小板が張り付き，集まって止血作用を示す。この血小板が集まってできた血液の塊を**血栓**とよび，血小板でできた血小板血栓による止血を**1次止血**という（図2-25）。

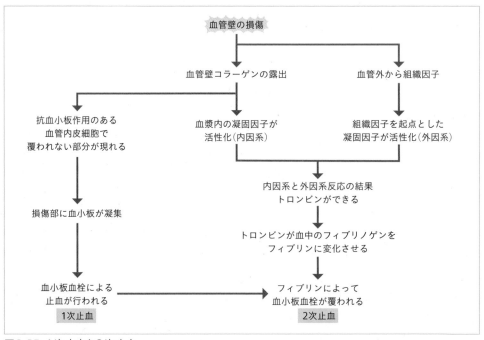

図2-25 1次止血と2次止血

この1次止血よりも強い止血作用を示す**2次止血**は，血漿（けっしょう）中に存在している血液を凝固させる作用のある複数の因子と，血管外の因子が触れ合うことで始まる。血管内にある凝固因子で完結する反応（内因系）と，血管外から流入してきた組織の成分から始まる一連の凝固反応（外因系）が生じることで，最終的に**フィブリン**とよばれる網状の膜を作り，血小板血栓を覆うように固めて2次止血が完結する。この2次止血には12種類の凝固因子が関与している。

5 血液に流れた血球は最後に破壊される

赤血球は柔軟性がある血球であり，その性質を生かしてからだの中を循環しながら酸素を運搬しているが，日数の経過に伴って徐々に柔軟性が低下してくる。それによって酸素運搬能力が低下していくため，赤血球の入れ替えが必要になってくる。このように，産生されてから時間が経過して衰えた赤血球を破壊している臓器が**脾臓**である。脾臓の組織は編み目状の構造になっており，柔軟性が低下した赤血球はこの構造を通過できず，通過できなかった赤血球は破壊されることになる。赤血球の寿命は約120日と，白血球や血小板と比較してからだの中で活動をする時間が長い血球である。白血球は数日で寿命を迎え，脾臓において破壊される。また，血小板の寿命は約10日であり，赤血球，白血球同様に脾臓において破壊されるが，近年になり，肝臓でも破壊されることがわかっている。

C 恒常性維持のための調節機構

1. ひとにとっての調節機構とは

ひとは，からだの外（外部環境）や中（内部環境）の変化がありながらも，からだの内部を絶えず一定に維持しようとする機能をもっている。からだの内部を安定した状態に維持しようとするこのしくみを恒常性の維持，つまり**生体恒常性**または**ホメオスタシス**という。ホメオスタシスとして，からだの中で様々な機能が恒常性を維持しようと活動をしている。たとえば，神経やホルモンを使って外界の温度に関係なくからだの中の温度（体温）を一定に保つように機能しているほか，血糖値が食後以外には急激な変動が起こらないよう，ホルモン分泌で調節している。

からだは日常生活のなかで起こる変動を察知し，からだの内部を一定の状態に維持できるよう調節機構が働いている（図2-26）。調節機構は，「神経性調節」と「液性調節」に大別される。

2. 中枢神経系

神経性調節を司る神経系は，大きく中枢神経系と末梢神経系に区分される。中枢神経系は，脳（脳髄）と脊髄から構成される。脳については機能的に，脳幹，間脳，小脳，大脳

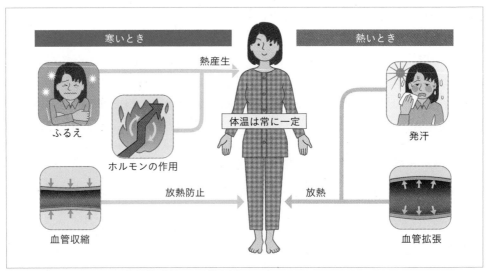

図2-26 ひとにとっての調節機構（体温の調節を例にして）

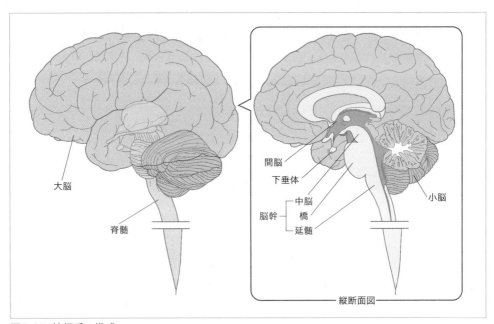

図2-27 神経系の構成

に分類される（図2-27）。

1 ｜ 脳

❶脳幹

　中脳，橋，延髄を総称して脳幹とよぶ。脳幹には生命維持に重要な自律神経中枢，運動調節中枢などが存在する。

❷間脳

間脳には，視床，視床下部，松果体，下垂体がある（図2-28）。

視床は，嗅覚を除く視覚，聴覚，体性感覚といった感覚の情報を大脳皮質に送る中継の役割を果たしている。

視床下部は，恒常性維持を担う神経性調節や液性調節など多様な機能を統合する領域で，主に次の機能がある。①心臓や血圧などの循環調節，胃酸の分泌調節や体温調節などの自律神経機能，②摂食調節や飲水調節，性行動の調節や集団行動などの本能行動，③攻撃行動や逃避行動などの情動行動，④脳下垂体ホルモンの分泌調節，⑤睡眠調節，⑥からだが本来もっている日内リズム（サーカディアンリズム；概日リズム）の調節。

❸小脳

小脳は，筋肉，腱，関節からの運動感覚や内耳からの平衡感覚の情報を受けて，全身の運動と平衡機能・姿勢反射の調節を行っている。そのため小脳が障害されると，からだを動かす際にからだ全体の協調性がなくなり，ぎこちない動き（**運動失調**）が生じる。具体的には，手指の細かい動きが滑らかにできなかったり，ろれつが回らなかったり，まっすぐ歩けなかったりなど，円滑な動きができなくなることなどがあげられる。

❹大脳

大脳は**終脳**ともよばれ，左右の大脳半球でできており，大脳基底核，大脳辺縁系，大脳皮質に分けられる。

（1）大脳基底核

大脳基底核は，間脳や脳幹にある神経核とともに錐体外路系による運動調節に作用する重要な中枢であり，不随意な運動や筋の緊張を調節することで随意運動を調節している。大脳基底核の病変では筋の緊張と運動に様々な異常が生じ，**錐体外路症状**とよばれる。

（2）大脳辺縁系

大脳辺縁系は，すべての動物に共通の本能（摂食，飲水，性行動，集団行動），情動（恐怖や怒り），原始的な感覚や記憶などに関係するが，最も重要な機能は，個体の生命維持と種

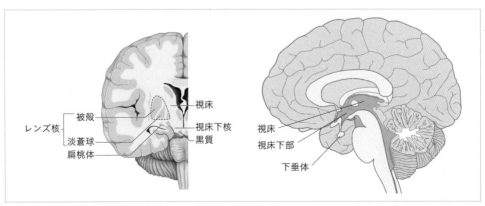

図2-28 間脳と周辺構造

族保存のための本能的な欲求行動の遂行に関係することである。特に扁桃体は，大脳辺縁系のなかで視床下部と最も強い連絡があり，大脳皮質と視床下部の中間に位置することによって視床下部の機能を調節している（図2-28）。

（3）大脳皮質

　大脳皮質は，細胞構築の違いによって1〜52の番号がつけられ（欠番あり），それぞれ異なった機能を担っている。さらに，大脳皮質は中心溝，外側溝，頭頂後頭溝を境として前頭葉，頭頂葉，側頭葉，後頭葉に分けられる。

　大脳皮質は運動野，感覚野，これらの領域に属さない連合野に区分される。

▶ **運動野**　図2-29で示されている運動野（第4野）は，大脳の反対側のからだの運動を支配している。

▶ **感覚野**　1次感覚野には体性感覚野（第3-1-2野），視覚野（第17野），聴覚野（第41，42野）がある。

- **1次体性感覚野**：中心後回にあり，大脳の反対側の体性感覚（皮膚感覚と深部感覚）を感じる。
- **1次視覚野**：後頭葉の鳥距溝の上下にある領域で，各半球の視覚野は両眼の同側の網膜からの入力を受ける。
- **1次聴覚野**：側頭葉に存在し，両耳からの入力を受ける。

　運動野および体性感覚野には**体部位局在**がみられる。また，運動野と体性感覚野（図2-29）では，手指，顔面，唇など微妙な運動や鋭敏な感覚に対応する皮質領域は相対的に

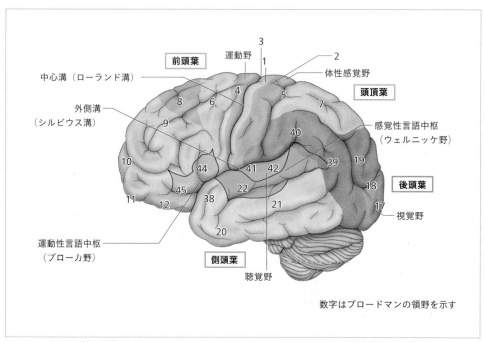

図2-29　大脳皮質の機能局在

広い領域を占めている。

▶ **連合野** 運動野と1次感覚野以外の皮質を連合野皮質という。種々の感覚情報を統合し，認識，記憶，学習，判断などの**高次脳機能**に関係する領域で，ひとで最も発達している。

前頭連合野は運動前野（第6野）よりも前（吻側）にある領域で，前言語野（ブローカ野；第44，45野）などがあり，ひとで特によく発達している。前頭連合野に対して，**後連合野**は次の3つの連合野に分けられる。**頭頂連合野**（第5，7野）は，体性感覚および視覚からの入力を受ける領域である。**側頭連合野**には聴覚連合野（第22野），**後頭連合野**には視覚連合野（第18，19，20，21野）が存在する。ひとの優位脳（左半球）には後言語野（ウェルニッケ野；第22野尾側部，第39，40野）がある。

2 | 脊髄

脊髄は，皮膚，深部組織，筋，内臓にある受容器から感覚の入力を受けて上位中枢へ情報を送る。

反射中枢が脊髄にある反射を**脊髄反射**という。この脊髄反射は，四肢の運動に関係する体性反射と，種々の自律機能に関係する自律反射（内臓反射）に区分される。

体性反射としては，筋が引き伸ばされたときに反応して筋が収縮する**伸張反射**があり，その代表例が膝蓋腱反射，熱い鍋を触ったときや針で指を誤って刺してしまったときに，瞬時にその指や手を屈曲してしまう**屈曲反射**（逃避反射），屈曲反射を起こす刺激が強いと刺激側の肢の屈曲とともに反対側の肢に伸展を引き起こす現象の**交叉性伸展反射**などがある。

3. 末梢神経系

1 | 脳神経（嗅ぐ，触る，見る，聞く，味わう）

脳神経は，脳幹に接続する末梢の神経であり，機能の観点から感覚機能，運動機能，自律機能，それらが混在した混合機能に分けられる（図2-30，表2-2）。

2 | 脊髄神経

脊髄につながる神経を**脊髄神経**という。脊髄からは末梢神経の脊髄神経（31対）が出ている。頸髄から頸神経（8対；$C_1 \sim C_8$），胸髄から胸神経（12対；$T_1 \sim T_{12}$），腰髄から腰神経（5対；$L_1 \sim L_5$），仙髄から仙骨神経（5対；$S_1 \sim S_5$），尾髄からは尾骨神経（1対；C_0）が出る（図2-31）。

4. 神経性調節

神経性調節とは，神経を介して神経伝達物質によってからだの機能を調節するしくみのことである。神経性調節は，体性神経系と自律神経系の2つのしくみに分けられる。

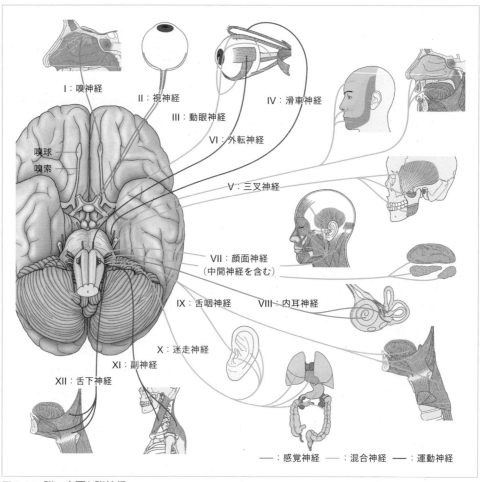

図2-30 脳の底面と脳神経

図中ラベル：

I：嗅神経
II：視神経
III：動眼神経
IV：滑車神経
VI：外転神経
V：三叉神経
嗅球
嗅索
VII：顔面神経
（中間神経を含む）
IX：舌咽神経
VIII：内耳神経
X：迷走神経
XI：副神経
XII：舌下神経

――：感覚神経　――：混合神経　――：運動神経

1 体性神経系

　体性神経系とは，からだの運動機能や感覚機能を司る神経系のことで，運動神経系と感覚神経系で構成されている（図2-32）。皮膚などの感覚受容器で感じた刺激は，感覚神経（求心性神経）を経由して，中枢神経系の脳と脊髄に伝えられる。中枢神経系からの出力は運動神経（遠心性神経）を介して骨格筋に伝えられ，姿勢や運動の調節を行う。

❶運動神経

　骨格筋を支配する遠心性神経のことをいう。

❷感覚神経

　感覚受容器からの情報を中枢に伝える求心性神経のことをいう。

2 自律神経系

　自律神経系は，機能的に交感神経系と副交感神経系に区分され，互いに拮抗的に作用し

表2-2 脳神経の機能的分類

	名称		感覚機能	運動機能	自律機能
感覚神経	I	嗅神経	嗅覚	—	—
	II	視神経	視覚	—	—
	VIII	内耳神経	聴覚（蝸牛神経）・平衡感覚（前庭神経）	—	—
体性・自律性の混合神経	III	動眼神経	—	外眼筋を支配（上・下・内側直筋，下斜筋，上眼瞼挙筋）	副交感：毛様体筋，瞳孔括約筋を支配（縮瞳）
	V	三叉神経	顔面，前頭部，鼻腔，口腔の体性感覚	咀嚼筋を支配	—
	VII	顔面神経	味覚（舌前2/3に分布）	表情筋を支配	副交感：涙腺，唾液腺を支配
	IX	舌咽神経	味覚（舌後1/3に分布）	嚥下運動（咽頭筋を支配）	副交感：唾液腺を支配
	X	迷走神経	内臓感覚（味覚にも関与）	嚥下運動や発声に関与	副交感：胸腔・腹腔の内臓を支配
運動神経	IV	滑車神経	—	外眼筋（上斜筋）眼球を下方に動かす	—
	VI	外転神経	—	外眼筋（外側直筋）眼球を外転させる	—
	XI	副神経	—	首（胸鎖乳突筋），肩甲骨（僧帽筋）の運動	—
	XII	舌下神経	—	舌の運動（舌筋を支配）	—

ている。基本的な生命維持に関する循環，呼吸，消化，代謝，分泌，排泄，生殖などの機能を自律的，無意識的，反射的に調節する神経系である（図2-33）。

内臓受容器は血管壁，胸腔，腹腔および骨盤腔の器官内に存在し，生体内の物理的情報や化学的情報を伝える。物理的な情報には，動脈血圧，肺の伸展度，胃腸や膀胱の充満度などがある。化学的な情報には，動脈血の酸素分圧（PO_2）や二酸化炭素分圧（PCO_2），脳脊髄液などの水素イオン濃度（H^+），内容物の酸性度や電解質濃度などがある。

❶自律神経系の性質：二重神経支配

内臓器官の多くは，交感神経と副交感神経の遠心性線維によって二重に支配されている。多くの臓器では，交感神経および副交感神経は相反的に作用（**拮抗作用**）するが，たとえば唾液腺では，交感神経および副交感神経の興奮によって，ともに唾液の分泌が促進される。交感神経が興奮すると粘稠性（粘り）のある唾液が少量分泌されるが，副交感神経が興奮すると漿液性（水様性）の唾液が多量に分泌される。

▶ **二重神経支配を受ける臓器**　心臓，胃腸，肺，唾液腺，膵臓，涙腺，膀胱など

▶ **交感神経のみの支配**　瞳孔散大筋，副腎髄質，立毛筋，汗腺，大部分の血管

▶ **副交感神経のみの支配**　瞳孔括約筋

5. 液性調節

ひとのいろいろな臓器の機能を内分泌系（ホルモン）によって調節するしくみを**液性調節**

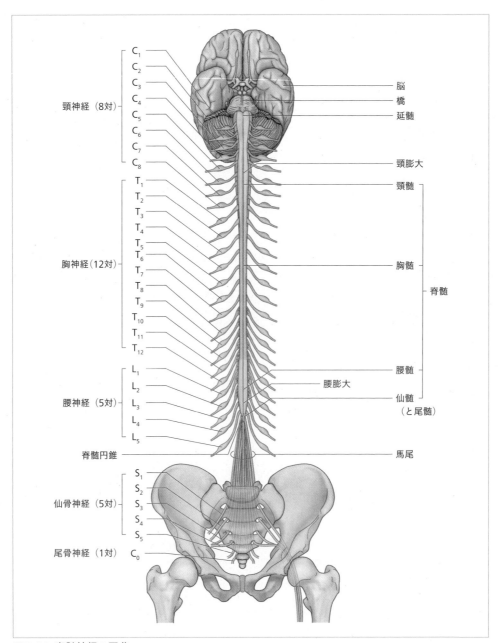

図2-31 脊髄神経の区分

という。

1 | 様々なホルモンによる調節

❶視床下部ホルモン

　視床下部ホルモンは下垂体前葉ホルモン分泌を調節する。通常，下垂体後葉ホルモンは視床下部ホルモンに含めない。視床下部ホルモンは，下垂体ホルモンの分泌を促進する**放**

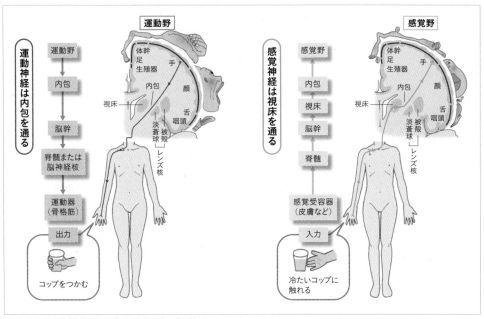

図2-32 運動神経系と感覚神経系の伝導路

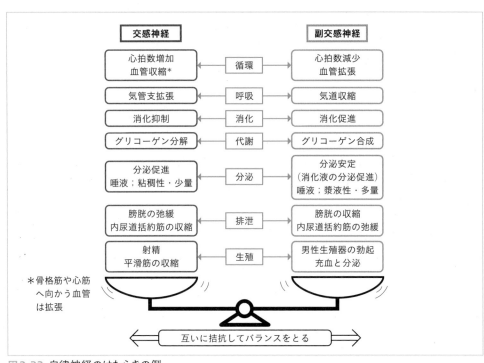

図2-33 自律神経のはたらきの例

出ホルモンと，分泌を抑制する**抑制ホルモン**に区分される。

❷**下垂体ホルモン**

　下垂体ホルモンには，下垂体前葉ホルモン，下垂体後葉ホルモン，下垂体中葉ホルモン

表2-3 下垂体ホルモン

		作用
下垂体前葉ホルモン	成長ホルモン（GH）	骨端と骨幹の境にある軟骨細胞に作用し，その増殖と骨化の促進やたんぱく質合成の促進（たんぱく質同化作用）により成長促進作用がある。分泌過剰により**巨人症**や成人後の分泌増加で**先端巨大症**（末端肥大症）が生ずる。分泌低下では**小人症**を生じる。
	甲状腺刺激ホルモン（TSH）	甲状腺の機能を促進し，**甲状腺ホルモン**（サイロキシン，トリヨードサイロニン）の合成・分泌を促進する作用がある。また，甲状腺に作用し，ヨードの細胞内摂取の促進にも関係する。
	副腎皮質刺激ホルモン（ACTH）	副腎皮質の内側の2層（束状層，網状層）に作用し，副腎皮質ホルモン（糖質コルチコイド）の生合成および分泌を促進する。ストレス時にはACTHの分泌が増加し，糖質コルチコイド（抗ストレスホルモン）の産生を促すことによって対処する働きがある。
	性腺刺激ホルモン（ゴナドトロピン；GnH）	**卵胞刺激ホルモン**（FSH）は，女性では卵巣における卵胞の成熟を促進し，黄体形成ホルモン（LH）と協調して卵胞ホルモン（エストロゲン）の生成と分泌を促進する。男性では精巣のセルトリ細胞に作用し，精子の形成を促進する。
		LHは，女性では成熟卵胞に作用し，排卵を誘発する。排卵後は黄体形成を促し，黄体ホルモン（プロゲステロン）分泌を増加させる。男性では，精巣の間質細胞に作用し，男性ホルモン（テストステロン）の生成と分泌を促す。
	プロラクチン（乳腺刺激ホルモン；PRL）	妊娠中に発育・分化した乳腺組織に作用して，乳汁の産生・分泌を促進する。また，FSHの分泌を抑制することで排卵を抑制する。
下垂体後葉ホルモン	バソプレシン（抗利尿ホルモン；ADH）	腎臓の集合管に作用し，水の再吸収を促進することで尿量を減らす作用がある。また，末梢血管の収縮作用があり，血圧を上昇させる作用がある。分泌不全により多量の排尿が生ずる（尿崩症）。
	オキシトシン	平滑筋，特に子宮筋の収縮を増強して分娩を促進させる。臨床では**陣痛促進薬**としても使用される。授乳時に乳児が乳頭を吸引することで分泌が増加し，乳汁分泌を促進する作用がある（**射乳反射**）。
下垂体中葉ホルモン	メラニン細胞刺激ホルモン（MSH）	魚類，両生類，爬虫類ではMSHはメラニン細胞のメラニン顆粒の拡散を起こすため，皮膚が暗色に変化する。哺乳類のメラニン細胞ではMSHによるメラニン顆粒の移動は起こらないが，メラニン合成が促進され，皮膚の色が黒くなる。

の3種類がある（表2-3）。

❸甲状腺ホルモン

甲状腺は，喉頭の下部を気管の前面から取り囲むように存在する蝶のような形をした器官で，重さは15～20gである。甲状腺ホルモンを分泌する。甲状腺ホルモンには代謝を亢進させる作用があり，基礎代謝の維持に関与する。成長期では，からだや知能（中枢神経系）の発育に重要である。一般に，寒冷に曝露されると分泌が亢進し，熱産生を増加させ**体温維持**の作用をもつ。甲状腺ホルモンの種類として，**サイロキシン**（thyroxine；T_4）と**トリヨードサイロニン**（triiodothyronine；T_3）がある。甲状腺から分泌されるのは主にサイロキシンであるが，生理的作用があるのはトリヨードサイロニンである。

❹副甲状腺（上皮小体）ホルモン

副甲状腺は**上皮小体**ともよばれ，甲状腺の裏側にある米粒大の内分泌器官であり，上下左右合わせて4つある。全量はわずか0.1～0.3gくらいである。**副甲状腺ホルモン**を分泌する。

❺膵臓ホルモン

膵島（ランゲルハンス島）の細胞はα細胞（A細胞），β細胞（B細胞），δ細胞（D細胞），PP細胞（F細胞）の4種類がある。α細胞はグルカゴン，β細胞はインスリン，δ細胞はソマ

トスタチン，PP細胞は膵臓ポリペプチドを分泌する。

　血糖値の調節に関係する重要なホルモンは，血糖値を低下させるインスリンと，血糖値を上昇させるグルカゴンである（グルカゴン以外に血糖値を上昇させるホルモンには，副腎髄質から分泌されるアドレナリン，副腎皮質から分泌されるコルチゾル，下垂体前葉から分泌される成長ホルモンなどがある）。ソマトスタチンは，血中には分泌されずにα細胞やβ細胞に作用し，インスリンやグルカゴンの分泌を抑制する。

❻ 副腎から分泌されるホルモン（表2-4）

　副腎は，両側の腎臓の上部に1個ずつあり，おのおのが5〜10gの器官である。中心部の外胚葉由来の**副腎髄質**（約10％）と，周辺部の中胚葉由来の**副腎皮質**（約90％）は，発生学的に起源が異なる。

❼ 性腺ホルモン（表2-5）

　下垂体の**性腺刺激ホルモン**（ゴナドトロピン）によって性腺（精巣および卵巣）と胎盤から分

表2-4　副腎から分泌されるホルモン

		作用
副腎髄質ホルモン	**アドレナリン**	副腎髄質ホルモンの分泌量の約80％を占める。ノルアドレナリンの約20倍の血糖上昇作用をもつ。
	ノルアドレナリン	副腎髄質ホルモンの分泌量の約20％を占める。アドレナリンより，はるかに強力な末梢血管収縮による血圧上昇作用をもつ。
副腎皮質ホルモン	**糖質コルチコイド**（グルココルチコイド）	**コルチゾール**や**コルチコステロン**などがあり，糖質代謝に関係している。
	電解質コルチコイド（ミネラルコルチコイド）	腎臓の集合管に作用し，ナトリウム（Na^+）の再吸収およびカリウム（K^+）と水素イオン（H^+）の分泌を促進する。
	副腎アンドロゲン（男性ホルモン）	男性化を促す作用があるが，活性は弱い。末梢組織においてアンドロゲン活性の強い**テストステロン**に変換される。

表2-5　性腺ホルモン

		概要	作用
男性ホルモン	**アンドロゲン**	主に間質細胞から**テストステロン**が分泌され，セルトリ細胞からわずかに**エストロゲン**が分泌される。	①胎生期の性分化，生後の精子形成，精巣上体（副睾丸）・輸精管・前立腺・精嚢・陰茎などの発育および機能促進に関係し，**第二次性徴**の発現に影響を及ぼす（**性的機能の発達促進**）。②たんぱく質同化ホルモンともよばれ，窒素貯留作用を示し，たんぱく質の合成を促進する（**たんぱく質の合成促進**）
女性ホルモン	**卵胞ホルモン**（エストロゲン）	成熟卵胞からは**エストラジオール**，エストロン，エストリオールの3種類のホルモンが分泌される。エストラジオールが最も作用が強い。	①性的機能の発達促進（第二次性徴の発現），②子宮内膜の調節，③月経周期の調節，④乳腺の発育
	黄体ホルモン	排卵後の卵胞，すなわち**黄体**で形成されるホルモン。妊娠末期の胎盤や副腎皮質でも産生される。黄体ホルモンの中では**プロゲステロン**だけが生理作用を有する。	①子宮内膜に増殖を起こし，受精卵の着床を容易にする，②妊娠の持続を促す，③卵胞の成熟と排卵の抑制，④乳腺の発育促進など
	胎盤ホルモン	たんぱく質性ホルモンとしては**ヒト絨毛性性腺刺激ホルモン**（ヒト絨毛性ゴナドトロピン；HCG）が妊娠初期の胎盤で産生される。胞状奇胎，絨毛上皮腫など絨毛組織の異常増殖のときにもみられる。	黄体の支持

表2-6 消化管ホルモン

	概要	作用
ガストリン	胃幽門前庭部の粘膜のガストリン分泌細胞（G細胞）で産生されて血中に分泌されるポリペプチドホルモン	胃液（胃酸, HCl）の分泌促進
コレシストキニン	十二指腸や空腸粘膜のコレシストキニン分泌細胞（I細胞）から分泌されるペプチドホルモン	膵臓における酵素の分泌と胆囊の収縮促進
セクレチン	十二指腸粘膜および空腸粘膜のセクレチン分泌細胞（S細胞）から分泌されるペプチドホルモン	膵液の分泌亢進，ペプシノーゲンの分泌促進，塩酸の分泌と小腸の運動を抑制

泌されるステロイドホルモンを**性腺ホルモン**と総称する。性腺ホルモンを男性では**アンドロゲン**といい，女性では，卵巣から分泌される**エストロゲン**と，排卵後に形成される黄体から分泌される**黄体ホルモン**，胎盤から分泌される胎盤ホルモンに分類される。

❽消化管ホルモン

表2-6を参照。

❾サイトカイン

サイトカインとは，リンパ球（T細胞とB細胞）やマクロファージという免疫担当細胞をはじめとする種々の細胞から分泌され，細胞間相互作用（細胞間での情報伝達）に関与するたんぱく質（多くは糖たんぱく質）の総称である。各サイトカインは，標的細胞の細胞膜にある受容体に結合して作用を発揮する。

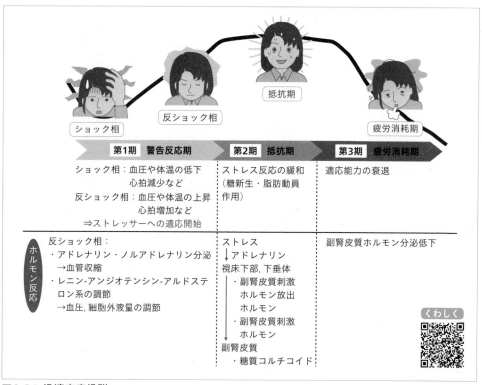

図2-34 汎適応症候群

⑩ ストレスにより分泌されるホルモン

心理的な緊張はアドレナリンの分泌を促し，アドレナリンは交感神経の興奮を高める。さらに，アドレナリンは下垂体前葉を刺激して副腎皮質ホルモン（ACTH）の分泌を促すことで，副腎皮質ホルモンが分泌される。下垂体−交感神経−副腎髄質は1つの連続的な生体反応系を形成し，ショックやストレスなどの刺激に対して，副腎皮質ホルモンによって対処している。

生体がある環境にさらされたとき，生体はその刺激に適応し恒常性を維持しようとする機能（**ホメオスタシス**）が働く。ハンス・セリエ（Selye, H.）は，この刺激に対する反応を**汎適応症候群**と名づけ，生体への刺激を**ストレッサー**とよんだ。ストレッサーには精神的，物理的，肉体的刺激など，すべてのものがなり得る。このとき，生体内で生じている一連の防衛反応として，警告反応期，抵抗期，疲労消耗期（疲憊期）の3つの時期が考えられている（図2-34）。

2 │ 水の代謝と浸透圧調節・ナトリウム代謝およびカリウム代謝と体液量調節

体液量（水分量）の調節は，主に抗利尿ホルモン（バソプレシン，ADH）が腎臓の集合管に作用し，水の再吸収を促進することによって行われる。血漿浸透圧はさらに下垂体後葉からのADH分泌を調節し，ADHによる血漿量の変化は血圧の変化を生じさせ，これがさらに副腎皮質のアルドステロン分泌を調節するというように，別々の調節機構が互いに密接な関連をもちながら，血漿の浸透圧濃度が常に維持されている（図2-35）。

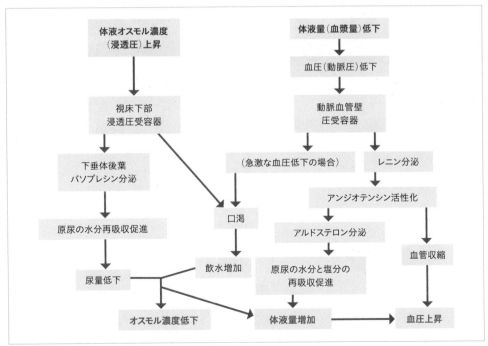

図2-35 体液量調節の全体像

ナトリウム量の調節は，主に副腎皮質から分泌されるアルドステロンが集合管に作用することで行われる。アルドステロンによってナトリウムの再吸収が促進され，その結果，体液量は増加する。アルドステロン分泌は**レニン - アンジオテンシン - アルドステロン系**（**RAA系**）によって調節される。また，アルドステロン分泌量は血漿カリウム量の増加によっても促進されるため，「**高カリウム血症→アルドステロン分泌が増加→カリウムイオン（K⁺）の排泄が促進**」という経路でフィードバックされて，血漿カリウム量が低下する。

▎6. 体液の酸塩基平衡の調節（pHの調節）

　血液のpHがほぼ一定に保たれているのは，次の3つの作用による（図2-36）。

1 ▎体液（主として血液）による緩衝作用

　血液中に溶解している重炭酸イオン（HCO_3^-）やリン酸イオン（PO_4^{3-}），血漿たんぱく質や赤血球中のヘモグロビンなどによる化学的な調節であり，これらの物質が速やかに酸を中和し，pH変動を起こさないようにする作用のことである。

2 ▎呼吸による調節

　血液を酸性化する炭酸（H_2CO_3）を産生する代謝産物である二酸化炭素（CO_2），あるいはH⁺濃度が上昇して酸性に傾こうとすると，呼吸運動が亢進し，換気によって肺から

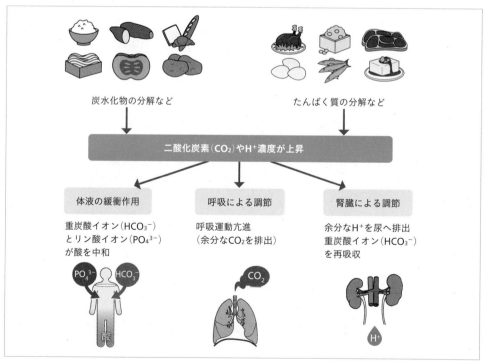

図2-36 体液の酸塩基平衡の調節（pHの調節）

CO_2 を排出する作用であり，酸性に傾いた血液の pH を数十分で正常に戻す。

呼吸器疾患などによって CO_2 が排出されず，体液中の CO_2 が増加して pH が低下することを**呼吸性アシドーシス**という。逆に，過呼吸などで CO_2 が排出されて，体液中の CO_2 が減少して pH が増加することを**呼吸性アルカローシス**という。

3 │ 腎臓による調節

腎臓は，過剰な酸や塩基を尿中へ排出し，HCO_3^- を再吸収して体液の pH を調節する。この調節には1〜数日を要する。腎臓では，アシドーシスのときには過剰な H^+ やアンモニア（NH_3）の尿中への分泌を促進するとともに，HCO_3^- の再吸収を促進し，塩基の減少を防ぎ，酸性尿を排出する。逆に，アルカローシスのときには HCO_3^- の再吸収を抑制し，排泄を促進することによってアルカリ尿を排出する。

腎機能の低下により，体液中の H^+ が排泄されずに pH が低下することを**代謝性アシドーシス**という。この場合，酸性物質の緩衝のために HCO_3^- が減少する。代謝性アシドーシスは，下痢でアルカリ性腸液が大量に失われる際や，糖尿病でケトン体などの酸性物質が大量に産生される際にも起こり得る。また，嘔吐などで胃液中の酸が大量に失われて体液の pH が増大する場合を**代謝性アルカローシス**という。

┃ 7. 体温の調節，発熱

1 │ 体温の調節

ひとや動物は食物を摂取し，栄養素の代謝によって生じるエネルギーを利用している。産生されたエネルギーの約80％は ATP（アデノシン三リン酸）に変換されず，体内で熱に変換される。

❶ 体温の分布

体内で産生された熱は体表面から放散される。からだの内部にある脳や肝臓では代謝活動が盛んであり，ほぼ一定の37℃に維持されている。それに対して，皮膚などからだの表面に近い部分の温度は，からだの内部に比べて温度が低く，外気温（環境温）の影響を非常に受けやすい。環境温の影響を受けにくいからだの内部の体温を**核心温度**という。それに対して，環境によって変化するからだの表面の温度を**外殻温度**という。

（1）核心温度の測定部位

核心温度は体内の一定温度であるが，部位によって差がある。直腸温，鼓膜温，食道温で測定される。

（2）測定部位による体温の変化

日本では腋窩温（えきかおん）が多く用いられるが，口腔温，直腸温も用いられる。口腔温（舌下温（ぜっかおん））は直腸温より約0.5℃低く，腋窩温は約0.8℃低い。

❷体温の変動

（1）サーカディアンリズム（概日リズム）

　夜間から早朝にかけて低下し，早朝5〜6時頃（明け方）に最も低くなる。日中は上昇し，14〜16時頃にかけて最高になるが，その差は1℃以内である。

（2）基礎体温

　早朝の覚醒直後に安静状態で測定した口腔温を基礎体温という。成人女性では月経周期と関連して変動する。排卵日にやや低下して最低となり（低温期），その後，排卵以前の低温期よりも0.3〜0.5℃くらい体温が上昇して高温期に移行し，妊娠すれば高温期が持続する。月経開始とともに排卵前の体温にまで再び低下する。すなわち，月経および卵胞期は低温であるが，排卵および黄体期には黄体ホルモンの影響によって代謝が亢進し，それによって体温も上昇する。

（3）年齢による影響

　乳幼児期は体温調節機能が未熟なため，環境からの影響を強く受ける。生後120日頃に体温は安定し，2歳頃から生理的な日内変動がみられる。乳幼児がかぜなどで高熱を発しやすいのは，体温調節機能が未熟な状態であることも1つの原因である。

❸体熱の産生と放散（熱の出納）

（1）体熱の産生（産熱）

　食物として摂取した成人の1日当たりのエネルギー消費量は約2500〜3000kcalで，その大部分は熱エネルギーとして失われてしまう。核心温度は，体内の熱の産生と放散のバランスによって維持される。

▶ **身体的活動**　運動や労働によって代謝は亢進し，熱産生は増加する。

▶ **ホルモンの作用**　次のようなホルモンのはたらきで，熱産生は増加する。

- **甲状腺ホルモン**（**サイロキシン**）：代謝促進作用で熱産生を増加させる。
- **カテコールアミン**：グリコーゲン分解で血糖を高め，熱産生を促進する。
- **黄体ホルモン**：代謝促進作用で，排卵直後から月経に至る間に基礎体温を上昇させる。

▶ **自律神経の作用**　次のようなはたらきで，放熱の防止と熱産生の増加がなされる。

- 寒冷時に交感神経活動が亢進し，皮膚血管は収縮し放熱を防止する。
- 立毛筋支配の交感神経活動が亢進し，鳥肌が立つ。

▶ **食事誘導性産熱反応**（**特異動的作用**）　食後数時間は代謝活動が亢進し，熱産生が増加する。特に，たんぱく質を摂取したときに顕著にみられる。

▶ **ふるえ**　寒冷刺激によって体温を維持するために周期的に生ずる骨格筋の不随意な収縮が「ふるえ」であり，収縮エネルギーはすべて熱に変換される。

▶ **非ふるえ熱産生**　骨格筋の収縮が関与しない熱産生のことで，生体が安静時に必要とする**基礎代謝**と，環境温が低下したときに生じる**体温調節性非ふるえ熱産生**がある。

（2）体熱の放散（放熱）

　からだの熱は体表面から環境に放散され（放熱），次の4つがある。

▶ 放射　体温が環境温度よりも高い場合に生じ，両者の差が大きいほど熱放散量は多くなる。

▶ 伝導　体表面および気道から，これと接している空気中や物体（たとえば椅子〈いす〉など）に熱が放散される現象をいう。

▶ 対流　皮膚に接する空気が皮膚温によって温められると空気の対流が生じ，それによって皮膚から熱が奪われる現象であり，運動や風があるときには伝導や対流によって熱放散が増大する。

▶ 蒸発性熱放散　蒸発には不感蒸泄と発汗がある。

- **不感蒸泄**：皮膚，肺や気道粘膜から無自覚的に水分が蒸発する現象で，1日に皮膚から500〜700mL，肺から150〜450mLの蒸発があるといわれている。1日800〜1000mLの水分が放出され，これがすべて蒸発すると1日に約500kcalの熱が放散されることになる。

- **発汗**：外気温の上昇や運動などによる熱産生が増加すると，上記の熱放散では処理できなくなり，可感蒸泄すなわち発汗によって体温の調節が行われる。

❹ 温度受容器

　体温を一定に維持することは，ひとのからだがもつ各種の機能が作用するために重要なことである。からだの中の化学反応速度は酵素の作用に影響されるが，ひとのからだの酵素の至適温度は37〜38℃である。

　からだの中や環境の温度は温度受容器によって感知され，その温度情報は中枢神経系へ伝えられ，体温の調節に関与する。末梢の温度受容器は皮膚にあり，中枢神経系の温度受容器は**視床下部**の視索前核（視索前野）に存在する。

2 ｜ 発熱

　正常な体温レベルよりも異常に体温が上昇した状態を**発熱**という。**発熱物質**（パイロジェン）が体温調節中枢に作用することによって，体温の**セットポイント**（設定温度）が上昇するためと考えられている。

　発熱物質の刺激によってセットポイントが上昇するため，相対的に外気温が低下したように感じられ，悪寒を生ずる。その結果，体温調節中枢である視索前核（視索前野）が応答し，熱が逃げないように皮膚表面の血管が収縮するため，顔色は青白くなる。また，ふるえや立毛などの対寒反応によって熱産生が増加し，体温が上昇する。解熱時は，セットポイントが正常値に戻るため，前視床下部（視索前野）の興奮によって熱が放散されることで，上昇していた体温は低下する。その結果，皮膚表面の血管が拡張し，顔色がよくなり，また発汗などによって放熱量を増加させる対暑反応によって，体温を正常な状態に戻す（図2-37）。

　発熱の原因は，視床下部の体温調節中枢に対する機械的刺激，化学的刺激，精神的刺激の3つに分類できる（表2-7）。

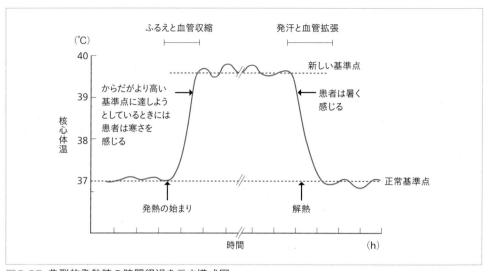

図2-37 典型的発熱時の時間経過を示す模式図

表2-7 発熱の原因

機械的刺激	脳出血，脳腫瘍，頭蓋底骨折などによる体温調節中枢の損傷
化学的刺激	発熱物質（パイロジェン）が体温調節中枢に作用することによる体温の設定値（**セットポイント**）上昇 原因：細菌感染や組織の壊死により免疫が活性化し，産生されたプロスタグランジンE_2（PGE_2）が視床下部の視索前野に作用することで起こる，熱放散抑制と熱産生促進
精神的刺激	大脳皮質からの影響（転換性障害や神経症など）

III 子どものからだ

　小児期は急速にからだが変化する時期である．将来，安定した呼吸，自立した動きや食事，成熟した思考ができるよう，つまり日常生活行動を確立するために必要な形態と機能が急速に変化・成長・発達する（図2-38）．子どもの時期（小児期）は，胎児期（妊娠10週目から出生まで），新生児期（生後27日まで），乳児期（生後28日から1歳になる前日まで），幼児期（1歳から就学前まで），学童期（小学校に通う時期．一般に6歳から12歳まで），思春期（8〜9歳頃から17〜19歳頃），青年期（20歳から29歳頃）などと区分される．ここでは，子どもの各期のからだが，ひととして徐々に確立されていくことについて，原則と，日常生活行動の視点から説明していく．

A 成長・発達の原則

1. 子どものからだの形態と機能

　成長・発達という言葉には，それぞれの意味がある．形態の変化（大きくなる，小さくな

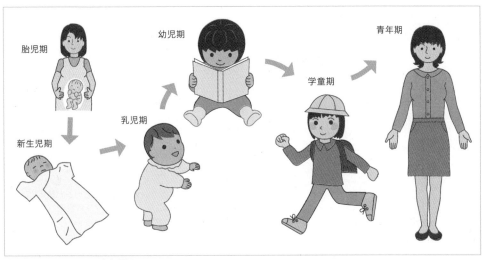

図2-38 子どもの発達段階

る，容積が増えるなど）は**成長**（あるいは発育），機能・質の変化（手先が器用になる，寝返りができるなど）は**発達**と表現する。そして，子どもの成長・発達の原則には方向性，順序性・連続性があり，急速に成長・発達する時期と緩慢に成長・発達する時期がある。

　また，子どもの機能の変化においては，多くの場合，未熟から成熟へと変化する。たとえば，乳児の食べ物を消化する機能は，成人に比べて未熟である。成人では消化できるものであっても，乳児では酵素の種類や分泌量が成人と異なるためである。胃の容量も小さく，形状も縦型で，幽門・噴門の筋力が弱く嘔吐しやすいことなどがある。このように，子どものそれぞれの機能にかかわる臓器の成長・発達・成熟までの過程と特徴を知ることが重要である。

1 ｜ 発達の方向性

　方向性は，頭部から脚部，近位から遠位（中心から末梢部），単純から複雑へと進む。発達は原則として，左右対称に進んでいく。

2 ｜ 発達の順序性・連続性

　発達には，前の発達があるから次の発達が起こるという連続性がある。定頸（いわゆる"首がすわる"こと）した子どもはからだのバランスをとることができるため，お座りができるようになる。また，ある段階を飛ばして次の段階に進むことは原則としてなく，段階を踏んで発達していく（順序性）。

3 ｜ 急速に成長・発達する時期と緩慢に成長・発達する時期

　スキャモン（Scammon）の臓器別発育曲線（図2-39）のように，それぞれの器官や機能において成長・発達が急速な時期と緩慢な時期がある。つまり，すべての機能がいつも同

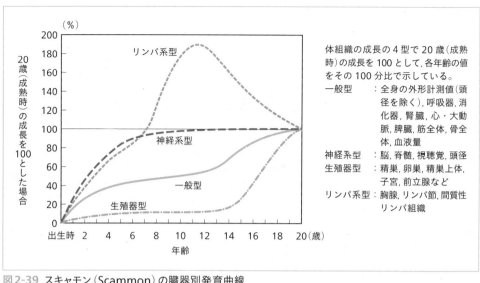

（%）

体組織の成長の4型で20歳（成熟時）の成長を100として，各年齢の値をその100分比で示している。

一般型 ： 全身の外形計測値（頭径を除く），呼吸器，消化器，腎臓，心・大動脈，脾臓，筋全体，骨全体，血液量
神経系型 ： 脳，脊髄，視聴覚，頭径
生殖器型 ： 精巣，卵巣，精巣上体，子宮，前立腺など
リンパ系型 ： 胸腺，リンパ節，間質性リンパ組織

図2-39 スキャモン（Scammon）の臓器別発育曲線

じ速度で成長・発達しているのではない。学童期後半から急激に伸びる身長が，その1例である。また，たとえば胎児期の3か月までの臓器の基礎をつくっている時期に母体が風疹に罹患すると，出生児に先天性風疹症候群（congenital rubella syndrome；CRS）と総称される障害（先天性心疾患，難聴，白内障など）を引き起こすなど，ある器官や機能の成長・発達に決定的な影響を及ぼす場合がある。

4 ｜ 発達の個人差

成長・発達には前述の原則がありつつも，個人差がある。このことは非常に重要な観点である。個人差は，個々のもつ遺伝的要因や人的・物的・文化的環境，体質，健康状態によって生じる。そのため，子どもの成長・発達を考えるとき，成長・発達の原則や，その年齢の子どもの一般的な成長・発達の状態を理解するとともに，一人ひとりの個別の成長・発達過程を理解することが必要である。

5 ｜ 成長・発達に影響するもの

前述のとおり，成長・発達に影響する要因として，遺伝的要因や人的・物的・文化的環境，体質，健康状態がある。さらに，子どもは学ぶ存在であり，発達には学習（learning）が関与していることも覚えておく必要がある。子どもが，大人や周囲の子どもとかかわりながら，それらを見て学ぶこと，自分で行ってみて，ときには失敗もしながら身につけていく発達があり，それを支えることが重要である。

B 胎児期

1. 胎児期の発育

1 胎芽期

　胎芽期とは，受精後8週（妊娠10週）未満をいう。胎芽期には器官形成も不十分で，ひとの胎児としての特徴が十分備わっていないため，特に胎芽という[1]。この時期は，細胞分裂，増殖を繰り返していく胎児の形態形成にとって非常に重要な時期である。超音波診断法では，妊娠4〜5週頃までに胎囊（gestational sac；GS），妊娠6〜7週までにGSの中に胎児心拍（fetal heart beat；FHB）が検出される（図2-40）。

2 胎児期

　胎児期とは，妊娠10週以降〜出生時までをいう。胎児期になると，細胞分裂は徐々に低下する傾向にあるのに対し，細胞の肥大が進行し，肥大が優位になる[2]。

3 胎齢

　胎齢とは，受精から起算した胎児の発育期間をいう。妊娠週数と在胎週数は，最終月経から起算した胎児の発育期間をいい，ほぼ同じ時期を指している。受精した最初の1週は，胎齢では第1週となり，妊娠3週に相当する。そのため，胎齢より在胎（妊娠）週数のほうが2週間長くなる[3]。

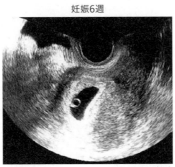

妊娠6週

GS, FHBの検出

図2-40　超音波検査によるGSとFHBの検出（妊娠6週頃）

2. 胎児期の身体的特徴

1 | 恒常性維持のための流通機構

　胎児循環には，静脈管（アランチウス管），動脈管（ボタロー管），卵円孔の3つのシャント（短絡路：本来とは別ルートの血管路で血液が流れること）が必要である（図2-41）。左心室から拍出される酸素飽和度の高い血液の大半は脳から上半身へ供給され，一方，右心室から拍出される酸素飽和度の低い血液のほとんどは下半身へ供給される。これは，少ない酸素を効率的に胎児の脳へ送ることのできるシステムである[4]。

2 | 恒常性維持のための調節機構；神経性調節，液性調節

　胎齢3週（妊娠5週）頃から，脳など中枢神経系の発生が始まる。胎齢11週（妊娠13週）頃になると大脳半球，小脳半球，延髄や脊髄などをはっきり観察できるようになる[5]。胎齢22週（妊娠24週頃）には，脳の基本的な構造は成人とほとんど変わらなくなるが，見た目では未熟性が残る[6]。

3 | 動く，活動する

　胎齢6週（妊娠8週）頃から，比較的早い動きである筋緊張（fetal tonus；FT）として，か

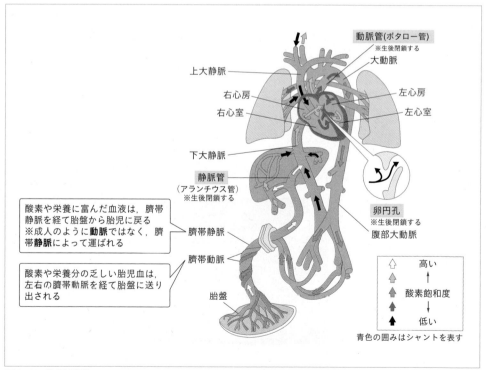

図2-41　胎児循環

らだや四肢の屈曲・伸展運動などが観察される（図2-42）。妊娠9週頃からからだや四肢を
ゆっくりと動かす胎動（fetal movement；FM）が超音波検査で確認でき，妊娠18週頃から
母体に自覚され始め，妊娠28週頃まで増加する[7]。

4 | 息をする

　胎齢14〜18週（妊娠16〜20週）になると，横隔膜の動きによって起こる胎児呼吸様運
動（fetal breathing movement；FBM）が始まる。この時期のFBMは持続的な運動である
が，妊娠週数が進むにつれて運動パターンは変化し，妊娠末期には不規則になり，陣痛の
発来とともに消失する[8]。胎齢20〜22週（妊娠22〜24週）頃から肺胞内への肺サーファク
タント（肺表面活性物質）の分泌が始まる[9]。胎齢31週（妊娠33週）未満で出生した場合，あ
る程度の呼吸障害を有していることが多い。その多くは肺サーファクタントの欠乏による
ものである[10]。

5 | 食べる

　胎齢3〜5週（妊娠5〜7週）から吸啜運動が認められ（図2-43），胎齢8〜10週（妊娠10
〜12週）から羊水を飲み込む嚥下がみられ始め，胎齢32〜34週（妊娠34〜36週）以後に
は嚥下反射がみられる[11]。出産が近くなると，胎児は毎日約500〜1000mLの羊水を嚥
下する。

6 | トイレに行く：排尿する，排便する

　尿の排出は，胎齢7〜10週（妊娠9〜12週）から始まる。妊娠週数による尿量の変化は，
胎齢18週（妊娠20週）頃には5mL/時であるが，胎齢28週（妊娠30週）を超えると急速に
増加し，出生近くになると50mL/時かそれ以上に達し，1日500〜600mLの尿を排出す
る[12),13]。妊娠15〜16週頃からは，羊水のほとんどが胎児尿である。

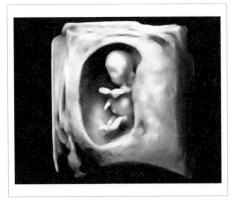

図2-42 4D超音波検査による胎児のFT様の動き（妊娠11週）

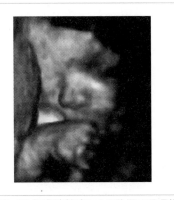

図2-43 4D超音波検査による胎児の吸啜様の動き

胎児は羊水の中で成長・発達している。羊水は単なる水ではなく，種々の機能を有している「物質」であることがわかっている。含まれているのは，水分，電解質，アミノ酸，脂質，糖分など海洋深層水の成分に近いが，その成分は妊娠時期によって若干変わる[14]。さらに，抗菌物質や免疫物質など，胎児を感染から防御する成分も含まれている[15]。つまり，身だしなみを整えるという点でいうと，羊水の中で細菌による感染を防御しながら，清潔に生活していることになる。

8 休憩する，眠る

レム（rapid eye movement：REM）睡眠とノンレム（non-REM）睡眠は，睡眠中にある一定のサイクルをもって繰り返すが，そのサイクルが出現するのは，胎齢19週（妊娠21週）頃からである[16]。胎齢28週（妊娠30週）頃から目を開いて起きている覚醒期が出現し，その時間は発達に伴って少しずつ増加する[17]。

9 コミュニケーションをとる

胎齢21〜22週（妊娠23〜24週）以後の出生児には，啼泣反応が出現する[18]。胎齢24週（妊娠26週）以後の出生児は，採血などの痛みに対して泣き，胎齢28週（妊娠30週）以降の出生児は，空腹感や不愉快さを感じると環境への自己表現として泣き出す[19]。このような反応から，この時期における胎児は，前述のような成長・発達を遂げていると考えられる。また，視覚や聴覚の発達，胎動を通じて，ある意味，母体とのコミュニケーションが行われているともいえるだろう。

3. 胎児付属物

胎児付属物として，羊水，臍帯，胎盤，卵膜について解説する（図2-44）。

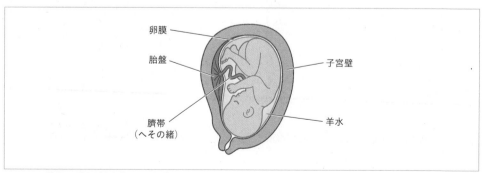

図2-44 胎児と胎児付属物の子宮内の様子

1 羊水

羊水は，妊娠末期には800mLにも及ぶ。羊水はpH 7.0 〜 8.5の弱アルカリ性である。これは，母体の血液のpH 7.4に由来するといわれている。羊水の働きとして，①胎児の成長・発達への影響（羊水量の変化による健康状態の確認，運動空間があることによる筋や骨格の発達への関与など），②保温（体温を一定に保つ），③外力に対する緩衝作用（衝撃などの減少），④抗菌作用（羊水に含まれる抗菌物質による細菌感染への防御），⑤抗炎症作用（炎症による破水や子宮収縮の発生を抑え早産を防ぐ），⑥栄養供給（胎児に必要な栄養成分が含まれているといわれている），⑦皮膚の保護，創傷治癒などがある[20]。

2 臍帯

妊娠末期の臍帯は，直径約1 〜 2cm，長さ約50 〜 60cmである。血管は3本あり，2本の臍帯動脈と1本の臍帯静脈である（図2-45）。臍帯動脈は，胎児から胎盤まで酸素濃度の低い血液を運び，臍帯静脈は，胎盤から胎児へ酸素を多く含んだ血液を運ぶ。

3 胎盤

胎盤（図2-46）は妊娠15 〜 16週頃に完成する。妊娠末期では，重さは約500g，直径約

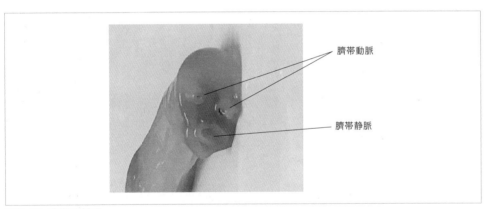

臍帯動脈

臍帯静脈

図2-45 臍帯の断面

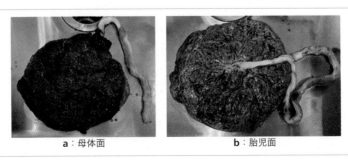

a：母体面 b：胎児面

図2-46 胎盤

20cm，中央部の厚さは約2〜3cmの円形または楕円形状となる。胎盤は妊娠を維持し，胎児の成長・発達を促進していく（詳細は第1章-I-C-2「胎盤の形成」参照）。

4 卵膜

卵膜は羊水腔を覆っており，羊膜，絨毛膜_{じゅうもう}，脱落膜の3層構造になっている。

C 新生児期

新生児とは，出生後28日未満の子どもであり，新生児期は，子宮内環境から子宮外環境への生理的適応が行われる移行期間ともいえる（図2-47）。特に，出生時の啼泣_{ていきゅう}によって肺呼吸が開始された後の，**胎児循環から新生児循環への移行**は劇的である。胎児期に不可欠であった臍帯動静脈_{さいたい}，静脈管，卵円孔_{らんえんこう}，動脈管が閉鎖し，成人同様の肺循環と体循環で恒常性を維持するようになる（図2-41参照）。新生児の心筋は未熟なため心拍出量が少なく，心拍数が多い（約120〜150回/分）。ただし，心拍数は覚醒レベルの影響を受け，深い睡眠状態では100回/分以下になることもある。血圧は，安静時の正期産児で60〜80/60mmHg（収縮期/拡張期）くらいであるが，日齢とともに上昇し，また啼泣や体動でも変動する。

1. 新生児期の発育

新生児の体格は在胎週数*，出生体重，出生身長から分類されるが，同じ在胎週数の新生児でも，子宮内環境や遺伝的な素因によって成熟度が異なる。

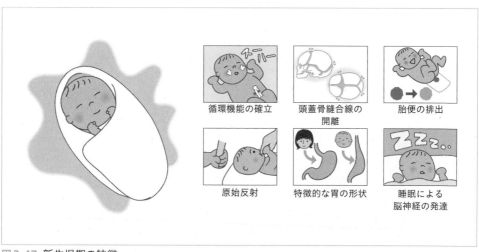

循環機能の確立　頭蓋骨縫合線の開離　胎便の排出

原始反射　特徴的な胃の形状　睡眠による脳神経の発達

図2-47 新生児期の特徴

* **在胎週数**：最終月経第1日目から分娩まで起算される週数であり，新生児の成熟度の基準を示す。妊娠週数_{ていきゅう}と等しい。

新生児は，出生後数日の間，**生理的体重減少**がみられる。これは，細胞外液中の間質液が尿や不感蒸泄として排泄されるために生じる体重減少で，一定範囲内であれば異常なことではない。胎外生活に適応しうる成熟徴候を備えた成熟児は，母乳栄養法では体重の4〜8％，人工栄養法では3〜5％の生理的体重減少が起こる。一方，胎外生活に適応するのに十分な成熟度に達していない未熟徴候を備えた早産児や低出生体重児は，10〜20％程度減少することもある。出生直後の新生児ではある程度の浮腫がみられ，皮膚もみずみずしいが，生理的体重減少とともに皮膚は乾燥傾向になり，全身の浮腫が緩和される。哺乳量の増加に伴い体重は増加に転化し，一般的に成熟児では，生後7〜10日目頃に出生体重に戻る。体重1kg当たり100〜120kcalの栄養を摂取できるようになると，約30g/日の体重増加がみられるようになり，3〜4か月頃には出生体重の2倍の体重となる。身長は，体重ほど著しい増加はみられないが，ある程度一定の速度で増加し，1歳で出生時のおよそ1.5倍となる。

　胎児期から，頭部は体部より早期に発育するため，新生児の頭囲は，胸囲よりも大きい。出生時の新生児は4頭身である。また，頭蓋骨縫合線が開離している。これは，産道を通る際の外圧を吸収する役割を果たす。経腟分娩の場合には，その外圧によって骨縫合に頭蓋骨が重なる骨重積を起こしており，その後数日で骨重積が解消することで一時的な頭囲の拡大が生じることがある。また，出生時の産瘤*の消失によって頭囲の減少が生じることもあるため，日齢2〜3の頭囲の変化については，その他の所見と併せて慎重に評価する必要がある。

2. 新生児期の身体的特徴

1 ｜ 目覚める，思考する

　新生児期の情緒認知的発達の特性上，成人のように「思考する」ことは難しい。しかし，新生児では，何らかの刺激で脳の電気信号が発生することによる「興奮」の反応がある。さらに，ブリッジス（Bridges, K.M.B.）の**情緒の分化**という考え方によると，「興奮」は，外界に対する「不快」（空腹やおむつが濡れているなど）へと分化し，生後3か月頃には「興奮」，「不快」・「快」の区別がはっきりとつくようになる。また，ピアジェの認知発達理論によれば，新生児期は感覚運動位相にある。運動機能と感覚機能を協応させ，環境を直接的な経験のなかで知覚できるようになることを課題とする発達段階である。特に新生児期は，感覚運動位相の第一段階にあり，ルーティング反射（探索反射）や吸啜反射など，口唇に触れるものをくわえて吸おうとする反射を積み重ねることにより，認知発達を遂げる時期にある。

　新生児は光に対して反応する（対光反射）だけでなく，視力があることが科学的に証明

＊ 産瘤：産道通過時の圧迫により，産道を通る児頭の先（児頭先進部）の皮膚にできる浮腫。触ると軟らかく，出生直後に最も著明であり数日内に自然消滅する。

されている。光に対する瞬目反応（閉眼反射）もみられる。

2 | 動く，活動する

　新生児期には，**原始反射**がみられる（表2-8）。原始反射とは，脳幹と脊髄を中枢とする反射であり，ほかの霊長類にもみられ，進化の過程で消えずに残っているものである。これらは，中脳や視床などの脳の中枢が成熟していくことで消失する。反射の種類により消失時期は様々であるが，消失時期の遅延が中枢性運動障害の発見につながることがある。

3 | 息をする

　新生児が母体外環境で生命を維持するためには，胎盤呼吸から**肺呼吸への移行**（**第一呼吸**）を遂げなければならない。第一呼吸の機序には，動脈血酸素分圧（PaO_2）の低下，動脈血二酸化炭素分圧（$PaCO_2$）の上昇，皮膚への寒冷刺激など複数の要因があるとされている。出生後の臍帯血の遮断や胎外への娩出による第一呼吸で肺が開くと（第一呼吸の圧：50 ～ 60cmH$_2$O），その空気を吐き出す際の第一啼泣により，肺内の空気分布を均一にし，肺全体が開く。第一呼吸に順じてPaO_2上昇により肺動脈が拡張すると，肺血流量が増加し，肺から左心房へ戻る血流量が増加して左心房圧＞右心房圧になることにより，左心房から蓋に覆われるように卵円孔が機能的に閉鎖する。さらに，胎盤由来のプロスタグランジンE（PGE）が途絶え，かつ肺で代謝されることにより，動脈管の開存に寄与していた血中のPGE濃度が低下することによる動脈管の機能的閉鎖へと新生児循環への移行が促進される。卵円孔および動脈管の器質的閉鎖には時間を要し，新生児期の循環や呼吸状態の変動により再開存も起こりうる。

　肺呼吸の維持には，①肺の発育，②呼吸運動，③呼吸中枢の成熟，④気道の確保が必要である。新生児期の呼吸は在胎17 ～ 24週頃の管腔期にガス交換ができる肺の構造になり，特に在胎28週頃より肺胞II型上皮細胞から分泌される**肺サーファクタント**（**肺界面活性物質**）は，肺胞虚脱を防ぎ吸気時の肺胞の拡張に重要な役割を担い，呼吸の維持には欠かせない。新生児期は**横隔膜優位の腹式呼吸**であり，哺乳による腹部膨満などでも換気量が減少する。また，呼吸筋の力が弱く胸郭が軟らかいため，特に換気不良が生じているときに吸気時の胸腔内の陰圧で胸郭の軟弱な部分が内側に引き込まれて陥没呼吸を生じやすい。この場合，十分な陰圧をつくれず，有効な呼吸運動にならない。成人や小児は，低酸素血症の際に化学受容器から呼吸中枢（延髄）への反射刺激で呼吸が促進されるのに対し，特に未熟な早産児は，呼吸中枢の低酸素性抑制が強く働き，**無呼吸発作**がしばしばみられる。気道も細いため，気道内分泌物や頸部の過屈曲・過伸展による気道閉塞には留意する必要がある。新生児は成人と比べて体重当たりの酸素消費量が多い一方で，肺胞の表面積が小さく1回換気量が少ないため，呼吸数は多い（約30 ～ 60回 / 分）。

表2-8　原始反射（新生児反射）と姿勢反射

	反射の種類	図	反射の内容	出現時期	消失時期	反射中枢
原始反射（新生児反射）	自動歩行		腋下を支えて体幹を前傾させ足底を床に着けると，下肢を交互に屈曲し歩行する。	出生時	2か月頃	脊髄
	陽性指示反応		乳児の足底が床に着くように体幹を支え，体重が下肢にかかるようにすると，足指が背屈し，下肢は硬く伸展し，起立するような状態になる。			
	交差性伸展反射		乳児を仰臥位にし，一側の膝関節を伸展させ，同側の足底を刺激すると，他側の下肢が最初屈曲した後に，刺激を与えている手を払いのけるように伸展，交差する。		4か月	
	把握反射		仰臥位で顔を正中に向け，上肢を半屈曲位にして手関節をつかみ，尺側から指で手掌を圧迫すると，全指が屈曲し検者の指を握りしめる。		5〜6か月頃	
	モロー（Moro）反射		乳児を背臥位にし，検者の手を頭に乗せて30°挙上し，児が落ち着いたところで，手をさっと数cm動かす。ほかに耳元で大きな音を立てるなどすると，上肢は外転，伸展し，指は開排し，その後体幹の上で上肢をゆっくり抱え込むように内転，屈曲する。		5か月	
	吸啜反射		口腔内に乳首や指を挿入すると反射的に反復する吸啜運動が出現する。正常児では，空腹時には指が抜けないくらい強く吸啜する。		3〜4か月頃	延髄・橋
	非対称性緊張性頸反射		乳児を仰臥位にし，胸部を手で押さえ，反対の手で頭部を回転させると，顔が向いているほうの上下肢が伸展し，後頭部のほうの上下肢が屈曲する。		2〜3か月	
	対称性緊張性頸反射		乳児を仰臥位にして頭を前屈させると，下肢の伸展，股関節の内旋が起こる。腹臥位にして抱いた児の頭を前屈させると，上肢が屈曲し下肢が伸展する。頭を背屈させると逆に上肢が伸展する。		3〜4か月	
	緊張性迷路反射		仰臥位で頭部を軽度後屈させると四肢が伸展し，腹臥位で頭部を軽度前屈させると四肢が屈曲する。		5〜6か月	
姿勢反射	頸性立ち直り反射		乳児を仰臥位にし頭部を一側に回旋させると，からだ全体が頭部と同じ方向に回旋する。		6か月	中脳・視床
	パラシュート反応		乳児を立位懸垂位または腹臥位懸垂位から急激に頭を床に向けると，両手を伸ばし，手を開いてからだを支えようとする。	6〜7か月	生涯	
	ランドゥ（Landau）反射		腹臥位懸垂位で頭を挙上させると，脊柱と下肢が伸展し，頭を屈曲させると，脊柱と下肢が屈曲する。	3か月	2歳頃	
	傾斜反応		乳児を腹臥位または仰臥位にして，四肢を伸展させ，板の上に寝かせて，板を傾けると，頭部と胸部が立ち直り，上げた側の上下肢が平衡反応で外転，伸展する。	6か月	生涯	皮膚

出典／鴨下重彦監，桃井真理子，他編：ベッドサイド小児神経・発達の診かた，改訂3版，南山堂，2009，p.157-170を参考に作成．

　新生児の食行動は，原始反射（ルーティング反射・吸啜反射・嚥下反射）で成り立つといえる。また，味覚の受容器である味蕾は，胎児後期から乳児期に最も多く，それ以降は減少する。よって，味覚が最も発達しているのが新生児期から乳児期と考えられ，母乳と人工乳の味の違いや，母親の食事の影響による母乳の味の変化についても，新生児は敏感に感じとっていることが知られている。

　血糖の調節機構は，①腸管からの吸収による血糖上昇，②肝グリコーゲンの分解によるブドウ糖産生，③ピルビン酸を基点としてブドウ糖を産生する糖新生の3つが重要であるが，哺乳による血糖上昇で食後3〜4時間前後まで，グリコーゲン分解で食後12時間前後まで，糖新生でそれ以降の時間帯の血糖が維持される。特にグリコーゲン貯蔵不足が著明な早産児やSGA（small-for-gestational age），新生児仮死の場合には低血糖を生じやすい。

　新生児の胃の容量は約30〜60mLであり，日齢とともに増える。胃の形状は縦長で噴門括約筋が弱いため，胃内容物が逆流しやすく溢乳*がみられる。また，胃を固定する靱帯が緩いため，軸捻転も生じやすい。出生直後は消化管の蠕動運動はみられず，生後12時間頃から認められるようになる。哺乳が始まると，消化酵素が含まれる消化液の分泌が始まる。生後24時間には腸内細菌叢が形成され，1週間以内に腸内細菌が定着する。特に，母乳を消化する消化酵素の急激な活性化は消化によいとされ，さらに母乳栄養児の腸内細菌叢はビフィズス菌が主であり，腸内を酸性に保ち，大腸菌の侵入を阻止する作用が高いとされている。特に初乳には，免疫グロブリンA（IgA）やラクトフェリンなどの感染制御因子が多く含まれているため，免疫能が十分でない新生児にとって，初乳が腸管に細菌叢を形成させ感染を防ぐという利点がある。

5 | トイレに行く；排便する

　初回排便は，生後24時間以内にみられる。最初は黒緑色で粘稠性のある胎便を排泄する。哺乳が進むと，粘稠度が低い移行便となり，生後3〜5日目には黄色の便となる。母乳栄養児の便は，ビフィズス菌の働きにより甘酸っぱい臭気をもつ。

　また，排便はビリルビンの排出にも重要である。出生直後の新生児は赤血球が多く，全身の皮膚が淡紅色をしている。出生後に胎児期ヘモグロビンの破壊が生じるが，肝臓のビリルビン処理能力（間接ビリルビンから直接ビリルビンに移行）の未熟性やビリルビンの腸管での再吸収が多いことにより，生後3日頃から生理的黄疸が認められる。生理的黄疸は生後4〜5日目がピークとされ，7〜10日目には消失するが，便の色によってビリルビンの排泄状況の観察ができる。

＊　溢乳：新生児は哺乳時に空気も飲み込みやすく，排気（げっぷ）と一緒に母乳やミルクが口腔へ逆流する生理的な現象。

6 | トイレに行く；排尿する

　腎機能は胎児期より発達している。糸球体機能を示す糸球体濾過率は，出生とともに増加し，尿細管機能は胎児期にはほとんど働いていないが，出生後急速に発達する。尿濃縮力が未熟であるため高張尿をつくることができず，脱水に陥りやすい。

7 | 見だしなみを整える

　新生児期は，新陳代謝が活発であり汗腺が多いため，清潔保持が必要である。しかし，出生後の児の胎外への適応を助け，また生後2〜3日は新生児の皮膚，鼻腔，咽頭および消化管に常在細菌叢が形成されることから，出生直後から数日間の沐浴は不要であるとされる。しかし，新陳代謝が盛んな新生児に対しては，おむつかぶれや皮膚トラブルを防ぐために，沐浴または清拭により清潔保持を行う。感染予防のために専用のベビーバスの使用が勧められているが，1か月健診後は家族と同様の風呂の使用もよいとされる。臍感染予防を目的とした臍消毒の効果は現在確認されていないが，臍周囲を清潔にし，沐浴後は臍周囲の水分を十分に拭き取るなどして乾燥させることが大切である。新生児の清潔保持は，全身の観察と親子の接触の機会にもなる。

8 | 休息する，眠る

　出生数日内の新生児は1日のほとんどの時間を眠っているようであるが，日数を経るごとに覚醒時間はしだいに長くなっていく。睡眠が2〜3時間ごとに繰り返され，14〜16時間の総睡眠時間を要する新生児は，特に脳の発達に重要とされるレム睡眠の割合が50％と，成人と比較してかなり多い。睡眠は，**サーカディアンリズム**とよばれる日内変動により調節される。新生児もサーカディアンリズムを生まれもっているが，環境に同調する機構が未熟であるため，昼夜関係ない睡眠パターンを有している。母乳栄養児の場合は，夜間に母乳からメラトニンを得ることで，より睡眠リズムがつくりやすいと考えられている。

9 | コミュニケーションをとる

　新生児期は，主に非言語的なコミュニケーションを活用する。興奮や不快に対し，新生児は泣き声をあげてサインを発している。コミュニケーションに重要な感覚器は胎児期から発達している。在胎28週頃までに聴覚は発達し，子宮内で母親の声や心臓の音を聞いている。新生児は調子の高い声（マザリーズ）に反応することが確認されているが，言葉の意味そのものに反応しているわけではない。在胎29週頃までに発達する嗅覚は，生後初期の母子相互関係確立のために重要な役割を担っている。母乳のにおいのほうへ近づく，母乳のにおいを嗅がせると泣き止み落ち着くといった鎮静効果などが，行動観察法によって報告されている。触覚は胎児期前期より認められ，在胎16週頃までには機能すること

が知られている。出生時には，皮膚を介しての反射がみられる。出生後の skin-to-skin や抱っこなど肌の触れ合いにより，親子関係の確立のための母子相互作用が働く。

D 乳児期

1. 乳児期の発育

乳児期（図2-48）の体重と身長の増加は著しく，体重は生後3〜4か月で出生時の2倍，生後1年で3倍となり，身長は生後1年で約1.5倍となる。

2. 乳児期の身体的特徴

1 内部環境の恒常性

体重に対する水分量は約70％を占める。不感蒸泄量は50〜60mL/kg/日であり，必要水分量は120〜150mL/kg/日と，成人と比べて多い。また，腎臓における尿濃縮能力が未熟で水分を体内に保持できず，水分摂取量の低下や水分喪失により容易に脱水となる。出生後，主に皮下脂肪が急速に増加し，体脂肪率は生後1年頃に20％程度とピークに達するが，筋肉の発達に伴い減少する。体温の調節中枢は未熟であり，環境温度の影響を受けやすい。また，熱産生と熱放散の調節機能の未熟さにより体内に熱がこもる**うつ熱**を引き起こしやすい。体温は個人差が大きいが，腋窩温で37.5℃以上を発熱と考える。

2 恒常性維持のための流通機構

乳児期は，心臓の収縮力と血圧が生理的に低い。また，心拍出量は心拍数に依存し，循

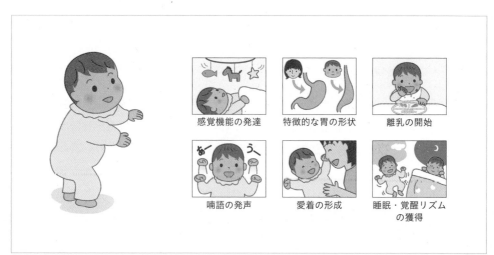

感覚機能の発達　　特徴的な胃の形状　　離乳の開始

喃語の発声　　愛着の形成　　睡眠・覚醒リズムの獲得

図2-48 乳児期の特徴

環血液量を保つために心拍数が多い。心拍数は110〜130回／分程度，血圧（収縮期／拡張期）は80〜90/60mmHg程度である。生理的に多血の状態で出生後，赤血球およびヘモグロビン値の減少が続き，貧血状態になるが，生後4か月頃から改善する。免疫機能は未熟で，獲得免疫がなく感染症を発症しやすい。母乳に含まれる免疫グロブリンA（IgA）や，胎盤経由の免疫グロブリンG（IgG）が感染予防の効果を示すが，母体由来のIgGは生後半年頃までにほぼ消失する。月齢とともに体内の免疫グロブリンの産生能が上昇していく。

3 | 恒常性維持のための調節機構；神経性調節，液性調節

脳の大きさは生後1年前後までに出生時の3倍となり，頭囲とともに著しく増加し，成人の脳重量の60％に達する。頭蓋骨の**小泉門**は生後まもなく閉鎖する（図2-49）。中枢神経系の発達により，適切な時期がくると**原始反射**が消失し始める。

視覚については，生後2〜3か月で動くものを目で追う**追視**が可能となり，物を両眼で立体的にとらえる立体視の機能が発達する。視力は生後1年で0.2程度となる。聴覚は，生後5〜6か月頃になると，突然の音に反応するような反射的な聴覚反応は減少し，聞き慣れたひとの声に振り向くといった反応を示すようになる。嗅覚については，生まれたときにはすでに多くのにおいを感知し母乳のにおいを弁別するといわれている。味覚については，反射的な味覚反応が生後数か月で減弱すると，その後は食生活が嗜好の形成に影響を与える。皮膚感覚は，原始反射の発現部位で敏感な反応をみせ，痛み刺激への反応もすでに備わっている。

内分泌系について，成長ホルモンと甲状腺ホルモンは小児期の全年齢を通じて成長に必須であるが，乳児期の体格の成長には栄養摂取の影響が大きいという特徴がある。

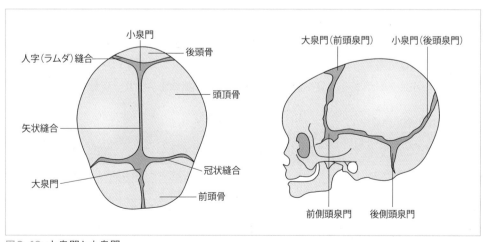

図2-49 大泉門と小泉門

4 │ 目覚める，思考する

　生後6か月頃に記憶力が発達し始め，生後8か月〜1年で対象の永続性を認識するようになり，隠した物が存在し続けることを理解すると「いない いない ばあ」の遊びを楽しむようになる。また，生後10〜11か月で「ばいばい」という言葉に応じた反応や，動作の**模倣**を認めるようになる。**情緒の分化**は，「快」「不快」「興奮」のうち，「不快」は生後6か月頃に「怒り」「恐れ」「嫌悪」へと分化が進む。

5 │ 動く，活動する

　姿勢および**粗大運動**と，手先を使った**微細運動**の発達は，原始反射の消失により，随意的な運動発達を認めるようになる（表2-9）。また，生後6〜7か月頃に，からだが傾いたときに姿勢を保つよう手を広げるパラシュート反応が確立することで，姿勢の変換や移動を伴う運動の発達が進み，この反射は生涯維持される。

6 │ 息をする

　乳幼児期の肋骨の走行は水平位で円柱形に近いため，胸郭の拡張は形態的に制限される。呼吸様式は主に**腹式呼吸**である。気道や肋間筋が未熟で，支持組織が軟弱である。肺の大きさは成長の途上にあり，乳児期は主に肺胞数が増加する。気道内径は成人と比べて相対的に細く，気道粘膜の浮腫が生じると容易に気道が狭くなり，呼吸状態が悪化する。また，乳児期前期は哺乳中も呼吸が可能な**鼻呼吸**が主体で，5か月前後まで口呼吸ができない。呼吸回数は30〜40回/分程度である。

7 │ 食べる

　胃の形態は新生児期と同様，垂直の筒状で**溢乳**が起こりやすい。胃の容量は生後1か月で90〜150mL，生後3か月で150〜200mLとなる。乳歯は，生後7〜8か月で下顎乳中切歯から萌出するが，萌出時期は個人差が大きい。

　乳児期は，栄養摂取にかかわる形態機能の発達により，哺乳から咀嚼へと摂食機能を獲得し**離乳**が進む時期である（表2-10）。生後1年頃から，眼と手および口による協調運動である手づかみ食べが始まり，食べ物の固さや触感，前歯で噛み取り一口量を覚えるという

表2-9 運動機能の発達

姿勢および粗大運動		微細運動	
月齢	機能	月齢	機能
3〜4	首のすわり	3	小指から人差し指の4本で少しの間握る
5〜6	寝返り	4〜5	手掌で握る
7〜8	座位	6	指全体で握る
9〜10	つかまり立ち	8〜10	母指とほかの指でつかむ
11〜12	一人立ち	10〜12	母指と人差し指でつまむ

表2-10 摂食・嚥下機能の発達

月齢	摂食機能
5〜6	適切な形態の食物を，口唇を閉じて捕食し，口に入ったものを舌で前方から後方に送り込んで嚥下する
7〜8	舌による口蓋への押しつぶしと，顎を上下に動かす運動に移行する
9〜11	歯ぐきにより，すりつぶす

体験をしながら，自食の行動を段階的に獲得していく。

8 | トイレに行く；排尿する，排便する

　排尿機能は，中枢神経機能が未熟であるため，尿意を伴わず，尿の貯留によって反射的に排尿する段階にある。排尿回数は1日に15〜20回程度で，月齢が進むにつれて1回の排尿量が増加し，排尿回数は減少する。

　排便機能は，直腸に達した便が直腸壁を伸展させる刺激を契機とする反射と，随意的な腹圧の上昇，そして反射と随意行動による骨盤底筋群を弛緩させる協調運動が起こり，排泄される。乳児期はこの協調運動が未完成であり，離乳による便の固形化により排便困難を呈しやすい。

9 | お風呂に入る，身だしなみを整える

　皮膚の厚さは成人の1/2〜1/3程度で，角層の水分量，皮脂の分泌量が少ないため皮膚は乾燥しやすい。皮脂の産生と分泌は，母体のホルモンの影響により生後2か月頃までは過剰となるが，その後急速に減少する。汗腺は出生後，新たに増加せず，小児期は成人に比べて一定面積あたりの汗腺の数が多い。生後1〜3日は汗をほとんどかかないが，啼泣や体動，環境温度の影響を受けて徐々に汗を出す**能動汗腺**が増え，汗をかくようになる。

10 | 休憩する，眠る

　乳児期は，昼に活動して夜は眠るという睡眠・覚醒リズムの獲得の時期にあたる。睡眠の日内変動である**サーカディアンリズム**は，松果体で合成されるメラトニンの濃度の変化に連動する。メラトニンの産生リズムが確立するようになると，睡眠パターンも安定する。生後1か月半頃からサーカディアンリズムが現れる。生後3か月を過ぎると，睡眠・覚醒のリズムが昼夜の明暗に同期するようになり，夜の睡眠の割合と睡眠の持続時間が増加し，睡眠サイクルはノンレム睡眠（深い睡眠）で始まり，睡眠の後半はレム睡眠（浅い睡眠）の比重が増える。1日の睡眠時間は，生後4か月で14〜16時間，生後6〜8か月で13〜14時間となる。昼寝は生後6〜8か月で3回，生後9か月頃からは2回程度に減る。

11 | コミュニケーションをとる

　泣くことによって不快や空腹などの生理的欲求を伝える段階から，生後5週頃になると社会的微笑が始まり，生後2〜3か月頃から特定の外的対象に向けた選択的な微笑をする

ようになる。これらの乳児の反応に対する養育者との相互作用の繰り返しが，**愛着**の深まりにつながっていく。生後3か月以降は，言語の発達による聴性行動が増加する。生後4か月頃から，声かけに応じて「あー」「うー」などの嗚語が聞かれ，声を出して笑うようになる。発声した音を言語音声とすることを**構音**といい，構音機能の成熟に伴い生後1〜2か月は母音が主体の嗚語を発声し，生後3〜6か月で子音が増え，生後1年で単語1語を話すようになる。生後6〜8か月頃には，見知らぬ人を弁別して反応する**人見知り**が始まる。

E 幼児期

1. 幼児期の発育

身長は3歳半〜4歳頃に出生時の約2倍，体重は4歳頃に出生時の約5倍となる。幼児期（図2-50）からは，体脂肪量の代替指標である**肥満度**を用いて体格の評価が行われる。

2. 幼児期の身体的特徴

1 内部環境の恒常性

体重に占める体内水分量は，幼児期には65％程度となる。幼児は，細胞外液の占める割合が大きく，体表面積あたりの1日必要水分量が多い。また，幼児期は感染症に罹患しやすいため，水分の経口摂取量が低下する機会が多いこともあり，脱水のリスクが高い。尿量は約50mL/kg/日と，成人に比べて2倍程度である。幼児では，糸球体濾過量が少なく尿細管面積が少ないことなどにより，重炭酸イオンが再吸収されにくく尿中に漏れやすいなどの理由から，重炭酸イオン濃度が低値になるためアシドーシスに傾く危険性がある。

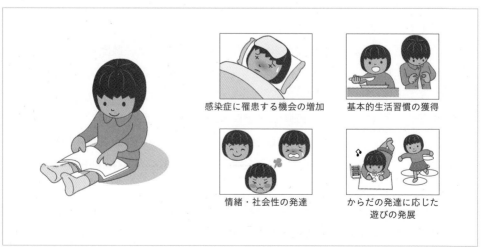

感染症に罹患する機会の増加

基本的生活習慣の獲得

情緒・社会性の発達

からだの発達に応じた
遊びの発展

図2-50 幼児期の特徴

2 | 恒常性維持のための流通機構（循環器系）

　赤血球数は出生直後が最多で，生後2〜4か月に最低値となり，その後14歳頃に成人と同等の値になる。白血球数は出生直後が最多で，その後低下し，4〜5歳で8000/μL前後に達して，好中球優位となる[21]。幼児の心室の容量は成人に比較して小さく，心拍出量が大幅に少ないため，心拍数の基準値は成人よりも多い90〜100回/分，血圧の基準値の目安は収縮期圧90〜100mmHg，拡張期圧60mmHgである。

3 | 恒常性維持のための調節機構；神経性調節，液性調節

　幼児では体温の日内変動が目立たなくなる。基準値は36.6〜37.3℃程度[22]だが，個人差が大きいため，ふだんのその子どもの体温を把握したうえで異常値を判断する必要がある。幼児は体重に対しての体表面積が大きく，代謝率が高く，筋肉量が少なく，衣類の調節を自身で十分に行えないことから，環境温の影響を受けやすい。また3歳になると，骨系統疾患やターナー症候群，SGA性低身長などへの成長ホルモン治療が可能となるため，身長のスクリーニングが重要な時期である[23]。幼児は筋肉たんぱく質量が成人に比して相対的に少なく，体重あたりのブドウ糖消費量が多いことから，ケトン性低血糖症が1歳半〜5歳頃までに好発する[24]。

4 | 目覚める・思考する

　幼児期はシナプスの密度が最も高い時期である。小児の脳重量の成人重量に対する比率は，1歳頃に60％，3歳で70％，6歳で90％となる[25]。ピアジェによると，認知機能は2歳までは感覚運動的段階として感覚運動的な刺激に応じる時期であり，2〜7歳頃までが前操作的段階で象徴的思考・直観的思考が可能となる。1歳頃から「快」から分化した「愛情」・「得意」という情緒などが出現し，5歳頃には成人と同様の情緒がそろう。

5 | 動く，活動する

　大泉門は1歳半頃までに閉鎖する。小児期を通じて骨塩量は増加するが，幼児期の骨密度は成人よりも低い。骨年齢は，左手根骨の化骨数などで判定する。筋量は成人よりも少なく，下肢のアライメントは3〜5歳で外反位だが，年齢に応じて内反する。からだ全体の動きである粗大運動は，おおむね一人歩きが1歳3か月頃，4歳前頃にけんけん（片足跳び）ができるようになる[26]。手指などの動きである微細運動は，おおむね1歳半頃に積み木を重ね，4歳頃には人の顔の一部を描くようになる。

　幼児は情緒，認知，運動機能などの発達に応じた遊びを行う。1〜2歳は感覚運動的段階であり，音の出る，手触りを楽しめるおもちゃを好む。3〜4歳では，微細運動の獲得が進み，太鼓などを楽しみ，お絵かきもする。5〜6歳は，折り紙，積み木などの微細運動を生かしたものから，ブランコのように粗大運動の獲得を促進するものまで，様々な遊

びを行う。

6 息をする

　肺は身長に比例して大きくなり，肺胞の新生が行われる。肺気量分画は成人と同様であるが，胸郭が樽状であり呼吸筋の力が弱いことから，1回換気量が成人と比較して少ない。おおむね1〜3歳は腹式呼吸，3〜5歳は**胸腹式呼吸**に移行する。呼吸数は20〜30回／分が基準値と，成人に比較して多い。

7 食べる

　乳歯は，1歳6か月頃〜2歳で計16本，2〜3歳で計20本が生えそろい，咀嚼機能が獲得される（図2-51）。2歳半〜3歳半頃に胃底が形成され，成人と同様の形状へと変化する。たんぱく質分解酵素量は，成人と比較して1/8程度である。血清アルブミン値は成人より低値だが，成長に伴い増加する。1日の基礎代謝量は，1〜2歳児は660〜700kcal，3〜5歳児は840〜900kcalである[27]。

　世界保健機関（World Health Organization：WHO）は「生後6か月以降は補完食を食べさせつつ，母乳育児を生後2年かそれ以上続けること」を推奨しており，大人がていねいに準備して食べさせる離乳食から，幼児期の発達機能に応じた食形態で，子どもの食べる機能をはぐくみながら栄養を摂取する補完食へと，推奨栄養の概念が移行している。幼児期は消化吸収能力が未熟であるが必要エネルギー量が多く，3回の食事と間食を含めて調整する。個人差があるが，1歳頃に指でつまむ微細運動が可能となり，手づかみ食べをし，スプーンなどの食具を用い，コップでも水分摂取できるようになる。2歳頃から食具と食器をそれぞれの手で扱い，3歳頃から箸を使い，4歳頃から1人でこぼさずに食べられるよ

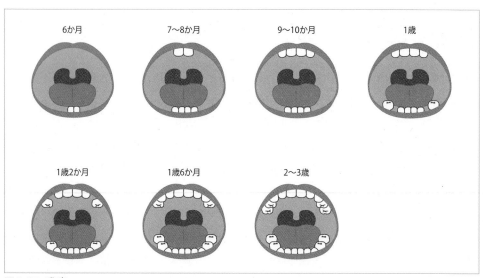

図2-51 乳歯

うになる。幼児期の食事には，将来を含めての食習慣をはぐくむ「食育」としての意義が含まれる[28]。

8 | トイレに行く；排尿する，排便する

腎臓の尿細管における水分の再吸収能や尿濃縮能などの泌尿器系機能が，新生児および乳児では成人よりも低いが，2歳頃には成人と同様となる。成長に伴って膀胱容量が増大して1回の排尿量が多くなり，排尿間隔が開くことで，1歳頃から尿意を知覚し始める。また，大脳皮質の機能が成熟して不随意な排尿反射がコントロールされる2歳頃から，随意排尿が可能となる。これらの排泄に関する機能は個人差が大きいため，それぞれの子どもの状況に応じてトイレットトレーニングを開始する。3〜4歳頃に夜間のおむつが不要となる子どもが多く，座位を保持し排泄後のトイレットペーパーを用いた後始末や手洗いができるのは，おおむね5〜6歳頃であるが，周囲の成人による見守りは必要である。遊びに夢中なときなどの失禁や，夜尿が生じることがある。5歳以降で月1回の夜尿が3か月以上続く場合は夜尿症と診断され，器質的な問題に応じた医療的介入が必要となる場合もある。

9 | お風呂に入る，身だしなみを整える

成人と比較して，幼児は単位面積あたりの汗腺数が多い。汗腺のはたらきは幼児期をとおして活発になり，発汗量は成人の1.5〜2倍程度である[29]。幼児は皮膚の表皮や角質の発達が未熟で，外界の異物が侵入しやすい。おむつを装着している時期は，特に清潔保持には注意が必要である。

1歳を過ぎると大人の真似をして自分で着替えようとし，2歳頃から一人で上着を脱ぎ，2歳後半から着衣をするようになる。5歳頃には更衣が自立する。1歳後半には清潔・不潔を理解し始め，手のひらをこすり合わせて洗い，3歳頃には手洗いを大人の見守りの元で行えるようになる。1歳頃から子ども用の歯ブラシを持って口に入れ，2歳頃には，仕上げ磨きは大人が行うが，自分で歯磨きをする。手洗いなどの清潔行動が習慣化するのは5歳頃である。いずれにおいても，個人差があることを考慮する必要がある。

10 | 休憩する，眠る

幼児にとって睡眠は，成長ホルモンの分泌による成長を促進するとともに，睡眠・覚醒パターンの確立をとおして社会生活への適応を促す。睡眠・覚醒リズムは，中枢神経系の成熟とともに，1歳過ぎには，午前中に1回の午睡（いわゆる昼寝）となる。2歳以上ではノンレム睡眠とレム睡眠の区別が明瞭となる[30]。4〜5歳頃には成人と同様の単相性となり，昼間の午睡が必要なくなる。1日の総睡眠時間は，1〜2歳頃は約13時間，4〜5歳頃には約12時間と加齢に伴って減少する。他者との愛着関係を構築し，対象の永続性を獲得している時期にある幼児にとっては，言語や認知などの発達の状況に応じた，信頼できる

他者と行う入眠儀式は，睡眠導入に有効である[31]。

11 | コミュニケーションをとる

発声にかかわる声帯の長さは，1歳で5.5cm，5歳で7.5cmと長くなり，各年代によって音の高さなどが異なる[32]。構音器官である軟口蓋，硬口蓋，鼻腔，歯，歯茎，舌，口唇，顎の成長に伴い，子音や母音が構音できるようになる。1歳では90％以上でアの音，3歳までに，そのほかの母音も構音可能となる[33]。

脳神経機能，発声に関連する器官，情緒・認知の発達などに伴い，1歳頃に初語が発せられる。1歳半から語彙が飛躍的に多くなり始め，2歳頃には400〜800語程度を理解し，二語文を話す。4〜5歳頃には四語文以上を話し，脈絡のある会話ができるようになり，発音もある程度完成する。

12 | 性を営む

幼児期は，中枢神経系からの抑制が視床下部-下垂体性腺系に作用し，4〜5歳頃が最も強く作用する。その結果，性ホルモン分泌は著明に減少する[34]。

F 学童期

1. 学童期の発育

6〜11歳の子どもの成長をみると，身長は約5〜6cm/年，体重は約3〜4kg/年のペースで増加する。平均的な6歳児の身長は約116cm，体重は約21kg，平均的な12歳児の身長は約152cm，体重は約44kgである。学童期初期では男子と女子の体格の差はほとんどないが，男子のほうが女子よりもやや背が高く，体重が重い傾向にあり，学童期の終わり頃には女子の身長が男子を上回る[35]。筋肉量も学年が上がるにつれて増加する。

2. 学童期の身体的特徴

1 | 内部環境の恒常性

学童期の子どものからだに占める水分含有率は約60％であり，成人とほぼ同値である。

2 | 恒常性維持のための流通機構

学童期の子どもの心臓は成長に伴って大きくなり，心筋の収縮力が増大し，収縮期血圧が緩やかに上昇する。収縮期血圧の平均値は，小学校1〜2年生で約93〜94mmHgであり，5〜6年生では99〜100mmHgとなる[36]。心機能の発達に伴い心拍出量が増大するため，脈拍数と呼吸数は徐々に減少する。

3 | 恒常性維持のための調節機構；神経性調節，液性調節

神経系（脳・脊髄）の発育は，6 〜 9歳頃までに成人の9割に達し，残りの1割は9 〜 12歳頃までに到達する。リンパ系（胸腺，扁桃腺）の発育は10 〜 12歳にピークに到達し，その後は下降する。

免疫機能をみると，学童期初期までに IgA（免疫グロブリンA）抗体は成人の約6 〜 8割，IgG 抗体は成人に近いレベルにまで増加するため，乳幼児期と比べて気道感染や消化管の感染症に対する抵抗力が増す。

学童期の子どもは成人と比べて，体重当たりのからだの表面積が大きく，不感蒸泄量や放熱量が多い。また，体温調節機能が未熟であるため，放熱が円滑に行われず，からだの深部の体温が上昇し，熱中症を発症することがある。

4 | 目覚める・思考する

思考する力の発達は11歳頃に転換期を迎える。ピアジェの認知発達理論によれば，7 〜 11歳は**具体的操作期**，11歳以降は**形式的操作期**の段階に移行する。具体的操作期では，子どもの処理能力が発達し，見たり，聞いたり，経験したことについて，具体物を用いて考えられるようになる。しかし，抽象的な概念を理解するには，より発達した子どもや大人の助けを必要とする。11歳以降には，抽象的な思考ができるようになる。

エリクソン（Erikson, E. H.）の心理社会的発達段階説によれば，学童期の子どもは**勤勉性**対**劣等感**という心理社会的危機に直面し，この葛藤を克服することにより**有能感**を得る。

また学童期には，「保存」という概念を習得する。たとえば，背の低いグラスから背の高いグラスに水を入れ替えたとき，背の高いグラスにより多くの水が入っているように見えても，その量は同じであることを認識できる。「保存」の概念を習得していると，切開した傷が治ること，点滴がつながれている腕を見ても，はずせば見慣れた状態の腕になることなどを理解できる。

学童期の子どもは，自己の健康管理において，個々の認知能力の発達に応じて意思決定できる事柄が増える。

5 | 動く，活動する

学童期になると，子どもの身体能力と運動神経は飛躍的に向上する。未就学児と比べて運動のスピードが速くなり，長時間にわたる激しい運動をしても疲れにくくなる。運動は，骨や筋肉の発達，筋力や全身持久力の増強，代謝経路の活性化に不可欠である。

学童期の子どもの社会行動面の発達において，遊びは非常に重要な役割をもつ。子どもは，遊びをとおして，自分の役割を果たしながら仲間と知恵や力を合わせて物事を成し遂げることを学ぶ。また，公平さ，正直さ，誠実さなど，道徳的規範の大切さを理解する。

6 | 息をする

10〜12歳頃までに気管の長さや太さが乳児の2倍近くまで大きくなる。学童期では，肺と肺胞の発達に伴い，呼吸器系の感染症の罹患が少なくなる。7歳頃には横隔膜で行われる腹式呼吸から，肋間筋による胸式呼吸へと移行する。呼吸機能の指標である肺活量は，ほぼ身長に比例して増加する。

扁桃腺は学童期に入ると成長に伴い小さくなることが多いが，感染症に罹患していなくても大きい場合がある。

7 | 食べる

からだの発育に伴い，胃の容積や消化液の分泌が増加するため，消化・吸収能力が増す。

学童期は，乳歯列から永久歯列への歯列交換期であり，20本の乳歯がすべて抜けて永久歯となる（図2-52）。6歳前後に第1大臼歯が萌出し，下顎中切歯に生え替わる。ついで，7〜8歳で上顎中切歯に，9歳前後から12歳前後にかけて犬歯，第1臼歯，第2臼歯の順に生え替わり，第2大臼歯が萌出する。永久歯の歯並びが完成すると，咀嚼機能が向上する。なお，「むし歯」がある小学生の割合（処置完了者を含む）は39.0％（2021年度）である[37]。

学童期は，学校生活など様々な学習をとおして，食事の栄養バランスや適量がわかるようになる。学童期の子どもが毎日3回の食事を摂取することは，食生活や基本的生活習慣を習得するために重要である。

8 | トイレに行く；排尿する，排便する

膀胱容量は個々の子どもによって異なるが，成長に伴い増加する。膀胱容量が大きくなると，子どもの排泄の間隔は長くなり，排尿回数は1日4〜7回となる。泌尿器系の機能的な発達は10歳頃まで続き，体液バランスの変化に対応できるようになる。学童期の子どもは，学校での排泄の回避が便秘の契機になりやすい。

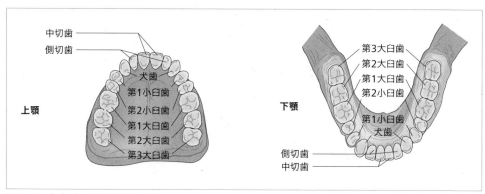

図2-52 永久歯と歯列各部の名称

9 | お風呂に入る，身だしなみを整える

　学童期の子どもは成人と比較して体重あたりの代謝量が多く，発汗量が多い。10歳頃までは皮脂の分泌も少ない。学童期の子どもは個人的な特性に加えて，社会的・環境的な影響により，入浴，歯磨き，身だしなみを整えるといった日常生活行動を確立する。

10 | 休憩する，眠る

　子どもが十分な睡眠をとることは，健やかな成長・発達につながる快活な日常生活を送るうえで重要である。アメリカの国立睡眠財団（National Sleep Foundation；NSF）は，学童期の一晩あたりの睡眠時間として9〜11時間を推奨しており[38]，睡眠不足や睡眠障害が持続すると，肥満や高血圧の発症リスクが高まる。

　子どもが**ノンレム睡眠**から目覚めたとき，完全に覚醒した状態まで即時に達するのは難しく，錯乱性覚醒，睡眠時遊行症（いわゆる夢遊病），睡眠時驚愕症（いわゆる夜驚症）として現れることがある。多くの場合は，成長とともに自然に消失する。

11 | コミュニケーションをとる

　学童期には，学校や家庭などでの生活をとおして，語彙が増え，話す能力や聞く能力とともに，言語的なコミュニケーション能力が向上する。小学校学習指導要領では，小学校5・6年生の国語の授業目標として，「筋道立てて考える力や豊かに感じたり想像したりする力を養い，日常生活における人との関わりの中で伝え合う力を高め，自分の思いや考えを広げることができるようにする」[39]ことなどを据えている。

12 | 性を営む

　8〜9歳以前では，視床下部-下垂体前葉-性腺系は未発達であり，黄体形成ホルモンおよび性ホルモン（女子では**エストラジオール**，男子では**テストステロン**）の血中濃度は低い。

G 思春期

▌1. 思春期の発育

　一般に思春期（adolescent）とは，形態的，精神的，社会的に成熟する期間であり，男女ともに**第二次性徴**の発現によって生殖能を獲得する時期のことをいう（図2-53）。具体的な年齢に関しては，WHOでは10〜19歳[40]，国際連合では15〜24歳までを若者（youth）[41]，子どもの権利条約では10〜17歳[42]と様々に定義されているが，**成長スパート**（後述）によって心身の成熟が生じることに着目すると8〜20歳までが該当することが多い。

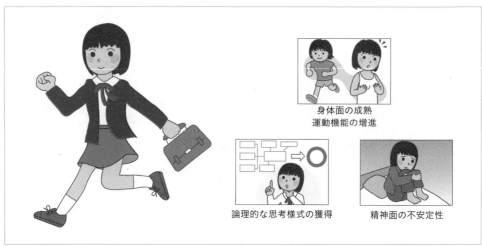

図2-53 思春期の特徴

身体面の成熟
運動機能の増進

論理的な思考様式の獲得

精神面の不安定性

2. 思春期の身体的特徴

1 | 恒常性維持のための調節機構

　思春期は，**第二次性徴**の出現によって性成熟が生じる時期であるため，男女ともに脳神経系および性腺の発達が著しく，視床下部－下垂体前葉－精巣または卵巣系のホルモン（性ホルモン）調節機構が確立する。思春期のからだの成長には，これらの性ホルモンが大きく影響し，初期には成長ホルモンの作用を促進させ，**骨端線**（成長軟骨帯）の増殖によって長管骨の伸長を促す。これを**成長スパート**（第二次発育急進期*，図2-54）といい，女子では

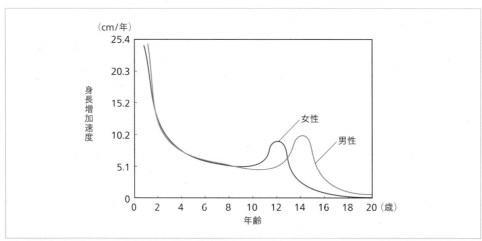

図2-54 乳幼児期から成人期の身長増加速度

---

* **発育急進期**：第一次発育急進期と，第二次発育急進期がある。第一次は，0〜2歳頃にあたり，一般的に身長と体重が1歳で出生時のそれぞれ1.5倍および3倍になる。

12歳，男子では14歳前後がピークとなり，女子が男子より先に成長スパートがみられる。後期には，成長ホルモンの作用が弱まることで骨端線の閉鎖に至り，骨の成熟が完了したことで成長スパートが停止する。

2 | 動く，活動する

　思春期は，基本的な運動能力の確立とともに，身体発育が進むことで運動機能が急速に増進する。つまり，身長の伸びに次いで，肩，胸郭，胴，殿部などを構成する骨格が成人に近づき，心機能や呼吸機能および骨格筋が発達することにより，強度の高い運動や持久力，敏捷性が必要となるスポーツにも挑戦できるようになる。

　スポーツ庁が全国の小学校5年生および中学校2年生を対象に毎年実施している体力・運動能力調査[43]において，思春期の児童生徒の体力は男女ともに低下しており，特に女子よりも男子が大きく低下していた。本調査は，1週間の運動時間やスクリーンタイム（平日1日当たりのテレビ・スマートフォン・ゲーム機などによる映像の視聴時間）も把握しており，小・中学生男子の運動時間の低下幅は大きく，スクリーンタイムが長時間化していることから，本来この時期に運動を実施する頻度を高く維持することで体力水準の向上につながる重要なプロセスへの弊害が懸念されている。また，小・中学生の男女ともに肥満の割合が増加しており，肥満である児童生徒は，そのほかの児童生徒と比較して体力低下の傾向がみられたことからも，思春期の児童生徒に対する適切な生活習慣の指導が求められている。

3 | 思考する，コミュニケーションをとる

　ピアジェの認知発達理論によると，11歳以降から抽象的思考や仮説演繹思考が可能となる形式的操作段階に入る。この段階は認知発達の最終段階であり，論理的思考が可能な成人と同様の思考様式を獲得する重要な時期となる。この認知発達の段階では，個々の適性や個性に応じて個人の主体的・能動的な知識や技能の形成獲得につながることが多く，幼少期からの興味関心事に対する個々の取り組みが，この時期の高度な能力獲得に大きく影響する。そのため，個人差が大きく現れる時期でもあり，自身の気持ちを十分に言語化できなかったり，第二次性徴による身体的変化も相まって，精神的に不安定になりやすい。

　この時期は自己と他者との関係も繊細にとらえる**自我同一性の確立**に向けた模索の時期でもある。エリクソン（Erikson, E.H.）の自我発達理論によると，自我同一性（アイデンティティ：identity）とは，「自分が自分であるという自覚」であり，自分がどういう人間で，どのようになりたいのか，何のために生きているのかという問いに対して自分なりの答えをもてるようになることが重要とされている。

　思春期の女子の第二次性徴では，乳腺の発育から始まり，陰毛・腋窩毛の発生，皮下脂肪の蓄積，骨盤の発育，**初経**の発来が生じる。卵胞から分泌されるエストロゲンや，黄体から分泌されるプロゲステロンなどの性ホルモンによって受精のために排卵が生じるが，受精しなければ約28日周期で子宮内膜は増殖と脱落を繰り返す。この調節は，女子の内外性器のみではなく倦怠感や下腹部鈍痛など全身性の周期的変化をもたらし，**月経**という。初経は一般的に12 〜 14歳で発来する。

　また男子では，精巣から分泌されるテストステロンによって骨格筋や骨重量の増大，咽頭の発育による変声，陰毛・腋窩毛の発生および体毛の増加，性的刺激による陰茎の勃起および初めての**射精**（**精通**）が生じる。精通は，ほとんどの男子が13 〜 15歳で経験する。

表2-11 タナー（Tanner, J.）の分類

ステージ			女子の乳房			女子の外陰部	
			乳房	乳輪			陰毛
1度			未発達	平坦（乳頭のみ突出）			なし
2度			やや膨らむ	大きくなり，隆起			長く柔らか，ややカールして疎らに存在
3度			さらに大きく突出	隆起は目立たない			色は濃く，硬く，カールする。写真に写る程度
4度			乳房肥大	隆起			成人に近いが，疎らで大腿部に及ばない
5度			成人型	平坦（乳頭のみ突出）			濃く密生する。大腿部に及ぶ

ステージ		男子の外陰部			
		陰茎	陰嚢	精巣	陰毛
1度		未発達	未発達	未発達≦ 3 mL	なし
2度		ほとんど変化しない	肥大し始め赤みを帯びる	肥大し始める。4 〜 8 mL	疎らで長く柔らか。ややカールしている
3度		肥大	さらに大きくなる	さらに大きくなる。8 〜 12 mL	色は濃く，硬く，カールしている。写真に写る程度
4度		長く太くなる。亀頭肥大	さらに大きくなる。色素沈着が起こる	さらに大きくなる。12 〜 18 mL	成人に近いが，疎らで大腿部には及ばない
5度		成人様にまで成熟する	成人様にまで成熟する	成人様にまで成熟する。≧ 18 mL	濃く密生する。大腿部に及ぶ

思春期の男女の第二次性徴の評価には**タナー**（Tanner, J.）**の分類**（表2-11）が用いられ，年齢に応じた乳房や陰毛，内外性器の発育状態の判断が行われる。女子では，乳房発育が7歳，陰毛発生が9歳未満，初経発来が10歳未満でみられた場合を**思春期早発症**としており，反対に11歳までに乳房の発育がない，13歳までに陰毛発生がない，14歳までに初経がない場合を**思春期遅発症**として，いずれの場合も頭蓋内病変や中枢神経系障害などがないか，精査・治療の対象としている[44]。

　また男子では，14 〜 15歳を過ぎても第二次性徴がみられない場合を思春期遅発症や性腺機能低下症が疑われるとして，中枢神経系や精巣病変の精査・治療の対象としている。

Ⓗ 青年期

▌ 1. 青年期の発育

　青年期は，思春期とほぼ同義語で使用されることが多いが，それぞれの目的によって年齢の定義は様々である。本項では，青年期後期（主に第二次性徴終了後の18歳頃から30歳頃まで）の形態的特徴について述べる（図2-55）。

　青年期後期は，急速な成長が落ち着き，からだの機能は子どもからおとなへと移行する（おとなのからだについては第Ⅳ節を参照）。外来受療率は，最も低い15 〜 19歳に次いで20 〜 29歳が低く，入院率も低い年代である[45]。一方で，社会的には，主に親からの自立や，生活の中心が学校や家庭から社会中心の活動に移行するなど，大きな転換期を迎える時期である。この時期は，自身の社会での位置を見いだすことができる反面，仕事上の失敗体験や人間関係の問題により，社会から孤立する傾向がある。心理・社会的な危機に陥る場合もあり，青年期後期の自殺がわが国の深刻な問題となっている。成長と発達は相互に関係しているため，身体的な特徴と共に運動発達，精神発達を全体的に観察する必要がある。

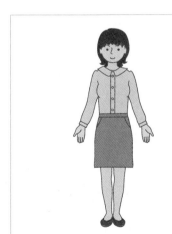
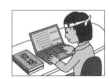
自我同一性の確立
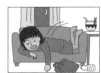
生体リズムの乱れ

図2-55　青年期の特徴

2. 青年期の身体的特徴

1 | 目覚める・思考する

　人間の発達を包括的にとらえたエリクソンの心理社会的発達段階説（Stages of Psychosocial Development）では，青年期の発達課題を自我同一性の確立としている。一方，自分が何者かを見失い，自己喪失に陥る状態を**同一性拡散**といい，心理・社会的危機に陥る可能性がある。この時期は，能力をまだ十分に発揮していない青年が，重要な決断に迷い，社会に対して一定の距離を置くことで孤立しやすい傾向がある。エリクソンは，このような子どもと大人の境目においてある程度猶予されている期間を**モラトリアム**とした。特に青年期後期は，これまでの基本的信頼，自立性，自主性，社会性の発達段階を基盤として，社会の中での自身の役割や位置づけについて自覚を見いだす段階である。そのため，自我同一性の確立が困難な場合だけでなく，青年期以前の危機の解決が不十分な場合もあるため，解決が不十分な発達段階を見きわめた援助が必要である。

2 | 動く，活動する

　筋力，柔軟性，全身持久力などを総合的に判断する「体力・運動能力調査」では，ほとんどの項目で男性が女性を上回っている。一般的に男性は17歳〜成人にかけて，女性は14歳頃までにピークレベルに達するが，その後停滞する。最近10年では，19歳の男性，25〜29歳の男女の握力（筋力），立ち幅跳び（筋パワーおよび跳能力）で低下傾向がみられる[46]。

3 | 食べる

　青年期は，親と離れて一人暮らしを始めるなど，自分自身の生活リズムに合わせて食事をする機会が多く，食生活が不規則になりがちである。2019（令和元）年の厚生労働省「国民健康・栄養調査」によると，20〜29歳の男性の約23％，女性の約9％が肥満（BMI* ≧ 25）である。一方，20〜29歳の男性の約7％，女性の21％が低体重（BMI ＜18.5）である[47]。肥満は生活習慣病の原因となること，低体重は貧血や無月経などの問題を引き起こす可能性があるため，健全な食生活習慣を定着させる必要がある。

4 | 休憩する，眠る

　思春期・青年期は，自律神経やホルモン分泌などの生理機能の変動により，生体リズムが乱れやすい。さらに青年期後期は，一人暮らし，就職などにより，自分自身の生活リズムで睡眠，休憩をとるようになることが多い。15〜29歳の7割以上が，21〜24時の時間帯にスマートフォンやパソコンなどを利用していることから推測されるように，就寝時

＊ BMI：体重（kg）÷（身長（m)^2）で算出。

間が遅くなりがちである[48]。夜間の受光刺激を減らすなど，規則正しい生活習慣を身につける必要がある。

5 | 性を営む

女性は思春期以降，卵巣ホルモンの影響で女性らしい体型となり，性成熟期に入る。青年期後期は，中心的な妊孕（にんよう）世代である。昨今では，妊娠前の女性とカップルを対象に，避妊教育だけではなく，将来の妊娠を考えながら自分たちの生活や健康に向き合うために，医学的・行動学的・社会的な保健指導を行う**プレコンセプションケア**が推進されている。

IV おとなのからだ；日常生活行動のからだのしくみ

A 目覚める，思考する

1. ひとにとって「目覚める，思考する」とは

「目覚める」とは，眠り（睡眠）の状態から覚める（醒める）ことである。また，「思考する」とは，眠りから目覚めた状態が基盤にあり，さらに思いを巡らせ深く考える，つまり脳をより働かせる，脳をより働かせるためにからだ全体（神経やホルモン，筋肉や血流，細胞の代謝など）が機能することといってよい。心理学的には思考するとは，まわりの状態に応じて課題を解決していく過程といわれている。

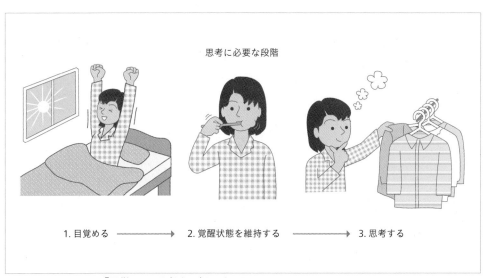

思考に必要な段階

1. 目覚める　→　2. 覚醒状態を維持する　→　3. 思考する

図2-56 ひとにとって「目覚める，思考する」ということ

つまり，「目覚める，思考する」とは，①眠りから覚めるときのからだのしくみ，②目覚めている（覚醒している）ときのからだのしくみ，さらに，③まわりの状態に応じて課題を解決していく，思いを巡らせるときのからだのしくみ（あるいは，過去の記憶と照らし合わせて深く考え，今の行動を決めていくからだのしくみ），といった多層のしくみで成り立っている（図2-56）。

2.「目覚める，思考する」を支える形態と機能

1 　眠りから覚めるときのからだのしくみ

　からだの中の環境は一定に保たれていることを第2章-Ⅱ-A「からだの内部を一定に保つこと；内部環境の恒常性」で説明したが，からだの中の細胞は約25時間の周期（**内因性リズム**）で変動しており，この変動を**サーカディアンリズム**（概日リズム）という（図2-57）。サーカディアンリズムの基本は，前視床下部の**視交叉上核**にある，睡眠と覚醒をリセットする「体内時計」である。眼の網膜に光（太陽光）が入ることで視交叉上核を刺激し，睡眠と覚醒を切り替えて体内時計がリセットされる。その情報は，脳下垂体や松果体へ伝えられることによって**メラトニン**などのホルモン分泌に影響を及ぼしている。

　それでは，メラトニンはどのように睡眠と覚醒に影響しているのだろうか。メラトニンは松果体で合成されるホルモンで，サーカディアンリズムの影響を受け，夜間に合成が亢進する。朝，光を浴びて体内時計がリセットされ，からだの活動状態が始まると，体内時計

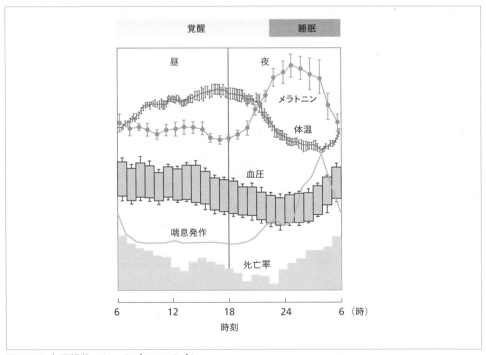

図2-57　生理機能のサーカディアンリズム

からの信号によってメラトニンの分泌が止まる。そして，目覚めてから14〜16時間くらい経過すると，体内時計からの指令によりメラトニンの分泌が始まる。その後分泌量は徐々に増加し，メラトニンの作用で深部体温が低下したり，精神を休めたりすることで，休息に適した状態に切り替えられ，自然に眠気を感じるようになる。

2 目覚めている（覚醒している）ときのからだのしくみ

覚醒の維持は，触覚刺激や聴覚刺激などの種々の感覚伝導路からの入力により脳幹網様体が興奮し，それによって大脳皮質全体が興奮することであるとされている。特に，マグーン（Magoun, H.W.）らの提唱する脳幹網様体賦活系と，ゲルホルン（Gellhorn, E.）の提唱する視床下部賦活系の2つのしくみが重要である。

脳幹網様体賦活系（図2-58）には，延髄から橋・中脳にわたり脳幹網様体（brain stem reticular formation）が存在し，主に新皮質を活性化させる。一方，視床下部賦活系は主に古皮質（大脳辺縁系）を活性化させる。また，その一部は中脳に下行するほか，視床にも上行して，大脳皮質の広範な領域を活性化させる。このように，視床下部からは中枢の網様体賦活系に興奮が与えられ，脳幹網様体賦活系の活動を持続的に統御している。すなわち，視床下部調節系と脳幹網様体賦活系は相互に関連しつつ，覚醒の維持，意識レベルを調節している。

さらに覚醒の維持には，脳幹から分泌されるホルモンである**ノルアドレナリン，アセチルコリン**が重要である。特にノルアドレナリンは，記憶や集中力にも関係しているといわれている。視床下部から分泌されるオレキシンは，脳幹網様体賦活系に作用する中心的なホルモンといわれている。

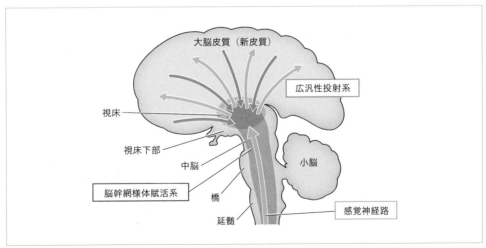

図2-58 マグーンの網様体賦活系（1952）

　このからだのしくみは，ほかの生物よりもひとで最も発達したからだのしくみといって
よい。

　まわりの状況に応じて，課題を解決していく，思いを巡らせるときには，脳の多くの領
域が密接に関係している。自分の周囲には非常に多くの情報があり，目や耳などから入力
されるが，今の自分にとって意味のある情報だけに注目する機能を**選択的注意**といい，大
脳皮質の**前頭連合野**が関係している。前頭連合野が思考するときには，「外界から入力す
る情報」，「過去の記憶」や「今後の予定記憶」などから，選択的注意によって選ばれた情
報だけを一時的に保持しつつ，それらを組み合わせて適切な行動を導く。これを**ワーキン
グメモリー**という（図2-59）。前頭連合野は，ワーキングメモリーに含まれる情報をもとに
行動を決定して，高次運動野に命令を送る。また，情報を司る扁桃体や記憶を司る海馬な
どの働きを適切にコントロールする。扁桃体は情報の生物学的価値の判断にも関係してい
る。そのほかの脳領域としては，視床が関係している。視床は，大脳皮質に情報を送り込
む中継領域である。大脳辺縁系に含まれる帯状回は動機づけに関係している。つまり，
「やる気」を起こす領域である。思考でいえば，考える気を起こさせたり，積極的に物事
を考えることに関係する領域である。

　脳幹には多くの機能があるが，睡眠・覚醒にも関係している。睡眠にはレム睡眠とノン
レム睡眠があるが，レム睡眠ではからだは休んでいるが，脳は覚醒状態で夢をみている時
間帯である。そのため，レム睡眠中には海馬が1日の行動や記憶を再生処理し，必要な情
報のみを脳に記憶させる作業を行っているのではないかと考えられている。

　このように脳は多くの作業を行っているが，そのためにはエネルギーが必要である。脳
はエネルギー源として**グルコース（ブドウ糖）**しか利用できないが，その貯蔵庫が脳にはな

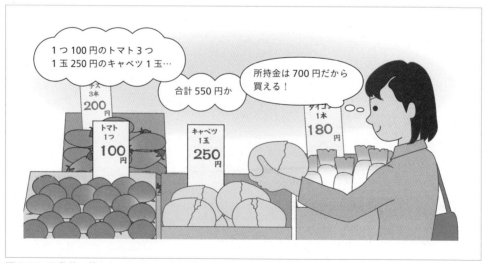

図2-59 日常的に使われているワーキングメモリー

いため、グルコースをいつでも使用できるように継続的にその供給を受けなければならない。脳では、1日に約120gのグルコースが消費され、これは420kcalのエネルギー量に相当する。安静時に全身で消費するグルコースの60％は脳によるものである。

思考する際の姿勢には骨格筋が関与する。筋肉の主なエネルギー源は、グルコース、脂肪酸、ケトン体である。筋肉は脳とは異なり、グリコーゲンを大量に貯蔵（1200kcal）しており、体内の全グリコーゲン量の約3/4は筋肉に存在する。筋収縮のためのエネルギーが必要な際には、グリコーゲンは筋細胞内でグルコース6-リン酸に変換され、解糖系によってATP生成に用いられる。すなわち筋肉は、血液を介して筋細胞内に運ばれてきたグルコースをグリコーゲンという多糖体の形で貯蔵し、筋収縮という活動の燃料として用いている。グルコースは、解糖系によって筋収縮に必要なエネルギー（ATP）に変換される。

B 動く, 活動する

1. ひとにとって「動く, 活動する」とは

私たちの多くは夜眠り、朝が来たら起きて活動を始める。顔を洗い、身なりを整え、朝食を摂る。歯を磨き、その後、学校や仕事へ行く。お昼になれば昼食を摂り、帰宅すればお風呂に入り、夕食を摂る。1日に数回、排尿や排便のためにトイレに行く。休日には、友人や家族と出かけたり食事を楽しんだりなどして、余暇を楽しむ。

このように私たちは毎日、日常生活行動を積み重ねて生活している。それぞれの日常生活行動を行うためには、姿勢を保ち、腕や手足を動かすことが必要となる。つまり、「動く」ことは、すべての日常生活行動の基盤となる行動である。

私たちは日常生活行動を繰り返しながら、目標や夢の達成などに向けて生活している。それぞれのひとで生活習慣が異なるように、日常生活行動には「個別性」がある。そして、それを積み重ねた先にある目標や夢も個々人で異なる。「動く」ことは、そのひとらしく生きることを支えるものである。

何らかの理由で「動く」ことが障害されたとき、それまで当たり前にできていたことができなくなると、それまでとは異なる生活を強いられることになる。障害の程度によっては生活を再構築する必要がある。つまり、「動く」ことができなくなると日常生活行動が十分にできなくなるだけでなく、夢や目標のためにいきいきと動く、つまり「活動する」ことに影響を及ぼす。

病気やけがによって「動く」ことが障害されたひとが治療や生活をする場は、ふだんの生活の場とは異なる状況である。また、脳の疾患や終末期にある対象者は、「動く」ことに加えて自分の意思や希望を伝えることができない場合も多い。対象者のふだんの生活や希望をよく知り、それにできるだけ近い状況になるよう支援していくことが重要となる。

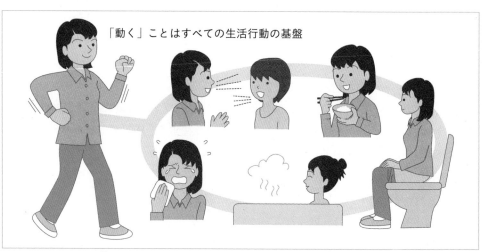

図2-60 ひとにとって「動く, 活動する」ということ

また, 対象者が新たな生活を再構築する必要がある場合に, 看護職は, 対象者がそれを受け入れ獲得することを支援することが必要になる。それが, そのひとらしく「活動する」ことを支えることになる (図2-60)。

2.「動く, 活動する」を支える形態と機能

1 「動く, 活動する」を指令する脳と神経伝達

動く, 活動するためには, **骨と関節**, そしてそれを動かす**骨格筋**が必要で, 神経からの指令により筋肉が収縮したり, 弛緩したりする必要がある。

神経からの指令が伝わるしくみは, 本章 – II – C – 4「神経性調節」を再度振り返ってほしい。神経性調節は, 受容器, 中枢神経, 効果器, および, これらを結ぶ末梢神経により行われている。からだを支えて動かすことができるのは, 骨と関節, 骨格筋, 中枢神経, 体性神経が連携して正しく働いているからなのである。

「動く」には2種類あり, 一つは**意図的な動き** (随意運動), もう一つは**意図的でない動き** (不随意運動) である。

❶意図的な動き(随意運動)

意図的な動きは, **大脳皮質**と**小脳**によって行われる。たとえば, 目の前にあるドーナツを取って口に運ぶまでの行動を例にして考えてみよう。

ドーナツを見つけて,「おいしそう! 食べたいな」と思うと,「ドーナツを手に取りたい!」という「動こうとする意思」が,「大脳の前頭連合野」で認識される (図2-29参照)。その意思をもとに, 動くための「プログラムを作る」。プログラムを作るのは, **大脳の尾状核・被殻・淡蒼球**と, **小脳**である (図2-28参照)。小脳は, 滑らかな動きにする, バランスをとる役割を担う。そのため, 小脳に障害があると, 動きがカクカクしたり, 歩くとき

にバランスがとれないためまっすぐ歩けず，酔っぱらったひとのように千鳥足となる。

以上の場所で「プログラムが作られ」，そのプログラムが視床を経由して大脳の運動野（図2-29参照）に伝わる。運動野とは，体を動かすための指令を出す部位である。脳の場所ごとに，からだのどの部分の運動を司るのか決まっており，手や足，口，目などの運動が脳の場所ごとの分業で行われていることがわかる。この運動野から指令が運動神経を通って筋肉に伝わり，ドーナツを手に取って口に運ぶことができるのである。

❷意図的でない動き（不随意運動）

自分の意思によらず無意識に起こる動きは，「反射」によるものである。ここでは，**脊髄**が中枢になる反射と，**中脳**が中枢になる反射について紹介する。

▶ 脊髄反射：危険から身を守る　熱いものに手を触れたとき，思わず手を引っ込めるのは脊髄反射の一例である。脊髄反射とは，外界からの刺激に対して，脳を経由せずに脊髄が先に反応することによって起こる反射のことである（図2-61）。

触れたものがそれほど熱くない場合は，少し熱いという感覚と，手を引っ込めるという動きの間で，皮膚で触れた感覚→感覚神経→中枢神経→大脳皮質→中枢神経→運動神経→骨格筋というプロセスをたどる。つまり，「触れたものがちょっと熱いから，手を引っ込めよう」と「脳」が判断して行われた行動ということになる。これを器官でたどると，皮膚→脊髄→脳→脊髄→筋という流れである。

しかし，触れたものがあまりにも熱いときには，このような経路で情報や命令が伝達されていては大やけどをしてしまう。そのため，脊髄が脳の代役を務める脊髄反射が起こる。つまり，危険から身を守る（前述の例の場合，やけどを防ぐ）ために，大脳皮質の感覚野で感覚が認識される前に，入力された感覚信号（前述の例の場合，「熱い！」）がすぐに運動ニューロンに伝わり，運動ニューロンが指令を出して運動（前述の例の場合，手を引っ込める）が生じるのである。

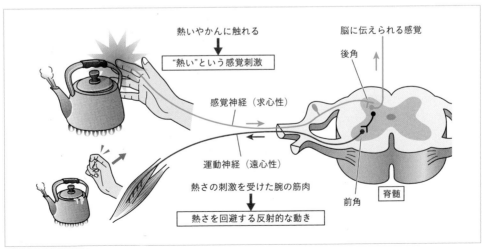

図2-61 脊髄反射

IV　おとなのからだ；日常生活行動のからだのしくみ　109

「いのち」が誕生する
発達する・成長する
病を患う・病気になる
「いのち」が終わる

▶ 中脳の反射：姿勢を保つ　転びそうになると，私たちはまず重心を移動させてバランスをとる。それでも倒れそうな場合は，足を踏み出して転ぶことを防ぐ。このように，私たちのからだには，姿勢を保つための「姿勢反射」という機能が備わっている。

　姿勢反射とは，「からだ中に存在するセンサー（つまり，感覚器のこと）に加えられた刺激に対応して，反射的に筋が緊張および収縮することで，からだの位置や姿勢，平衡を維持すること」である。この姿勢反射はいくつかに分類され，その一つが「立ち直り反射」で，立ち直り反射の中枢は中脳である。立ち直り反射とは，姿勢が崩れたときに転ばないように，重力に反してバランスをとって頭とからだの位置を直し，直立姿勢を保つ反射のことである。

▶ 立ち直り反射　立ち直り反射にも①迷路性立ち直り反射，②視性立ち直り反射，③頸部立ち直り反射，④体幹立ち直り反射の種類がある（図2-62）。

　①②ともに，頭部の位置のバランスを保つ反射である。①は，目隠しをしている状態で頭を傾けたとき，頭の位置が垂直方向へ修正される反応である。平衡感覚が関与している。②は，目に入ってくる刺激から姿勢を調整するものであり，上半身が前後左右に動い

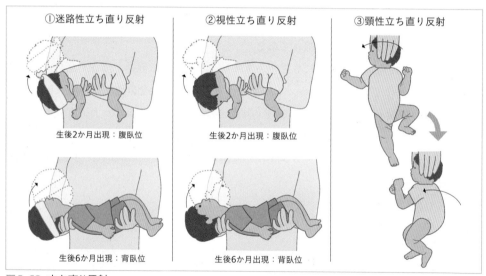

図2-62　立ち直り反射

Column　中脳の障害による運動や姿勢の障害

　パーキンソン病は，中脳から分泌されるドパミンという神経伝達物質が不足することによって起こる病気である。パーキンソン病のひとはバランスがとれず転びやすいが，これは「立ち直り反射」の中枢である中脳が障害されているためである。また，ドパミンの不足により大脳基底核の働きが障害されることで，随意運動に必要以上に抑制がかかってしまい，スムーズな運動ができなくなる（すくみ足や小刻み歩行などの歩行障害）。

たとき，頭の位置が垂直方向へ修正される反応のことである。

③は，頭を一方へ向けるとからだが頭と同じ方向へ向くこと，④は頸部立ち直り反射の逆の動きである。体幹と頸部の間にねじれが生じたとき，そのねじれが除かれるような動きが骨盤・腰部・胸部・頸部の順に起こる。

2 筋肉と関節の動き

❶ 筋肉の種類・筋組織の概要

筋肉を作る細胞は，筋細胞といい，筋細胞が複数集まって筋組織を作る。まず筋細胞は，横縞模様が見えるかどうかで，横紋筋細胞と平滑筋細胞に区別される。横紋筋細胞はさらに，からだや手足を動かす骨格筋細胞と，心臓の筋肉を作る心筋細胞に分けられる。平滑筋細胞は，血管や消化管，気管支壁など，主として内臓の筋肉を構成する平滑筋組織を作る。

本項では，からだや手足を動かす筋肉である**骨格筋**について学習する。

❷ 全身の筋肉

（1）抗重力筋

全身の筋肉のうち，骨格筋は約400あり，体重の約40%を占めている。

ひとは，日常生活の中で重力に抗して立ったり座ったりして様々な活動を行っているが，これは，**抗重力筋**に力を入れているためである。抗重力筋とは，特定の筋肉の名称ではなく，「地球の重力に負けないように体を支える筋肉」のことで，図2-63の筋肉から成り立っている。「〜筋群」とは，いくつかの筋肉が集まって役割を果たしているという意味である。

▶ **頸部屈筋群**　前頭直筋・外側頭直筋・頭長筋・頸長筋・斜角筋群から成り立つ（図2-64）。重力に抗して頸部を挙上する働きがある。

▶ **腹筋群**　腹直筋，外腹斜筋，内腹斜筋，腹横筋から成り立つ（図2-65）。体幹を曲げたり捻ったり，腹圧をかけたりする働きがあり，体幹を安定させる。幼児の腹部がぽっこりしているのは，腹筋群がまだ発達していないためである。

▶ **脊柱起立筋**　腸肋筋，最長筋，棘筋から成り立つ（図2-66）。骨盤や背骨から頭部まで付着しており，背中で最も大きく長い筋肉である。脊柱起立筋の最大の作用は，名のとおり背骨を立てる（姿勢を維持させる）作用である。そのため，基本的に寝ているとき以外は，脊柱起立筋は働いていることになる。この筋肉が機能しないと，そもそも立てない，座れないということになる。そのため，生活していくなかで非常に重要な筋肉である。腰を反らしてからだを伸ばす，からだを横に曲げる働きもある。

▶ **腸腰筋**　腸骨筋，大腰筋から成り立つ（図2-65）。股関節の前面を覆っていて，股関節を屈曲する働きがある。

▶ **大殿筋・中殿筋**　大殿筋は股関節を伸展させる（背中側に伸ばす）・股関節を内側に閉じる働き，中殿筋は股関節を外転する働きがある（図2-67）。中殿筋の力が弱くなると，歩行

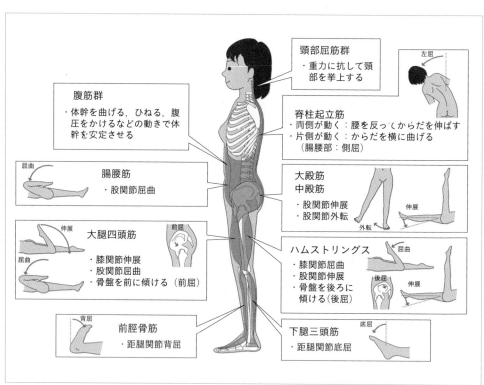

図2-63 抗重力筋

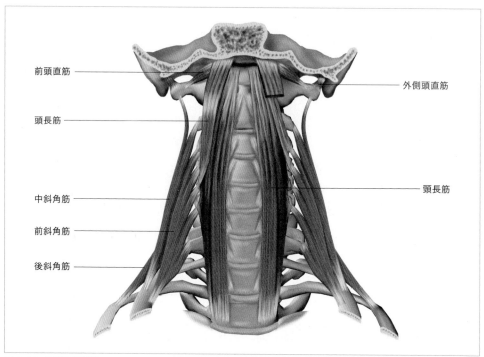

図2-64 頸部屈筋群

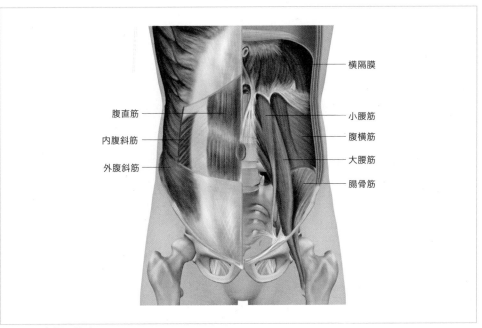

図2-65 腹部の筋肉

横隔膜
小腰筋
腹横筋
大腰筋
腸骨筋
腹直筋
内腹斜筋
外腹斜筋

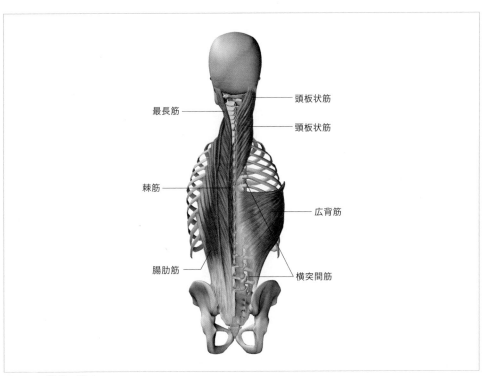

図2-66 背部の筋肉

頭板状筋
頸板状筋
最長筋
棘筋
広背筋
腸肋筋
横突間筋

時に反対側の足を振り出す際に股関節が内転してしまい，殿部（お尻）を左右に振って歩くようになる。

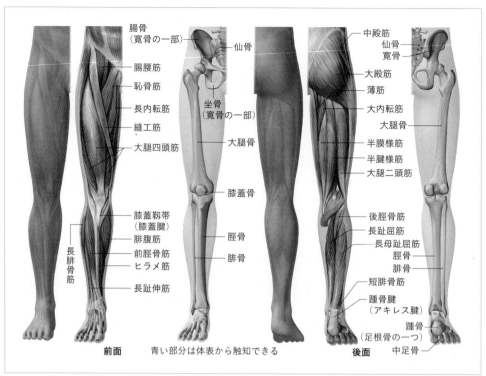

図2-67 右下肢の骨と筋と体表への投影

▶ **大腿四頭筋**　大腿の前面にある筋肉で，**下肢のなかで最も大きい筋肉**である（図2-67）。股関節と膝関節をつないでいるため，股関節と膝関節の両方の関節に作用する。膝関節に作用した場合は，「膝を伸ばす」作用がある。大腿四頭筋は，膝蓋骨を介して脛骨（すねの骨）に付着している。大腿四頭筋が縮むと，膝蓋骨を介して脛骨を引っ張ることで，膝が伸びる。股関節側に作用した場合は，「股関節を曲げる」作用がある。下肢が動かないようにした状態で，「骨盤を前に傾ける」作用がある。スクワットでは，深くしゃがむほどつらく感じるが，これは深くしゃがみ込むほど大腿四頭筋の力が必要となるためである。

▶ **ハムストリングス**　大腿二頭筋，半膜様筋，半腱様筋の3つの筋肉を総称してハムストリングスとよぶ（図2-67）。大腿四頭筋と同様，ハムストリングスは股関節と膝関節をつないでいるため，股関節と膝関節の両方の関節に作用する。大腿四頭筋とは拮抗する働きを担う。膝関節に作用した場合は，「膝を曲げる」作用がある。股関節側に作用した場合は，「股関節を伸ばす」作用がある。また，下肢が動かないようにした状態で，「骨盤を後ろに傾ける」作用がある。

▶ **前脛骨筋**　歩くとき，つま先を上げるが，ふくらはぎの前面の筋肉に力が入っているのがわかる。この筋肉が前脛骨筋である。足の甲を上げる動き（背屈）という，「足首を反らす」作用がある。

▶ **下腿三頭筋**　腓腹筋・ヒラメ筋から成り立つ（図2-67）。極めて強い筋肉で，全体重を支

えて「つま先立ち」を可能にする筋肉である。つま先立ちをしたとき，ふくらはぎに触ると，筋肉が硬くなっているのが触知できるであろう。下腿三頭筋はアキレス腱に付着してかかとに至るため，アキレス腱が切れてしまうと（アキレス腱断裂），つま先立ちができなくなる。

（2）顔面の筋肉

　次に顔面の筋肉のはたらきを解説する（図2-68）。

▶ 前頭筋　額にしわを寄せる，まぶたを上に挙げる。

▶ 眼輪筋　まぶたを閉じる。

▶ 頰筋　口角を引き上げる。

▶ 胸鎖乳突筋　胸骨・鎖骨と首をつなぐ筋肉。頸部を前に曲げる（屈曲），回す（回旋），左右に傾ける（側屈）働きがある。

▶ 咀嚼筋　食べ物を噛み砕くことを「咀嚼」というが，その際に使用する筋肉を総称して「咀嚼筋」という（咀嚼の詳細については，本節-D「食べる」参照）。咀嚼筋は下顎骨に付着して，次の4種の筋からなり，すべて三叉神経（第Ⅴ脳神経）の枝である下顎神経によって支配される。

・咬筋：口を閉じる働きをする。

・側頭筋：口を閉じ，同時に下顎骨を後方へ引く働きをする。

・外側翼突筋：下顎骨を前方に押し，また片方ずつ働かせると下顎骨を横に動かすことができる。

・内側翼突筋：咬筋と同様に口を閉じる働きをする。

　咀嚼筋の働きは，すべて口を「閉じる」働きであることがわかる。口を開く働きは，咀嚼筋ではなく，**舌骨筋群**の働きによるものである。舌骨筋群とは，顎舌骨筋，顎二腹筋，茎突舌骨筋，オトガイ舌骨筋の総称である。舌骨筋群の動きは，三叉神経と顔面神経（第

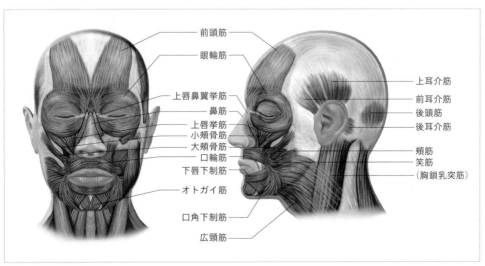

図2-68　顔面の筋肉

Ⅶ脳神経）によって支配されている。

▶ 表情筋　顔面の筋肉は，目や口の開け閉めに加えて，笑う，泣くなどの表情をつくる働きをする。これらの働きをする顔面の筋肉を総称して「表情筋」という。表情筋は，骨格の運動には関与していない。表情筋の働きは，顔面神経によって支配されている。眼輪筋によって眼を閉じる，口輪筋によって口唇を閉じる働きがあるため，顔面神経が障害されると，これらの働きが障害される。

（3）上肢の筋肉

　次に上肢の筋肉のはたらきを解説する（図2-69）。

▶ 僧帽筋　肩甲骨を動かす，上肢の重さを支える。肩こりを感じる。

▶ 三角筋　腕の外転（腕を上に挙げる）を支配。筋肉注射を行う部位。

▶ 上腕二頭筋　肘を屈曲する（いわゆる力こぶ）。

▶ 上腕三頭筋　肘を伸展する。

（4）背部の筋肉

　前述した脊柱起立筋以外の背部の筋肉には，以下がある（図2-66参照）。

▶ 広背筋　人体のなかで最も面積が大きい筋肉。肩関節の伸展（上腕を上から下に引き下げる），内転（腕をからだの軸に近づける），内旋（上腕を内側にひねる）を行う。

（5）体幹の筋肉

　前述した抗重力筋以外の体幹の筋肉には，以下がある（図2-66，70）。

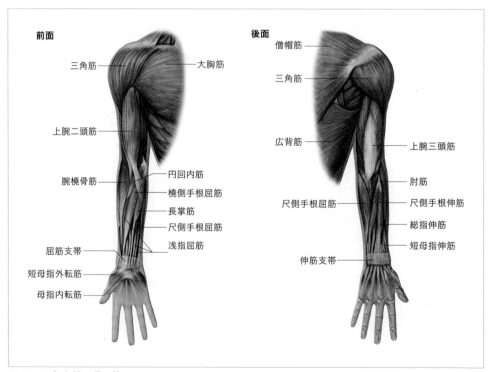

図2-69　右上肢の骨と筋

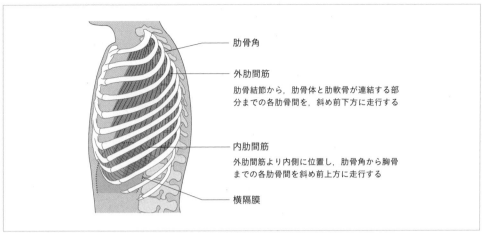

図2-70 呼吸にかかわる筋肉

肋骨角
外肋間筋
肋骨結節から，肋骨体と肋軟骨が連結する部分までの各肋骨間を，斜め前下方に走行する

内肋間筋
外肋間筋より内側に位置し，肋骨角から胸骨までの各肋骨間を斜め前上方に走行する

横隔膜

▶ **肋間筋**　肋骨に付着し，外肋間筋と内肋間筋からなる。息を吸う際に外肋間筋の収縮により肋骨が挙上し，息を吐く際に外肋間筋の弛緩により肋骨が引き下げられる。

▶ **横隔膜**　胸腔と腹腔とを分けている。呼吸運動に関与する。息を吸う際には収縮し，下降する。息を吐く際には弛緩し，上昇する。

　肋間筋と横隔膜を合わせて**呼吸筋**とよぶ。呼吸筋以外にも，呼吸に関与する筋肉があり，これを**呼吸補助筋**とよぶ。深呼吸を行う場合には，**胸鎖乳突筋**，**斜角筋**，**大胸筋**，**前鋸筋**などが収縮して肋骨を大きく挙上させる。激しい運動の後などに「肩で息をする」状態は，僧帽筋や肩甲挙筋も働き，さらに胸郭の拡張を助ける（呼吸運動の詳細は，2章 - Ⅳ - C「息をする」参照）。

（6）下肢の筋肉

　前述した抗重力筋以外の下肢の筋肉に，足の内反（足首の運動で足底部を内側へ向ける）にかかわる後脛骨筋，長趾屈筋，長母趾屈筋が，外反（外側へ向ける）にかかわる長腓骨筋，短腓骨筋，長趾伸筋がある（図2-67参照）。

❸ **筋肉**（骨格筋）**の構造と収縮のしくみ**

　骨格筋は**筋線維**（**筋細胞**）が集まってできている。そして，筋線維は直径 $1 \mu m$ ほどの**筋原線維**がたくさん集まったものであり，筋原線維は筋フィラメントが規則的に配列した束である（図2-71）。骨格筋は横紋筋だが，顕微鏡で見える横縞は，筋フィラメントが規則的に配列しているためである。

　筋フィラメントは，細いフィラメント（アクチン，トロポミオシン，トロポニンからなる）と太いフィラメント（ミオシン）からできている。この2種類のフィラメントが交互に配列することで筋原線維の横縞がつくられる。

　細いフィラメント（アクチン）にはトロポニンという蓋がついていて，運動神経からの指令がないときは太いフィラメント（ミオシン）とは結合しないようになっている。しかし，トロポニンにカルシウムイオンがつくと，トロポニンがはずれ，細いフィラメントが

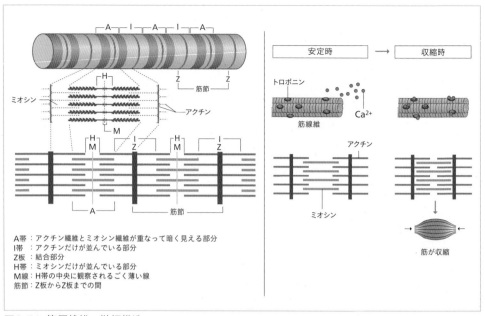

A帯：アクチン繊維とミオシン繊維が重なって暗く見える部分
I帯　：アクチンだけが並んでいる部分
Z板　：結合部分
H帯　：ミオシンだけが並んでいる部分
M線　：H帯の中央に観察されるごく薄い線
筋節　：Z板からZ板までの間

図2-71　筋原線維の微細構造

太いフィラメント上を滑走して2つのフィラメントの重なりが深くなる。つまり，フィラメントそのものは縮んでいないが，全体として筋肉が短縮する。

3 ｜ 姿勢を維持する：体位と構え

　動くためには姿勢を保つことが前提条件となる。では，姿勢とは何だろうか。

　姿勢には「体位」と「構え」がある。体位とは，地球の重力に対して，からだがどのような位置・方向をとっているかを示す。構えとは，からだの各部の相互の位置関係のことで，関節角度で表わされるものである。

❶体位

　体位は，日常生活の中でみられる，立位・座位・臥位の「基本体位」と，治療や検査，手術などの際にとる「特殊体位」に分けられる。

　体位は，「支持基底面」が広いほど安定する。支持基底面とは，からだの床面に接している部分の外周によりつくられる広さ（領域）をいう。支持基底面が広く，重心線が支持基底面の中心に近いほど，安定性は高まる。そのため，腹臥位や仰臥位など，支持基底面の広い体位で私たちは眠る。片足立ちの際ぐらぐらとして不安定な状態は，支持基底面が狭く，重心が支持基底面の中心から離れているからである。

❷構え

　短距離走の際に左右の手足を前後させて構えたり，ジャンプする際に両腕を振るために両肘を曲げて構える。構えは，その後に続く運動を前提として決まり，私たちは日常生活のなかで様々な構えをとっている。関節を構成する骨に付着した骨格筋の収縮と弛緩に

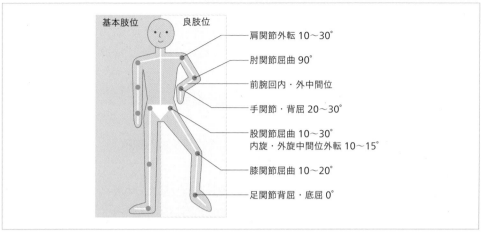

図2-72 良肢位

よって筋の長さを変え，関節の角度を決めている。健康なひとであれば手足を動かして日常生活を送っており，長時間同じ体勢でいることはほとんどない。しかし，脳血管疾患などで手足を自分の力で動かせなくなり，手足が長時間同じ角度となっていた場合，関節がその角度で固まってしまう（拘縮）。そのため，このようなひとの姿勢を整えるときは，良肢位になるようにする。**良肢位**とは，関節が動かなくなった場合に，日常生活動作において支障の少ない関節の角度のことである（図2-72）。

4 │ 姿勢を維持する：骨格と骨

骨格とは，からだを支えて，内臓を保護し，筋肉の付着によって運動を営むための器官である。骨が互いに連結して，頭骨・脊柱・胸郭・上肢骨・下肢骨などの骨格を構成する。ここでは，骨格を構成している全身の骨について学習する。

❶骨の構造

骨は，**骨皮質**（緻密質）という表面の硬い部分と，**海綿質**という内部の網目状の部分の2層からなる。

内部の海綿質は，スポンジのような立体的な網目構造になっている。網目は**骨梁**とよばれる骨質により作られ，その構造によって外力を吸収し，強度を保っている。骨といえばカルシウムを連想しがちだが，骨の体積の50％はコラーゲンである。仮に骨を鉄筋コンクリートの建物にたとえると，カルシウムはコンクリート，コラーゲンはコンクリート内に埋まっている鉄筋である。

海綿質は網目構造のため，内部はすき間だらけである。腕や足の長い骨（長骨という）の骨幹は海綿質の骨梁が乏しくなり，骨髄腔という大きな空間となっている。海綿質のすき間と骨髄腔には**骨髄**が詰まっており，造血を行っている。成人における骨髄の重さは約2.5kgである。

骨皮質の外側は**骨膜**という膜に覆われ（関節以外），骨膜には神経と血管が分布してい

る。脛（すね）をぶつけると痛みを非常に強く感じるが，これは脛骨が皮膚のすぐ下にあり，骨膜の神経が刺激されるためである。

❷骨の細胞成分

（1）骨芽細胞

　骨の形成を担い，その発生・成長・再生・修復に不可欠である。

（2）骨細胞

　骨芽細胞から形成されて骨基質内に埋まり，分裂能を失った細胞。

（3）破骨細胞

　骨組織の解体と吸収を担う（骨吸収）。皮膚が新しく作り変えられるのと同じように，骨も新陳代謝が繰り返されている。骨の組織は，成人においても絶えず，骨芽細胞による造骨と破骨細胞による破骨が繰り返され，新しい組織に置き換わっている（骨代謝）。

❸骨の機能

（1）支持作用（からだを支える）

　頭や内臓を支え，からだの支柱となる（椎骨・下肢の骨など）。

（2）保護作用（重要な器官を守る）

　骨格を形成し，頭蓋腔や胸腔，脊柱管，骨盤腔などをつくり，脳や内臓などの重要な器官を収め，保護する（頭蓋骨・肋骨など）。

（3）運動作用（からだを動かす）

　付着する筋の収縮により，可動性のある関節を支点として，運動が行われる（四肢の骨・体幹の骨など）。

（4）造血作用（血液を造る）

　骨髄（赤色骨髄*）で，赤血球や白血球，血小板が産生される。

（5）貯蔵作用（電解質を蓄える）

　カルシウムをはじめ，リン，ナトリウム，カリウムなどの電解質が骨中に貯蔵され，必要に応じて血液中に放出される。

（6）血液中のカルシウム濃度の調節

　血液中のカルシウム濃度によって，からだの中でカルシウム濃度を調整するための反応が起こっている。

　血液中のカルシウム濃度が低いとき，からだの中では，カルシウム濃度を適切な濃度まで上げるために，次の反応が起こっている。

▶ パラトルモンの分泌　甲状腺の裏にある上皮小体（副甲状腺）から**パラトルモン**が分泌される。

▶ 骨がカルシウムを放出　パラトルモンが**破骨細胞**を刺激することで，破骨細胞が骨組織を

＊ **赤色骨髄**：血球の産生（造血）を行う骨髄。造血細胞が多いため，見た目が赤い。幼児の骨髄はすべて赤色骨髄であるが，青年期以降，全身の骨髄で血球を産生する必要がなくなるため，血球産生能力は衰えていき，四肢末端から徐々に黄色骨髄に置きかわる。成人での赤色骨髄は，主に体幹の骨（頭蓋骨・椎骨・胸骨・肋骨）および上肢帯・下肢帯の骨（寛骨などと，上肢・下肢では上腕骨・大腿骨の海綿質の近位端）に限られる。

分解し，カルシウムを血流に放出する（**骨吸収**）。

▶ 腎臓がビタミンDを活性化　パラトルモンは，さらに腎臓を刺激してカルシウムを再吸収させ，ビタミンDをその活性型へ変える酵素を作らせ，カルシウムが小腸から吸収される。また，腎臓におけるカルシウムの再吸収を促進する。結果として，血液中のカルシウム濃度が適切な値まで上がる。

　血液中のカルシウム濃度が高いとき，カルシトニンという甲状腺の細胞で作られるホルモンには骨の分解を遅らせることで血液中のカルシウム濃度を下げる働きがあるが，影響はわずかである。

❹全身の骨の位置と名称

　ひとのからだには，約200個の骨がある。

（1）頭蓋骨

　頭蓋骨は，15種23個の骨で構成されている（図2-73）。脳を取り囲む「脳頭蓋」と，顔面を構成する「顔面頭蓋」からなる。下顎骨に運動性があるほかは，脳を入れたり形を作る役割としての機能が大きい。咀嚼（食物を歯で噛み砕くこと）のときに使う咀嚼筋は，頭蓋骨と下顎骨の間に付着している。下顎骨は，食物を口に入れて噛んだり，飲み込むことに深くかかわっている。また，声を出すときに動かしたり，力を入れるときにくいしばったりする。

　ひとが生まれるときは頭蓋骨の縫合ができ上がっていないため，頭の形を変えられる柔軟性があり，そのおかげで母体の狭い産道を通過することができる。頭蓋骨の縫合が未完成のため，骨と骨の間に隙間があり，これを**泉門**という。

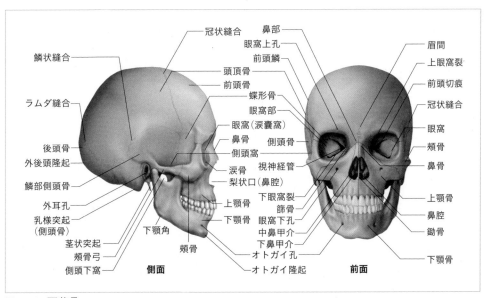

図2-73　頭蓋骨

(2) 脊柱

いわゆる「背骨」のことである（図2-74）。多数の「椎骨」という骨が連なり，からだの柱になっている。脊柱の中には脊髄が入っており，脊髄が守られている。椎骨は，その位置によってそれぞれ名称が異なり，上から頸椎7個，胸椎12個，腰椎5個，仙椎5個（癒合し仙骨となる），尾椎3～5個（癒合し尾骨となる）である。椎骨が積み重なって左右外側にできる椎間孔という孔が，脊髄神経の通り道である。

(3) 胸郭

胸椎12個，肋骨（12対），胸骨からなる，胸部を囲う骨格のことである（図2-75）。

胸骨は，胸の前面にある平らな形の骨である。上部約1/3の部分を**胸骨柄**，下2/3を**胸骨体**といい，胸骨体の先端は尖った形をしており**剣状突起**という。胸骨柄と胸骨体が結合している部分は**胸骨角**といい，やや突出しているため，体表から触れることができる。

肋骨は，中にある肺，心臓などを守っている。胸椎と胸骨を結んでいる骨で，胸骨に結合する部分は軟骨でできており（肋軟骨），軟らかくなっている。これは，中にある肺が膨らむようにするためである。第7～10肋骨までは癒合して胸骨に結合しているが，第11・12肋骨は短く，胸骨に結合していない。また，呼吸の際には肋骨が動いて胸腔の大

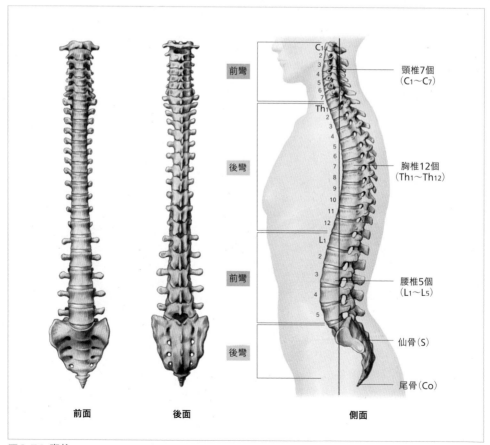

図2-74 脊柱

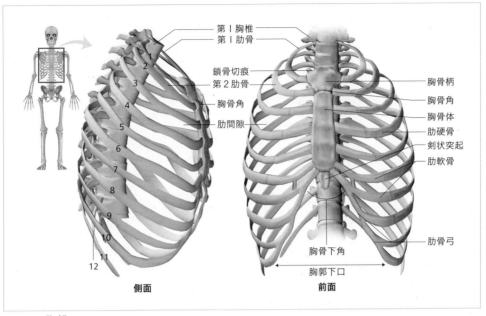

図2-75 胸郭

側面の図中ラベル：第1胸椎、第1肋骨、鎖骨切痕、第2肋骨、胸骨角、肋間隙、1, 2, 3, 4, 5, 6, 7, 8, 9, 10, 11, 12、側面

前面の図中ラベル：胸骨柄、胸骨角、胸骨体、肋硬骨、剣状突起、肋軟骨、胸骨下角、胸郭下口、肋骨弓、前面

きさを変えている（本節 - C「息をする」参照）。

　体表から胸骨角を確認することができれば，そこに結合する肋骨は第2肋骨と判別できる。この部位を基準に，肺や気管および心臓などの位置を特定できるため，胸骨角はフィジカルアセスメントの際に重要な目印となる。

（4）上肢の骨

　鎖骨と肩甲骨，上腕の上腕骨，前腕の橈骨・尺骨，手の手根骨・中手骨・指骨からなる（図2-76）。

▶ 鎖骨　上肢の骨と体幹をつなぐ唯一の骨である。

▶ 肩甲骨　背側上部にある逆三角形をした薄い骨であり，肩関節の運動に関与する。投球動作では，肩甲骨の動きが大切になる。

▶ 前腕の骨　母指（親指）側の橈骨，小指側の尺骨からなる。これらの骨の名前から，母指側を橈側，小指側を尺側ともいう。

（5）骨盤

　仙骨，尾骨と左右の寛骨からなる（図2-77）。寛骨は腸骨・恥骨・坐骨が結合したもので，左右の恥骨は前面で結合している（恥骨結合）。腸骨の腸骨稜は，殿部に行う「筋肉注射」の場所の目安となる。

　骨盤は，生殖器，大腸，膀胱などの大切な臓器を保護している。女性は，妊娠したときに胎児を支えるため，男性に比べると骨盤が大きく発達している。女性は骨盤の上部（大骨盤）が左右に広がっているが，男性は広がりが少ない。骨盤の下部（小骨盤）は，女性が広くて浅いのに対して，男性は狭くて深い。また骨盤は，出産時に胎児が通る産道となる

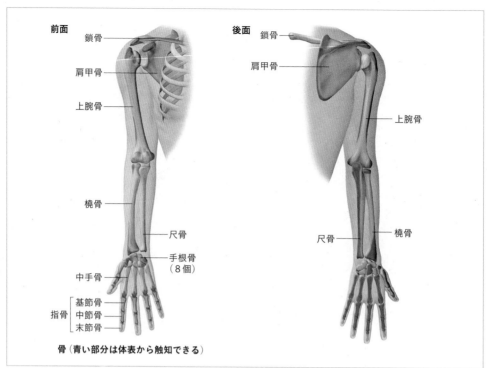

前面　　　　　　　　　　　　　　　　　後面

鎖骨

肩甲骨

上腕骨

橈骨

尺骨

手根骨
（8個）

中手骨

指骨
基節骨
中節骨
末節骨

鎖骨

肩甲骨

上腕骨

尺骨　　　橈骨

骨（青い部分は体表から触知できる）

図2-76　右上肢の骨

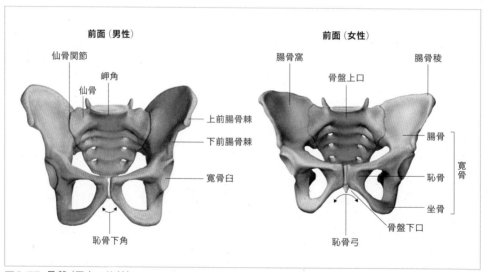

前面（男性）　　　　　　　　　　　前面（女性）

仙骨関節　　　　　　　　　　　　腸骨窩　　　　　　　　腸骨稜

岬角　　　　　　　　　　骨盤上口

仙骨

上前腸骨棘　　　　　　　　　　　　　　　　　　　　　腸骨

下前腸骨棘　　　　　　　　　　　　　　　　恥骨　　　寛骨

寛骨臼　　　　　　　　　　　　　　　　　　坐骨

骨盤下口

恥骨下角　　　　　　　　　　　　　　恥骨弓

図2-77　骨盤（男女の比較）

ため，女性の恥骨下角が約110°であるのに対して，男性は約60°と狭くなっている。

（6）下肢の骨

　大腿の大腿骨，下腿の脛骨・腓骨，足の足根骨・中足骨・指骨からなる（図2-67参照）。
からだを支え，移動するときに機能している。

▶ **大腿骨**　全身で最も長い長骨（骨の分類の一つで，上下肢にあり，様々な運動の中心的役割を果たす）で，太く強靱である。寛骨の関節窩にはまり込んでいる部分を大腿骨頭といい，股関節を形成している。続いて細くなる部分は頸部と言い，高齢者は骨粗鬆症で骨折しやすい。大腿骨頸部の下でからだの外側にあるふくらみを大転子といい，体表からも容易に触れることができる。側臥位になった際の褥瘡の好発部位である。下端は後述する脛骨と膝関節を形成する。

▶ **下腿の骨**　脛骨は下腿の母趾側（内側）の太い骨で，大腿骨に次いで長い長骨である。下端は腓骨と距骨ともに足関節を形成する。腓骨は下腿の小指側（外側）の細い骨である。

❺ 関節の構造と動き

　ひとは手足を曲げたり，伸ばしたりしているが，それは，骨と骨のつなぎ目である「関節」が動いているからである。

（1）関節の構造

　骨と骨は**靱帯**によって結合されている。この靱帯が結合部を取り囲み，閉鎖された空間をつくっている。

　閉鎖された空間である骨と骨の間は**滑液**によって満たされている。滑液は骨どうしの摩擦を減らして，滑らかな動きができるよう，潤滑油の働きを担っている。この滑液が存在する空間を**関節腔**といい，**関節包**という膜に覆われている。関節包は内側と外側の2層構

表2-12　関節の運動

説明	図
1. 関節の角度が小さくなる運動を**屈曲**，角度を大きくする運動を**伸展**という。	屈曲 90° 伸展
2. 手掌を上へ向ける運動を**回外**，下へ向ける運動を**回内**という。	回外 0° 回内
3. 中心線から遠ざかる運動を**外転**，中心線へ近づく運動を**内転**という。	外転 内転
4. 足首の運動で足底部を外側へ向ける運動を**外反**，内側へ向ける運動を**内反**という。	外反 内反
5. 足首の運動でつま先を下げる運動を**底屈**，つま先を上げる運動を**背屈**という。	背屈 底屈
6. 軸を中心にし，軸の位置を変えない回転運動を**回旋**という。	右旋

造であり，外側の膜を**線維膜**，内側の膜を**滑膜**という。

（2）関節の種類・機能

　関節は，関節面の形態によって，球関節，平面関節，車軸関節，鞍関節，楕円関節，蝶番関節に分類されている。関節の種類により，関節の動き方は異なる。ひとは，それらの動きを組み合わせて，「動く」という日常生活行動を行っているのである（表2-12）。

C 息をする

1. ひとにとって「息をする」とは

　ひとは，この世に生を受けたときから息をしている。母親の体内にいる胎児のときは，肺は使わずに胎盤をとおして息をしており，母親から生まれると，自然に自分の肺を使って息をし始める。そして「息をする」ことは，日常生活でほとんど無意識に行われているが，意識的に息を止めたり速くすることもできる。

　では，「息をする」とはどういうことか（図2-78）。ひとは生きていくために，億を超えるたくさんの細胞の中で，大気から取り入れた酸素と食べ物から吸収した栄養を使って，エネルギーを作り出している。そのエネルギーの副産物として二酸化炭素が発生する。「大気から酸素を取り入れ，発生した二酸化炭素を大気へ放つ」，これが「息をする」意味である。これは，鼻や口から息を吸ったり吐いたりする（換気）だけでは成立しない。大気から必要な量の酸素を肺に取り入れ，肺から血液に送り，細胞内に到達させなければならない。そして，細胞内で発生した二酸化炭素を血液をとおして肺に送り，肺から大気へ放つことによって「息をする」が成り立つ。また，ひとは「息をする」にあたり，常に最

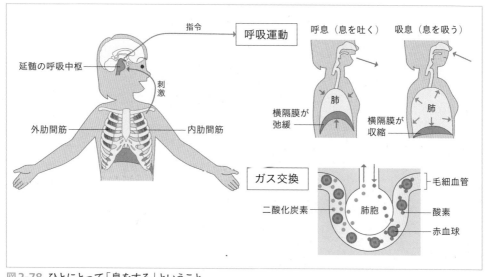

図2-78 ひとにとって「息をする」ということ

適な状態が保てるよう，体内の様々な場所にアンテナを張り巡らしている。得られた情報は中枢に伝わり，中枢は神経を介して指令を出して骨や筋肉を動かし，調節しながら換気を行っている。このように「息をする」には，口や鼻・肺だけではなく酸素を運ぶ血液や血管，血液を送り出す心臓も含め，多くの器官や神経が，それぞれの役割を果たす必要がある。もし，これらのどこかに不具合が生じれば，ひとは「息をする」ことができず，生命の危機につながる可能性が高い。したがって，私たち看護職者は，ひとが「息をする」ための構造や過程を十分に理解し，正常に機能するよう支援することが重要である。

2. 「息をする」を支える形態と機能

「息をする」とは，大気から酸素を取り入れ，発生した二酸化炭素を息として吐いて大気へ放つことである。大気から酸素を取り入れるためには，息を吸わなければならず，二酸化炭素を大気へ放つためには，息を吐かなければならない。息を吸うことを**吸息**といい，息を吐くことを**呼息**という。

「息をする」には様々な器官が関与し，それぞれの役割を果たしている。まず，①からだの情報を入手し脳へ伝える，②脳が情報を収集し指令を出す，③呼吸筋の運動と胸腔内の変化，④酸素の取り込みと二酸化炭素の排出（ガス交換）が順次行われて，呼吸運動が成立している。看護師は，これらの機能が十分に果たせているかどうかをアセスメントしなければならない。その評価指標の一つが⑤肺気量を測定することである。

1 からだの情報を入手し脳へ伝える

からだの情報を得る役割をもつ器官を**受容器**という。この受容器には**化学受容器**と**伸展受容器**があり，からだの中に必要な量の酸素が取り込まれているか，また二酸化炭素はからだの外に吐き出されているかどうかを常に監視している。

❶化学受容器

血液中の酸素濃度や二酸化炭素濃度，pHの変化を感知し，情報を中枢へ伝える役割をもつ受容器を**化学受容器**という。主に血中の酸素濃度の低下を感知する受容器は，**頸動脈小体**と**大動脈小体**にある（**末梢性化学受容器**）。頸動脈小体は，**舌咽神経**を介して中枢に情報を伝え，大動脈小体は**迷走神経**を介して伝える。また，血中の二酸化炭素濃度の上昇およびpHの低下を感知する受容器は**延髄**にある（**中枢性化学受容器**）（図2-79，表2-13）。

❷伸展受容器

吸息によって肺が膨らむと，**肺や気管支平滑筋にある伸展受容器**が感知し，**迷走神経**を介して中枢に情報を伝える。情報を得た中枢は吸息の活動を抑制し，呼息が起こる。この反射を**ヘーリング-ブロイヤー反射**という。

2 脳が情報収集し指令を出す

呼吸運動を支配する神経の中枢を**呼吸中枢**という。受容器が察知した血液中の酸素や二

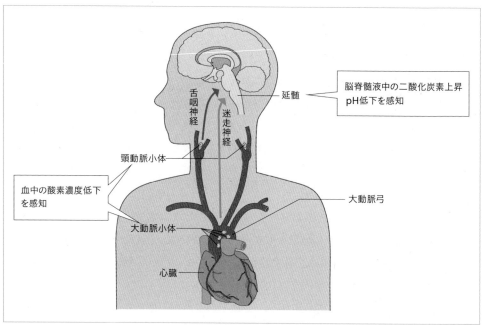

図2-79 化学受容器

表2-13 受容器の種類

種類	場所	感知	伝達神経
末梢性化学受容器	頸動脈小体	主に酸素濃度低下	舌咽神経
	大動脈小体	二酸化炭素濃度上昇，pH低下	迷走神経
中枢性化学受容器	延髄	二酸化炭素濃度上昇，pH低下	
伸展受容器	肺，気管支平滑筋	肺や気管支の伸展	迷走神経（ヘーリング・ブロイヤー反射）

酸化炭素の濃度などの情報は呼吸中枢に伝えられ，その情報を基に呼吸運動の調節をしている。呼吸運動は日常生活で無意識に行われているが，意図的に呼吸をすることもできる。呼吸中枢は延髄に存在しており，**呼息中枢**と**吸息中枢**の2種類がある。体内の情報を得て呼息中枢と吸息中枢の活動が自発的に切りかわることで，呼吸のリズムを作り出している。さらに，この呼息中枢と吸息中枢を統合する**呼吸調節中枢**が**橋**にある。呼吸中枢からの呼吸運動の指令は，延髄から脊髄の中の神経伝導路をとおり，頸髄と胸髄から出ている**横隔神経**と**肋間神経**に伝えられる。

3 | 呼吸筋の運動と胸腔内の変化

　肺には弾性収縮力はあるが，筋肉がないため自ら膨らむことはできない。呼吸中枢から運動するように指令を受けた**様々な筋肉**（呼吸筋）の運動によって胸郭の容積が変化し，肺の容量が変化する。呼吸筋には，吸息時に働く筋肉と呼息時に働く筋肉がある。吸息では，横隔膜と外肋間筋が収縮することによって，胸郭が広がる。ここで，胸郭の構造について説明する。

胸郭は，**胸骨**（胸骨柄・胸骨体・剣状突起），**肋骨**（第1〜12肋骨），**胸椎**（第1〜12胸椎），**肋間筋**（外肋間筋・内肋間筋），**横隔膜**によって籠状に構成されている（p.122「（3）胸郭」参照）。胸郭で覆われている空間を**胸腔**とよぶ。胸郭の内側を守っている，皮膚から骨格筋までの組織を**胸壁**という。胸腔の内側と肺の表面は二重の**胸膜**で覆われている。肺側の胸膜を**臓側胸膜**，外側の胸膜を**壁側胸膜**という。この2つの胸膜の隙間を**胸膜腔**といい，その中には，呼吸によって肺と胸壁がこすれ合わないように少量の**胸膜液**が入っている。

左右の肺の間にある空間を**縦隔**という。縦隔は，心臓の上端部分を境に**上縦隔**と**下縦隔**に区分される。さらに下縦隔は，心臓を中心に**前縦隔・中縦隔・後縦隔**に分けられる。上縦隔には，胸腺・気管・食道・胸管・大動脈弓・上大静脈などが含まれる。前縦隔には胸腺や内胸動脈，中縦隔には心臓・上行大動脈・肺動静脈・上大静脈などが，下縦隔には気管支・食道・胸大動脈などが含まれる（図2-80）。

胸郭が拡大することによって，通常 −2mmHg 程度の陰圧である胸腔内の圧が，約 −6mmHg まで下がり，肺胞内の圧も陽圧から陰圧となって空気が口や鼻から引き込まれて肺が拡張する。拡張した胸郭は，収縮していた横隔膜や外肋間筋が元に戻ることによって狭くなる。また肺も，弾性力によって自ら収縮して，呼息に切り替わることができる。したがって，通常時の呼息は受動的に起こっている。しかし，激しい運動などによって酸素が多く消費され，強い吸息が必要なときは，外肋間筋だけでなく胸鎖乳突筋や斜角筋などの**呼吸補助筋**も収縮して胸郭を広げ，より多くの酸素を取り入れようとする。呼息時は**内肋間筋**が収縮して胸郭をさらに狭めて，能動的な呼息が行われる（表2-14）。

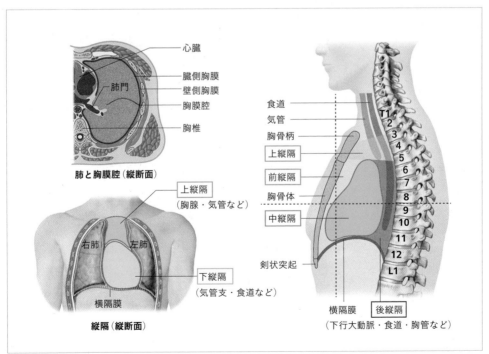

図2-80 胸腔と縦郭

表2-14 呼吸筋の運動と胸腔内

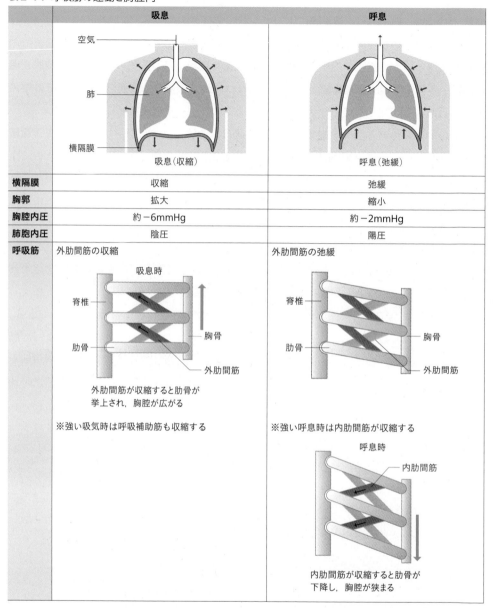

	吸息	呼息
横隔膜	収縮	弛緩
胸郭	拡大	縮小
胸腔内圧	約−6mmHg	約−2mmHg
肺胞内圧	陰圧	陽圧

4 | 酸素の取り込みと二酸化炭素の排出（ガス交換）

　吸った空気を**吸気**，吐いた空気を**呼気**といい，吸息と呼息によって体内の空気を入れ替えることを**換気**という。この換気による空気の通り道を**気道**といい，気道は**上気道**と**下気道**に分けられる。

❶ 上気道：鼻腔から喉頭まで

（1）鼻

　鼻は，**鼻根**（左右の間：鼻の付け根）・**鼻背**（鼻の中央部分）・**鼻尖**（鼻の先）・**鼻翼**（左右に広がっ

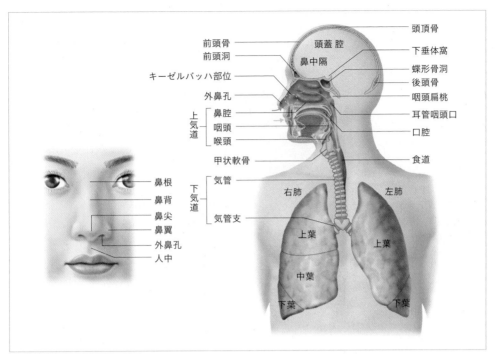

図2-81　鼻および気道

[labels in figure: 頭頂骨, 前頭骨, 前頭洞, 頭蓋腔, 下垂体窩, 鼻中隔, 蝶形骨洞, キーゼルバッハ部位, 後頭扁桃, 外鼻孔, 咽頭扁桃, 上気道 {鼻腔, 咽頭, 喉頭}, 耳管咽頭口, 口腔, 甲状軟骨, 食道, 下気道 {気管, 気管支}, 右肺, 左肺, 上葉, 上葉, 中葉, 下葉, 下葉, 鼻根, 鼻背, 鼻尖, 鼻翼, 外鼻孔, 人中]

ている部分）・**外鼻孔**（鼻の穴）・**鼻柱**（左右の外鼻孔を分けている部分）に区分される。また，外鼻孔の奥の空間を**鼻腔**といい，鼻の下から上口唇につながるくぼみを**人中**とよぶ。鼻腔は中央の**鼻中隔**によって分けられており，左右共に粘膜で覆われた3つの**鼻甲介**（**上鼻甲介**・**中鼻甲介**・**下鼻甲介**）という骨が側壁から張り出している。鼻腔の周囲には4対の**副鼻腔**（**前頭洞**・**篩骨洞**・**上顎洞**・**蝶形骨洞**）があり，それぞれ鼻腔とつながっている。副鼻腔は，頭の重さや顔面の衝撃を和らげ，発声にも関与している。また副鼻腔も粘膜で覆われている。外鼻孔の入り口に近い鼻中隔の部分にある**キーゼルバッハ部位**は，毛細血管が集まっており，鼻出血の好発部位である。これらの構造により，鼻から吸った空気は，鼻腔を通ることによって体温で温められ，粘膜から分泌される粘液や**線毛**によって，ほこりや微生物などの異物を除去している。なお，鼻腔が異物によって刺激されて起こる反応の1つが**くしゃみ**である。鼻から吸いこんだ空気は，こうした過程を経て咽頭・喉頭へ送られる（図2-81）。

（2）咽頭・喉頭

　鼻腔や口腔の奥に，長さ約12〜14cm程度の**咽頭**がある。咽頭は，鼻腔の後方から軟口蓋までが**咽頭鼻部**（上咽頭），軟口蓋から喉頭蓋までが**咽頭口部**（中咽頭），喉頭蓋から輪状軟骨までが**咽頭喉頭部**（下咽頭）に分けられる。咽頭鼻部は，鼻で呼吸する空気の通り道であるが，咽頭口部と咽頭喉頭部は空気と食べ物の通り道になっている。したがって，軟口蓋は食べ物が鼻腔に逆流しないように，喉頭蓋は食べ物が気管に入り込まないようにする蓋の役割を担っている（図2-82）。

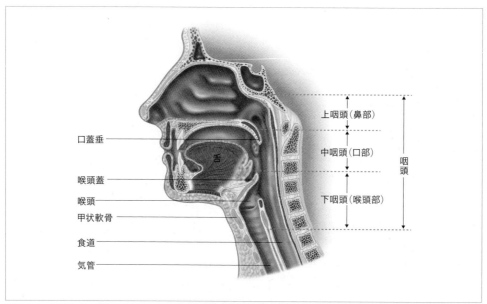

図2-82 咽頭および喉頭

図の注釈:
- 口蓋垂
- 喉頭蓋
- 喉頭
- 甲状軟骨
- 食道
- 気管
- 舌
- 上咽頭(鼻部)
- 中咽頭(口部)
- 下咽頭(喉頭部)
- 咽頭

❷ 下気道：気管から肺まで

(1) 気管

　甲状軟骨から直径約2cm，長さ約10cmの管がまっすぐ下に伸びており，**胸骨角**（第2肋骨）の高さで左右の**主気管支**に分岐する。気管は，後方にある食道と接する部分を除いて，**馬蹄形状の気管軟骨**と**輪状靱帯**などでできており，内腔がつぶれないように保たれている。気管軟骨がない気管と食道の境界部分は**膜性壁**とよばれており，**気管平滑筋**の一部である。副交感神経が優位になると気管平滑筋が収縮し気管は狭まり，交感神経が優位になると気管平滑筋が弛緩して気管は広がる（図2-83）。

(2) 気管支

　胸骨角で分岐した左右の主気管支は，右の主気管支のほうが左よりも太く，分岐部に対し分岐角度が小さい。そのため気管内に入った異物は，右主気管支に入りやすい。また左主気管支は，心臓があることで左肺自体がやや外側に位置しているため，右主気管支に比べると長い。右主気管支はさらに3本の**葉気管支**に，左主気管支は2本の葉気管支に分岐する。以降，左右それぞれ**区域気管支**，**亜区域気管支**，**細気管支**，**呼吸細気管支**へと分岐を繰り返す。細気管支になると直径は1mm以下となって気管軟骨はなくなり，平滑筋も少なくなっている。

(3) 肺胞

　呼吸細気管支がさらに分岐し**肺胞管**となり，肺胞管の壁に**肺胞**が形成される。肺胞管に肺胞が連なった袋状の組織を**肺胞嚢**とよぶ。気管支の分岐に合わせて**肺動脈**も分岐し，肺胞を毛細血管で取り巻いている。肺胞で大気からの酸素を血液に取り込み，二酸化炭素を放出している。

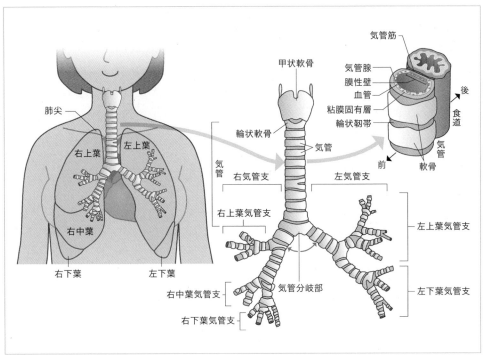

図2-83 気管の位置と構造

（4）肺

　肺は左右に1つずつあり，左側には心臓があるため，右肺のほうが左肺より大きい。右肺は3つの肺葉（上葉・中葉・下葉）に，左肺は2つの肺葉（上葉・下葉）に分かれており，上葉と下葉の境を斜裂という（図2-84）。斜裂は，左右の鎖骨中線と第6肋骨の交点から第3胸椎棘突起に向かって走っており，からだの前面から両肺の下葉はほぼみえない。右肺の水平裂は，左第4肋骨から左中腋窩線の斜裂との交点まで走っており，右肺の中葉は背部には位置しない。両肺の上端を肺尖といい，鎖骨より上方に位置している。両肺の下端で広くなっているところを肺底といい，第6肋骨付近に位置する。両肺の内側で気管支や気管支動脈，肺動静脈などが出入りする部分を肺門という。

　肺内では左右の気管支が葉気管支に分岐し，さらに区域気管支となるが，区域気管支の枝が分布する領域を肺区域という。左右の肺区域は，それぞれ10の肺区域に分けられている。

　肺自体に栄養と酸素を送り届けている血管（栄養血管）は，気管支動脈である。肺動脈と肺静脈は，肺が機能を果たすために血液を循環させている機能血管である。

　気道は空気の通り道であるとともに，吸気を温め，適度な湿度を与えて取り入れた酸素を体内に送りやすくしている。さらに，気道は粘膜で覆われており，表面に存在する線毛と杯細胞から出される粘液によって，空気と一緒に混入した異物を移動させて取り除く重要な役割を担っている。この異物を排除し空気を浄化する役割を気道クリアランスとい

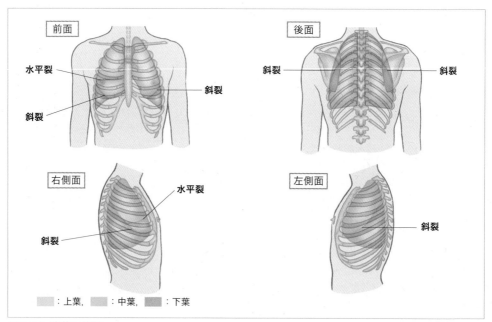

図2-84 肺葉の位置

う。

　吸気は，肺胞に届くまでに浄化されながら気道内の空気や水蒸気と混ざるため，肺胞内の酸素濃度すなわち酸素分圧（単位：mmHg）は吸気より低くなる。また，肺胞内で交換された二酸化炭素も，呼気になるまでに気道内をとおることによって混ざり，二酸化炭素分圧は低くなる。各部位でのガス分圧を比較すると，すべての部位で二酸化炭素分圧より酸素分圧のほうが高い。

　体内で酸素を取り込み，二酸化炭素を排出することを**ガス交換**という。ガス交換は，気体の分圧が高いほうから低いほうへ，均一になるまで気体が移動する**拡散**の原理によって起こる。この拡散によるガス交換として，肺胞で行われる**外呼吸**と，細胞で行われる**内呼吸**がある。

▶ 外呼吸

　肺胞の表面で，肺の中の空気と肺毛細血管内の血液との間で行われるガス交換を**外呼吸**という。外からの空気に多く含まれている酸素が，分圧の低い肺毛細血管へ拡散して，動脈血として体内へ広がっていく。反対に毛細血管内に多く含まれていた二酸化炭素は，分圧の低い肺胞内へ拡散し呼気として大気へ排出される（図2-85）。

▶ 内呼吸

　からだ内の各組織の**細胞の表面**で，毛細血管内の血液と行われるガス交換を**内呼吸**という。ここでは，動脈血内に多く含まれる酸素が分圧の低い細胞内へ拡散し，細胞内に多く含まれる二酸化炭素が分圧の低い動脈血に拡散して，静脈血となって体内を流れていく（図2-86）。

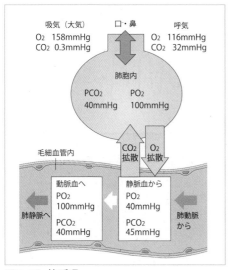

図2-85 外呼吸

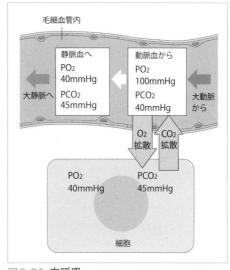

図2-86 内呼吸

▶ 血液によるガスの輸送

　外呼吸や内呼吸によって拡散された酸素や二酸化炭素は，血液によって輸送される。そこで大きな役割を果たすのが**赤血球**である。赤血球には，赤い色素をもっている**ヘモグロビン**というたんぱく質がある。ヘモグロビンは鉄分を含んでおり，外呼吸で血液中に拡散した酸素はこの鉄分と結合して，**酸素化ヘモグロビン（オキシヘモグロビン）**となり，各細胞へ輸送される。酸素化ヘモグロビンは，内呼吸によって細胞内へ酸素を放出し，**還元ヘモグロビン（デオキシヘモグロビン）**となる。また，内呼吸で細胞から拡散された二酸化炭素は血液中に溶解するが，約90％は赤血球に入る。そのうち約20％はデオキシヘモグロビンと結合し，**カルバミノヘモグロビン**となり，約70％は重炭酸イオン（HCO_3^-）として赤血球内や血漿中に存在する。

5 ｜ 肺気量

　吸息や呼息によって移動する空気の量を**肺気量**という。スパイロメーター（肺活量計）でこの肺気量を測定することによって，呼吸運動が正常に行われているかどうかを知ることができる。通常の状態で1回呼吸した際に移動した空気の量を**1回換気量**といい，これは全肺気量の約1割程度である。最大限に吸った吸気量を**最大吸気量**，最大限に吐いた呼気量から1回換気量を引いた量を**予備呼気量**という。1回換気量に予備吸気量と予備呼気量を合わせたものを**肺活量**という。

**　　肺活量＝予備吸気量＋1回換気量＋予備呼気量**

**　　　　　＝最大吸気量（予備吸気量＋1回換気量）＋予備呼気量**

　また，最大限に呼息しても一部の空気は気道や肺内に残っている。この残っている空気の量を**残気量**とよぶ。スパイロメーターでは残気量を測定することはできない（図2-87）。肺活量は，性別・年齢・身長によって基準値を算出することができる。この肺活量基準値

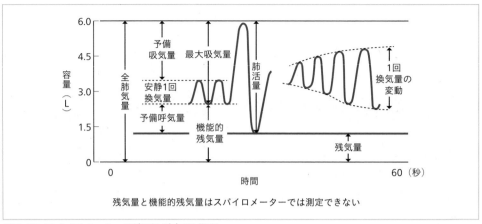

図2-87 スパイロメーターの波形と肺気量分画

に対し，スパイロメーターで測定した肺活量実測値がどれくらいの割合であるかを示すことによって，肺への空気の入りやすさがわかる。これを **％肺活量**とよび，正常値は80％以上である。最大限に吸息した状態から，一気に呼息したときに移動した空気の量を**努力性肺活量**とよび，最初の1秒間に吐き出された量を**1秒量**とよぶ。努力性肺活量に対して，1秒量の割合を示したものを**1秒率**といい，正常値は70％以上である。％肺活量と1秒率によって，換気障害の有無を鑑別することができる。

　呼吸中枢から指令を受けた呼吸筋の運動によって胸郭の容積が変化し，胸腔内圧が変化することによって，肺の容積が変化する。このときの肺の容積の変化の割合を**肺コンプライアンス**とよぶ。下記に胸腔内圧と肺の容積の関係を示す。

　　肺コンプライアンス＝肺の容積変化／胸腔内圧の変化

　肺コンプライアンスは，肺の膨らみやすさを指しており，換気障害があった場合は，肺コンプライアンスは低下する。

Ⓓ 食べる

▌1. ひとにとって「食べる」とは

　私たちにとって「食べる」とはどのような意味をもつのだろうか。日常生活においてふだん何気なく，当たり前に行っている「食べる」という行動について，改めて意味を問われると，哲学的で難しく感じるかもしれない。では，逆説的に「食べることができない」とどのようなことが起こるのか考えてみたい。

　「食べる」ことができなくなる状況をイメージしてみてほしい。看護は，対象となるひとの体験に共感することから始まる。食べられなくなったとき，ひとはどんな体験をするのだろうか。

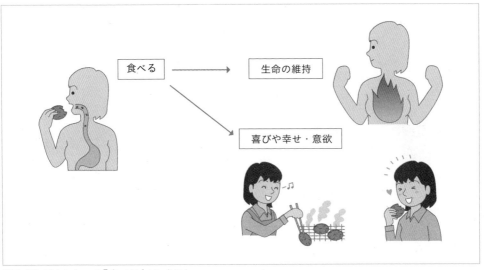

図2-88 ひとにとって「食べる」ということ

　「食べる」ことができないと、からだを構成する細胞が生命活動のためのエネルギーを得ることができず、日常生活はもちろん、生きる（生命を維持する）ことができない。ひとは生きるために、「食べる」ことから必要な栄養素や成分をからだに取り込み、からだを構成する細胞を代謝させるエネルギーを生み出している。

　また、ひとは「食べる」ことができなくなったとき、どのような感情を抱くだろうか。がっかりしたり、何もする気にならなかったり、不幸を感じたりするのではないだろうか。このように、ひとは「食べる」という日常生活行動から生きるためのエネルギーを得るだけでなく、喜びや幸せ、また病気からの回復への意欲を得ることもある。さらには、だれと、どのような場所で、どのように「食べる」ことをしたかの記憶が、一度失った「食べる」機能を再獲得するきっかけにもなる。つまり「食べる」とは、生きるために栄養やエネルギーを確保するためだけではなく、ひとの精神的な感情や記憶にも影響をもたらし、そのひとらしい生き方を形づくる基盤になる行動といえる。

　私たちのからだは「食べる」ために、様々なしくみを備えている。それらの発見を楽しみながら、また、看護師として「食べる」ことを支える喜びをイメージしながら「食べる」について学習してほしい（図2-88）。

2.「食べる」を支える形態と機能

1 食欲

　「食べる」が機能するためには、食べ物が摂取されなければならない。食べ物の摂取には「食べたい」という欲求（食欲）と「食べる」という行為（摂食行動）が関与している。

　毎日、私たちが「食べる」のは、からだに必要な糖やたんぱく質、脂肪、ミネラルなど

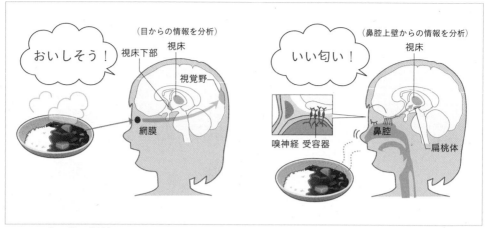

図2-89 食べ物の判断

を摂取するためである。「摂取しなさい（食べなさい）」というサインが空腹感である。空腹感は，間脳の視床下部にある摂食中枢と満腹中枢によって感知されている（図2-89）。摂食中枢は，血糖値や視覚・嗅覚の情報，ホルモンを感知し，食べる指令を送り出す中枢で，満腹中枢は同じく，血糖値やホルモンの情報を感知して摂食中枢を抑制する（食べなさいという指令を抑制する）中枢である。ホルモンとしては，胃から分泌される**グレリン**や脂肪細胞から分泌される**レプチン**などが食欲の抑制作用をもつことで知られている。

2 | 食べ物の判断

❶視覚（食べ物を見ること）

食べ物の形や色彩，大きさを感じとる受容器は網膜にあり，視覚情報が網膜に入ると視神経を通り，視交叉から視索を経て，外側膝状体で中継されて後頭葉の視覚野に入り認識される（本節-I-2-1「見る機能」参照）。

❷嗅覚（食べ物のにおいをかぐこと）

においを感じとる受容器は，鼻腔上壁の上皮組織の部位にある。においが受容器を刺激すると嗅神経を通り，大脳皮質に達して認識される。

食べ物という情報は，視覚，嗅覚を使用して大脳辺縁系の**扁桃体**に送られる。扁桃体はその食べ物に対する価値を判断し「おいしそう」などの情動を視床下部へ伝達する（図2-89）。

3 | 食べ物を口に運ぶ

「食べる」際の姿勢や手などの動きはどのようなものであろうか。食べる，すなわち食事をするために椅子に座り，食器を手に持ち，箸で食べ物をはさみ，食べ物を口に運ぶといった食事機能として骨格筋や骨格（関節），神経の役割は大きい。たとえば，右利きのひとが，箸を右手に持ちながらお椀を左手で支え，お椀の中にある食べ物を箸でつまみ上げ

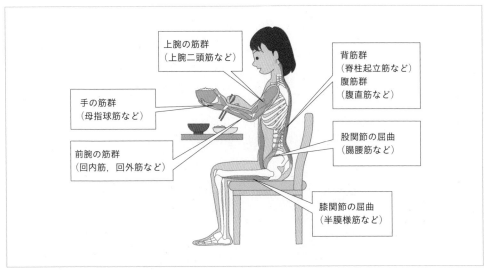

図2-90　食べる動作に必要な骨格筋の例

る動作にも，多くの骨格筋や骨格（関節）がそれに参画している。お椀を持つ左手だけでも，指関節は軽く屈曲し，手関節も背屈している。肘関節も90°以上屈曲し，お椀をテーブルに置いたり，手前に引き寄せるだけでも肩関節が動いている。それぞれの関節につく骨格筋も多数あり，この例だけでも「食べる」という動作に，多数の骨格（関節），骨格筋が関与していることがわかる。それぞれの動作を細かく分析し，そのひとにとってどの動きが可能なのか，どのような援助（自助具の使用など）をすれば「食べる」ことが可能になるのか，正しくアセスメントする力が看護師には求められる（図2-90）。

4 ┃ 食べ物をかむ，味わう

❶口腔

食べ物を摂取するときに最初に働くのが口腔である。口腔とは消化管の最先端の入口を指す。口腔の表面を覆う**粘膜上皮**は重層扁平上皮でできており，口腔内に入る食べ物からの物理的刺激に耐えうる構造をしている。また，口腔には歯，舌，唾液腺が備わっている。

❷歯

食べ物を口に含むとき，食べ物を口腔内に合ったサイズにしなければならない。歯は，食べ物をかみ切って適当なサイズにし，飲み込み（嚥下し）やすいように，さらにすりつぶす役割を担っている。前歯（切歯，犬歯）が前者，奥歯（大臼歯，小臼歯）が後者の役割を担う（図2-52参照）。

❸咀嚼

食べ物をかみ砕き，唾液と混合して嚥下しやすくする運動を**咀嚼**という。咀嚼は，上顎と下顎の間の上下運動のみならず，前後，左右の動きも伴う複雑な運動である。この運動

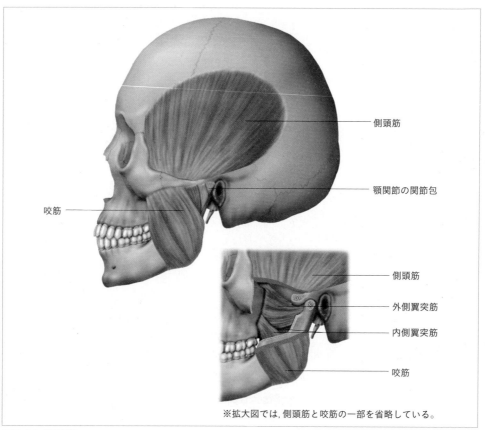

側頭筋

顎関節の関節包

咬筋

側頭筋

外側翼突筋

内側翼突筋

咬筋

※拡大図では，側頭筋と咬筋の一部を省略している。

図2-91 咀嚼筋

によって食べ物をすりつぶし，口腔内に分泌される唾液と食べ物を混ぜ合わせる。

　咀嚼は**咀嚼筋**（咬筋，側頭筋，内側翼突筋，外側翼突筋）によって行われ（図2-91），第Ⅴ脳神経である**三叉神経**の支配を受けている。それぞれの咀嚼筋は，下顎につき，下顎を引き上げ，引き下げることによってその運動に関与している。

❹舌

　舌は味を感じる器官であり，また口の中で食べ物を攪拌する役割をもつ。舌は骨格筋でできており，第Ⅻ脳神経である**舌下神経**の支配を受ける。

❺味覚（味わうこと）

　舌の表面に味を感じる**味蕾**という受容器（感覚情報を受容するセンサー）があり，その中にある味細胞が化学物質の刺激で興奮し，甘い，苦い，塩辛い，酸っぱいなどの味覚を感じとる。味蕾は，舌以外に口腔内や咽頭，喉頭蓋の粘膜にもある。味蕾で味を感じとると，舌の前2/3の領域の味覚情報は第Ⅶ脳神経である**顔面神経**，舌の後1/3の領域の味覚情報は第Ⅸ脳神経である**舌咽神経**を通って大脳皮質に達する（図2-92）。

❻唾液

　口の中の食べ物を飲み込む際に，その滑りをよくするため，また食べ物を消化するため

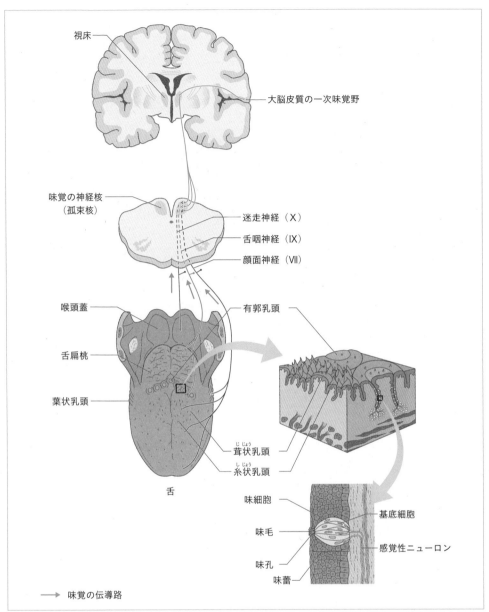

図2-92 舌, 舌乳頭, 味蕾

に口腔内に唾液が分泌される。唾液には**ムチン**という，食べ物にとろみをつけて嚥下しやすくする成分のほか，糖質（でんぷん）を消化する**アミラーゼ**や，脂質を分解するリパーゼなどの酵素が含まれており，唾液は口の中で食べ物と混ぜ合わされ，その後の移送を容易にする。

❼ 唾液腺

唾液を分泌する唾液腺には，**耳下腺，舌下腺，顎下腺**（大唾液腺）があり，それぞれ脳神経に含まれる自律神経の作用によって唾液を分泌する（図2-93）。最も大きい唾液腺であ

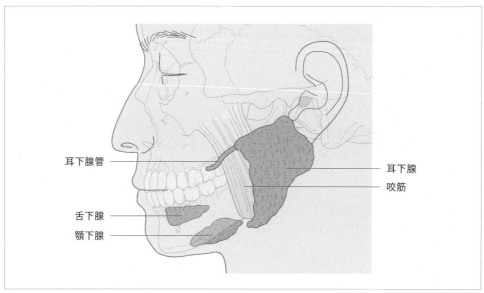

図2-93 大唾液腺の位置

る耳下腺からは酵素を含む漿液性（サラサラした）の唾液が分泌され，舌下腺，顎下腺からは，漿液性の唾液とデンプンを含む粘液性（ネバネバした）の唾液が分泌される。

5 | 飲み込む（嚥下）

口腔内で咀嚼した食べ物を「食べる」の正規のルートで移送する，つまり口腔から咽頭，さらに食道（胃につながる道）へと食べ物を運ぶ動作を飲み込み（嚥下）という。

❶第1相（口腔相）

口腔から咽頭へ食べ物が移送される時期である。食べ物が咀嚼されると，食べ物は舌の上に集められ，軟口蓋に押しつけるような舌の上後方への圧力によって咽頭に送り込まれる。

❷第2相（咽頭相）

咽頭から食道の入り口（食道口）までの食べ物の移送であり，反射による不随意な運動である。食べ物が咽頭に送り込まれると，咽頭後壁，扁桃，軟口蓋，口蓋垂などにある嚥下受容体が刺激され，次のような**嚥下反射**（図2-94）が起こる。

①軟口蓋が挙上し，上咽頭収縮筋が収縮して咽頭と鼻腔との通路をふさぐ。これによって食べ物の鼻腔への逆流を防ぐ。

②両側の口蓋咽頭弓が内側に引き上げられることによって，口蓋咽頭弓が矢状方向に細い間隙をつくり，適度な大きさに咀嚼された食べ物の通路となる。

③喉頭の声帯が強く結合し，喉頭は上前方に牽引され，喉頭蓋が喉頭口をふさぐ。これによって呼吸運動が一時停止し，喉頭への食べ物の誤嚥を防ぐ。

④喉頭の上方向への運動によって食道の開口部が挙上され，引き伸ばされる。同時に上部

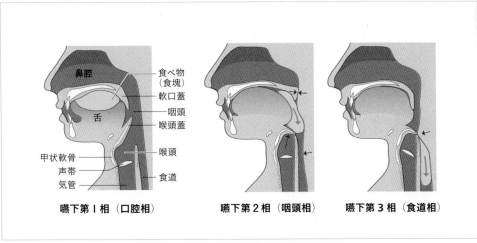

図2-94 嚥下反射

食道括約筋が弛緩して，食べ物が食道へ送られやすいようにする。

⑤上部食道括約筋が弛緩すると同時に，咽頭全体の筋が収縮して早い蠕動波が起こり，中部・下部咽頭筋を通って食道に伝わる。これによって食べ物が食道へ送り込まれる。

⑥食べ物が左右の鎖骨を結ぶ高さを過ぎる時点で，咽頭，喉頭の様々な筋が弛緩し，呼吸が始まる。

　この嚥下反射は，嚥下受容体への刺激が第Ⅴ脳神経である三叉神経と第Ⅸ脳神経である舌咽神経を通って延髄に伝えられ，延髄の嚥下中枢によって調整される。嚥下中枢から咽頭と食道への運動性の情報伝達は，三叉神経，舌咽神経，第Ⅹ脳神経である迷走神経，第Ⅻ脳神経である舌下神経などを介して行われる。

❸第3相（食道相）

　食道から胃までの食べ物の移送であり，不随意な運動である。食べ物が食道に送り込まれると，まず嚥下の第2相において咽頭で始まり食道に広がる蠕動運動によって胃に移送される。蠕動運動の波は，通常，咽頭から胃までの全過程を10秒程度で通過するが，座って食事をすると重力も加わるため，食べ物はそれよりも早く食道下部に達するといわれる。食べ物が胃に向かって下降していくと輪状咽頭筋が食道を閉鎖し，逆流を防止する。

　以上に述べた嚥下機能が正常に発揮されず，食べ物が正規の「食べる」ルートに運ばれなかった結果，食道の前方に並ぶ気道に運ばれる現象を誤嚥という。誤嚥が原因で生じる肺炎を誤嚥性肺炎とよぶ。

▶誤嚥性肺炎　誤嚥の原因として，加齢による咽頭筋群の筋力の低下で，むせこみ（気管へ異物が侵入した際の喀出）ができなくなることがあげられる。その結果，呼吸器末端部へ異物が落ち込み，炎症を誘発する。誤嚥性肺炎は主に2種類ある。胃内容物である吐物や唾液を誤嚥してしまうことで起こる肺炎と，口腔内の常在菌を誤嚥して生じる細菌性の肺炎

である。肺炎の顕著な症状が現れにくい場合も多く（不顕性肺炎），特に高齢者，脳梗塞患者に注意が必要となる。

❹食道

食道は咽頭と胃をつなぐ長い管であり，生理的狭窄部^{きょうさくぶ}を3か所（食道起始部，気管分岐部，横隔膜貫通部）もつ。狭窄部は，食道内を通過する食べ物との間で生じる摩擦係数が上がるため食道壁が狭窄部でない部位に比べ損傷しやすく，食道がんの好発部位として知られる。

6 | 食べ物を消化する

消化とは，食べ物を消化管から体内に取り込めるサイズまで分解するプロセスのことをいう。消化を担う器官について，次に示す（図2-95）。

❶胃

嚥下され胃まで運ばれた食べ物は，ここで機械的に粉砕されたのち，胃液と混和して化学的に消化され，糜粥^{びじゅく}となって胃に続く消化管である十二指腸へ送られる。胃は**平滑筋**でできた袋状の構造であり，横隔膜の左下に位置し，左上腹部の大部分を占める。食道に続

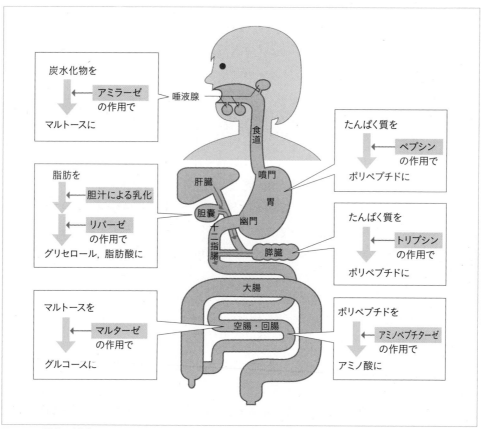

図2-95 消化の過程

く胃の入り口を**噴門**（**部**），十二指腸に続く胃の出口を**幽門**（**部**）という。胃の凸状に彎曲した表面を**大彎**，凹状の彎曲の表面を**小彎**という。胃を構成する平滑筋は，ほかの消化管とは異なり三層構造となっており（外層：縦走筋，中層：輪走筋，内層：斜走筋），胃に運び込まれた食べ物をそのまま通過させずに停留させながら消化する（胃の中で食べ物をこねるように）。

　胃の内壁（胃壁）を裏打ちする上皮は落ち込み，腺（胃底腺，幽門腺）を構成する。腺を構成する上皮細胞の種類によって，壁細胞（傍細胞）からは塩酸と内因子，主細胞からは大量の**ペプシノゲン**，副細胞からは粘液と少量のペプシノゲンがそれぞれ分泌される。幽門部にある幽門腺（粘液腺）からは，ホルモンである**ガストリン**が分泌される。塩酸が分泌液に含まれることによって，胃液の pH は1〜2の強酸性を示す。この胃底腺，幽門腺から分泌される胃液の作用により消化・吸収が行われる。

❷胃液

　胃で産生される胃液には，自身を保護する粘液のほか，たんぱく質を分解する塩酸や，**ペプシン**の前駆物質であるペプシノゲンが含まれる。これによって，胃に到達した食べ物は，たんぱく質分解と殺菌の作用を受ける。

❸十二指腸

　胃に続く消化管である十二指腸は，前方からみるとアルファベットのCの字の形にカーブしており，そのカーブの中に膵臓（膵頭部）を収めている。十二指腸の内側の中央部には，**大十二指腸乳頭**（**ファーター乳頭**）が開口しており，そこから膵臓でつくられる膵液

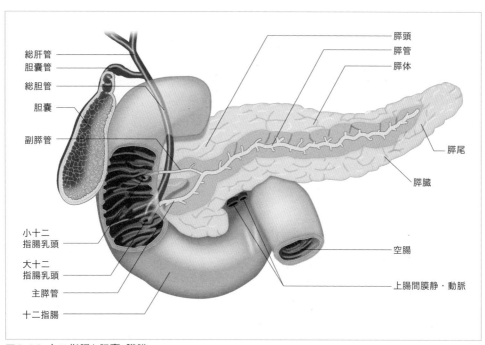

図2-96　十二指腸と胆嚢，膵臓

と肝臓でつくられる胆汁が十二指腸管腔内へ排出される。つまり，大十二指腸乳頭において，膵管を介して膵臓が消化管（十二指腸）とつながり，**胆道**（肝臓で合成された胆汁を十二指腸に輸送する経路）を介して肝臓が同じく消化管（十二指腸）とつながっている。それゆえ，肝臓も膵臓も消化器系の臓器に分類されるのである（図2-96）。

❹膵臓

膵臓は胃の背部，後腹膜腔に位置し，扁平で細長い形をしている。膵臓の右側である膵頭（部）は十二指腸に密着し，膵頭（部）に続く部分を**膵体（部）**，それに続く部位を**膵尾（部）**という。膵臓の実質は，消化酵素に富む膵液を分泌する**外分泌腺**と，インスリンやグルカゴン，ソマトスタチンなどのホルモンを分泌する膵島（ランゲルハンス島）という**内分泌腺**からなる。膵液を消化管（十二指腸）に運ぶ膵管は主膵管と副膵管からなり，主膵管は十二指腸に開口する大十二指腸乳頭（ファーター乳頭）に連結している。

膵臓で産生される膵液は多くの消化酵素を含み，三大栄養素（炭水化物，たんぱく質，脂質）のすべての消化に関与する。

❺肝臓

肝臓は，胸部と腹部を境界する横隔膜を下から裏支えするように位置する大きな臓器である。前述のとおり，大十二指腸乳頭を介して消化管と唯一つながっており，そこから自身が合成した**胆汁**を分泌する。肝臓の主な働きについて表2-15に示す。肝臓は，胆汁を合成するほか，解毒やグリコーゲンの貯蔵，血漿成分の産生（たんぱく質の代謝），脂質の代謝など，あらゆる機能を備えている。血管の塊と別称されるように，血管の分布が密で，類洞（図2-97）という特殊な血液経路をもち，次のような様々な働きを担っている。

（1）糖の代謝

肝臓へ血液によって運ばれた糖（炭水化物）は，**ブドウ糖**（グルコース）に分解され，保存，貯蔵に適した**グリコーゲン**という分子に作り変えられる。必要時，ブドウ糖に再合成され，全身に運ばれる。

（2）脂質の代謝

細胞膜や**ステロイドホルモン**の原料となる**コレステロール**は肝臓で合成される。

（3）たんぱく質の代謝

肝臓では，**アルブミン**や**グロブリン**など，血液の血漿成分となるたんぱく質を合成するほか，ホルモンや消化酵素をアミノ酸を原料として合成する。

表2-15 肝臓の主な働き

糖の代謝（合成や分解）	グリコーゲンの合成・貯蔵，ブドウ糖の血中への放出，糖類のブドウ糖への変換
脂質の代謝	脂肪酸やコレステロールの合成・分解，脂質の水溶化と血液中への放出
たんぱく質の代謝	血液中のたんぱく質の合成，必須アミノ酸からの非必須アミノ酸の合成
ビタミンなどの貯蔵	ビタミン A，B_{12}，D や鉄を貯蔵
胆汁の合成と分泌	胆汁酸，コレステロールなどを含む胆汁を老廃赤血球などを材料に合成
解毒（薬物の代謝）	毒物，薬物，アルコールなどを代謝する

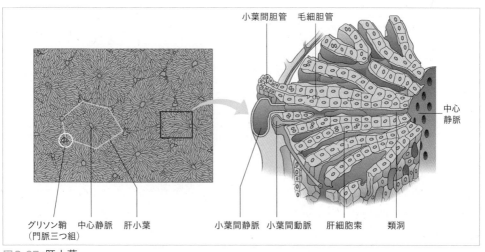

小葉間胆管　毛細胆管

中心静脈

グリソン鞘　中心静脈　肝小葉
（門脈三つ組）

小葉間静脈　小葉間動脈　肝細胞索　類洞

図2-97　肝小葉

（4）胆汁の合成

　肝臓において合成される分泌液であり，主にからだに取り込まれた脂肪の消化にかかわる。胆汁の成分は，胆汁酸塩と，脾臓で合成され門脈によって運ばれてきたビリルビンである。胆囊（たんのう）は肝臓の直下に位置し，肝臓で合成された胆汁を一時貯蔵して，濃度調整（濃縮）を行う袋状の構造である。

❻門脈

　本来，酸素と栄養分を備えた血液（動脈血）は，心臓からそれぞれの臓器にそれらを毛細血管を介して供給した後，臓器から発生した二酸化炭素と老廃物を静脈血中に回収して心臓に戻す。消化管をめぐった静脈血には，二酸化炭素や老廃物と併せて，消化管で吸収された栄養分も含まれている。消化管で吸収された栄養分は，ほかの細胞に届くよう，適切なサイズ・形に合成，すなわち代謝されなければ血流に乗せても作用できないため，心臓に静脈血としてそれらを戻す前に，栄養分の加工場である肝臓に栄養分を乗せた血液を運び込む。その運搬を担う血管を総称して**門脈**といい，胃から肝臓に血液を運ぶ左胃静脈，小腸から血液を運ぶ上腸間膜静脈などが相当する（図2-98）。門脈があることで，肝臓での栄養分の代謝や胆汁合成，解毒が可能となる。内服薬が作用する前に肝臓で代謝される理由は，門脈系の存在にある。

❼三大栄養素の消化

　前述の臓器によって消化される三大栄養素についてまとめてみると，次のようになる。

▶ 糖（炭水化物）の消化　炭水化物は，消化管の中で二糖類（マルトース，スクロース，ラクトース）まで分解され，消化酵素（マルターゼ，スクラーゼ，ラクターゼ）の作用により単糖類（グルコース，フルクトース，ガラクトース）まで分解，吸収される。

▶ たんぱく質の消化　たんぱく質は，胃で分泌される胃酸によって，**ポリペプチド**まで分解される。ポリペプチドは，膵液に含まれるトリプシンによって，より小さいポリペプチ

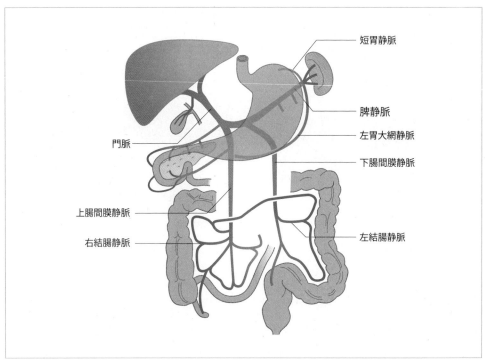

図2-98 門脈系

ドやオリゴペプチドになる。これらは，アミノペプチダーゼの作用を受けて**アミノ酸**となり，吸収される。

▶ **脂質の消化**　脂質（トリグリセリド，脂肪酸，モノグリセリド，グリセロール，コレステロール）は唾液や膵液に含まれる**リパーゼ**によって分解され，吸収される。

7 ｜ 食べ物を吸収する

　消化によって生じた種々の物質は，消化管の粘膜細胞の膜をとおして細胞内に取り入れられ，血行性，リンパ行性に移行する。これを**吸収**という。吸収を担う消化管について次に示す。

❶小腸

　胃に続く消化管を小腸という。小腸は十二指腸，**空腸**，**回腸**の3つの部位からなる消化管である。十二指腸は前述のとおりで，それに続く空腸，回腸は，約5mの長さをうまくコンパクトに腹部に収めている。十二指腸と空腸の境界は，十二指腸空腸曲とよばれる屈曲部によって明瞭であるが，空腸と回腸の境界ははっきりしていない。

　小腸の内壁は**輪状ひだ**（内壁に全周性につくられるひだ）で覆われ，腸管の中を通る内容物（消化の作用を受けた食べ物）との接触面積を広げながら効率よく吸収を行うしくみを備えている。輪状ひだのほか，**絨毛**とよばれる突起を消化管粘膜の表面に多数突出させ，さらには絨毛表面に微絨毛をつくり，内容物との接触面積を広げ，吸収を盛んに行っている。絨

毛の立ち上がりの中に，中心乳び腔というリンパ管が支柱のように位置しており，その周りを**毛細血管**が血管網をつくって取り巻いている（図2-99）。小腸から吸収されるブドウ糖（炭水化物）およびアミノ酸（たんぱく質）は，この毛細血管網によって運ばれ，グリセリンや脂肪酸（脂質）は，中心乳び腔（リンパ管）に取り込まれ，運ばれる。小腸を取り巻くリンパ管が白く濁ったようにみえるのは，そのリンパ管の中に脂質が取り込まれているためである。

❷大腸

　小腸（回腸）と大腸（盲腸）の境界は回腸が大腸に直行する形をとるため明瞭で，その内部には回盲弁が形成され，一度，大腸に移動した内容物が回腸に逆流しないよう弁が機能している（後述図2-101参照）。

　大腸の壁には，半月ひだが形成され，絨毛がない点で小腸と異なっている。大腸では消化作用はなく，水分の吸収が行われる（図2-99）。

　大腸は水分の吸収と粘液を分泌し，体外に排泄される便の硬さを調整している。大腸では栄養分は吸収されない。消化器系臓器としての大腸については，本節−E「トイレに行く（排便する）」を参照されたい。

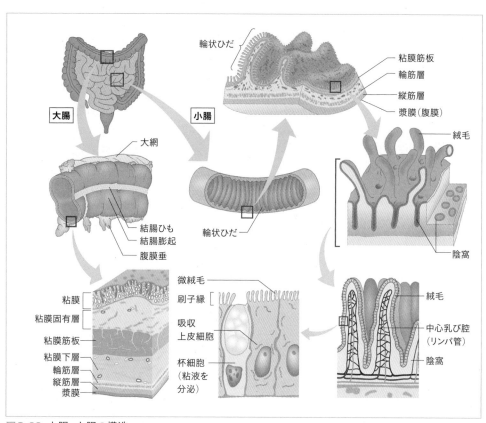

図2-99 小腸・大腸の構造

Ｅ トイレに行く（排便する）

1. ひとにとって「トイレに行く（排便する）」とは

　私たちにとって「排便する」ことは，日頃何気なく行う日常生活行動の一つである。毎日のように食事をし，その後「うんちがしたい！」と思うと，トイレにたどり着くまで排便を我慢する。トイレにたどり着くと，ドアを開け，衣服を下ろして座る準備をし，便器に腰かける。以前は和式便器にまたがって排便をしたが，今ではほとんどの日本人が洋式便器に腰かけ，排便をしているようである。

　私たちは便器に座って初めて直腸にたどり着いた便を出そうとするが，何かのきっかけで「排便する」という一連の流れが滞ることがある。「排便する」ことは，からだに不要なものを出すだけの日常生活行動ではない。便の状態や排便の回数などから，私たちはからだの声を聴くことができる。なぜ便秘をしているのか。なぜ下痢をしているのか。なぜトイレにたどり着くまでに時間がかかるのか，なぜ我慢できないのか。なぜ便意が頻繁に来るのか。そのようなふだんとの違いが，からだの状態を知る手がかりになる。

　「トイレに行く（排便する）」という日常生活行動は，実はとても繊細なしくみで成り立っている。皆さんは，精神的に落ち込んで下痢になった，あるいは便を出すことを我慢していたら便秘になったという経験はないだろうか。腸自体に問題はなくても，精神的な影響や日頃の習慣で排便に影響が出ることもある。高齢になると筋力の低下などから，トイレまで移動し便器に座ることにも時間がかかり，排便することが最大の苦痛になるかもしれない。私たちのからだの中で何が起こっているのか，その声を正確に聴くためには，

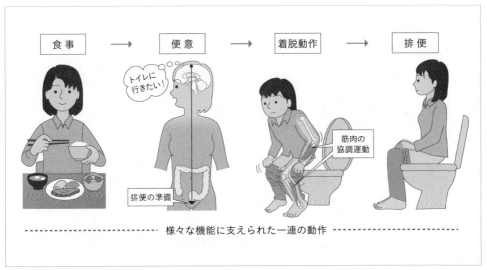

図2-100 ひとにとって「排便する」ということ

「排便する」ことがどのようなしくみで成り立っているのかを知ることが大切である（図2-100）。

2. 「トイレに行く（排便する）」を支える形態と機能

1 │ 便とは何か（便の生成と性状）

　小腸で栄養素や水分を吸収された食物残渣は，大腸でも水分やナトリウムイオンなどの無機物が吸収される。食物残渣も一部が腸内細菌によってさらに分解され，残ったものが便となる。それでも私たちの便の約75％は水分でできており，残りの約25％が固形成分である。固形成分には食物繊維などの不消化成分（食物残渣），細胞の新陳代謝で剝がれ落ちた腸の粘膜の上皮細胞などが含まれているが，固形成分の約30％は腸内細菌やその死骸である。

　便の褐色の色は，ステルコビリンやウロビリンによるものである。腸管に排泄された胆汁の中には**ビリルビン***が含まれる。このビリルビンが，大腸内の腸内細菌によって還元されてウロビリノーゲンやステルコビリノーゲンとなり，さらに空気中の酸素によって酸化されてウロビリンやステルコビリンとなって便の色を構成する。便のにおいの主成分であるインドールおよびスカトール*，硫化水素*なども，腸内細菌の活動によって産生される。

　便を生成する大腸は約1.5mの長さがある臓器で，下腹部の中をぐるっと取り巻くように位置している。大腸は，盲腸（長さ約7cm）・上行結腸・横行結腸・下行結腸・S状結腸・直腸（約15cm）・肛門管（約4cm）からなり，盲腸の先には虫垂（約8cm）がぶら下がっている（図2-101）。

　大腸の腸壁は，内腔から粘膜・粘膜下層・筋層・漿膜の4層でできている。粘膜は円柱上皮で構成されているが，肛門管の途中で重層扁平上皮に変わる。小腸のような絨毛は大腸にはなく，逆に小腸よりも陰窩が発達している（図2-102）。内容物が通過しやすいように粘液を分泌する杯細胞が多いことも特徴である。筋層は2層の平滑筋で構成され，内腔側の輪走筋層と漿膜側の縦走筋層からなる。この縦走筋層の一部が束になって厚くなり，大腸に特徴的な3本の**結腸ヒモ**を形成する。結腸ヒモの収縮によって袋状に隆起した部位を**結腸膨起**（ハウストラ，haustra）という。直腸および肛門管は，便を排泄するしくみに使われる臓器である（図2-103）。肛門管の周囲には**内肛門括約筋**と**外肛門括約筋**が存在し，ふだんは常に収縮して便を直腸内にためている。内肛門括約筋は不随意筋の平滑筋であるが，外肛門括約筋は随意的に動かせる横紋筋である。胃や小腸で消化・吸収された食

---

* **ビリルビン**：ヘモグロビンの代謝産物。ヘモグロビンは赤血球に含まれており，ヘモグロビンが分解されて作られるのが非抱合型ビリルビン（間接ビリルビン）で，これが肝細胞中でグルクロン酸抱合を受けると抱合型となる。胆汁の中に含まれるものは抱合型ビリルビン（直接ビリルビン）である。
* **インドールおよびスカトール**：腸内細菌によってたんぱく質が分解されてできる固体の物質。香料の成分としても使われる物質。
* **硫化水素**：腸内細菌によってたんぱく質が分解される過程で産生されるガス。

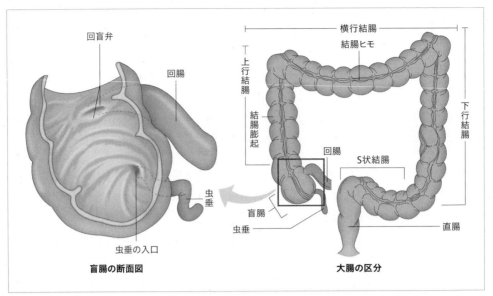

図2-101 大腸の構造

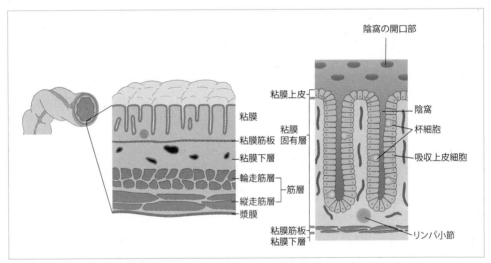

図2-102 大腸の腸壁の構造

物残渣を含む液状の腸内容物は，小腸（回腸）から**回盲弁**（バウヒン弁）を通って盲腸に移動する。回盲弁は，腸の内容物が大腸から小腸へ逆流することを防止している。図2-104は，大腸内を通るときの便の性状を表している。内容物は，結腸を通過するときに水分や無機物などが吸収され，直腸にたどり着くまでに固形の便となる。まず，盲腸にたどり着いた内容物は上行結腸を通過しながら液状〜半液状となり，横行結腸を移動しながら，さらに粥状〜半粥状となる。半粥状となった内容物は下行結腸を移動しながら半固形となり，直腸にたどり着いたときには固形の便となっている。

　摂取した食物が小腸や大腸を通過する時間によって，排泄される便の性状は変わる。通過時間が早いほど水分が吸収されないため便は柔らかくなり，場合によっては水のような

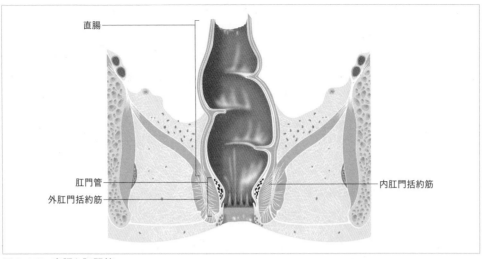

図2-103 直腸と肛門管

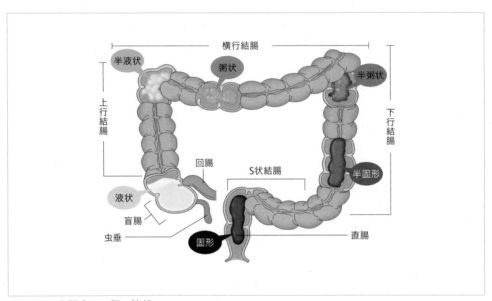

図2-104 大腸内での便の性状

液体状で排泄される。通過時間が遅いと結腸で吸収される水分の量が多くなるため, 便は硬くなる。

2 便意を感じ, 便を排出する (便意と便の排出機能)

　前述のように, 小腸で消化・吸収された食物は大腸を移動しながら便となる。便が直腸まで移動すると, まもなく体外へ出ることになる。便が直腸から体外に出るときに通過するのが肛門管であり, 肛門管が開いて便が出てくる場所が肛門である。「うんちが出そう!」という感覚を**便意**といい, 便意は便を出す準備が整ったという合図なので, このタ

イミングでトイレに行くと便を出すことができる。しかし，便意を感じても出すことを我慢するという選択もできる。私たちは肛門管を意図的に締めることで，トイレまで排便を我慢することができる。ここでは，どのようなしくみが働いて便が大腸内を移動するのか，直腸にたどり着いた便がどのようにして肛門から排出されるのかを解説する。

▶ 便が大腸内を移動するしくみ　大腸は主に2種類の運動を行っている（図2-105）。盲腸にたどり着いた液状の腸内容物は，結腸の**蠕動運動**によって腸内を移動しながら水分や無機物を吸収されて便となる。また，**分節運動**によって腸内容物を混和しながら粘膜への接触回数を増やし，水分などの吸収を促している。腸には「腸神経系」とよばれる独自の神経系が存在する。この腸神経系は腸液（大腸では粘液）の分泌を促し，平滑筋による消化管の運動を調節している。たとえば，大腸壁が伸展するとその刺激が腸神経系に伝わり，腸壁の筋層を収縮させる。

　腸神経系は独立して腸に指令を与えているが，自律神経による調節も受けている。交感神経は結腸の蠕動運動と腸液分泌を抑制し，副交感神経はそれらを促進させる。

　盲腸から横行結腸までの範囲，下行結腸から肛門管までの範囲は，それぞれ異なる交感神経が調節している。副交感神経として，盲腸から横行結腸までの範囲を迷走神経（第Ⅹ脳神経）が，下行結腸から肛門管までを第2仙骨神経から第4仙骨神経で構成される骨盤内臓神経が調節している。

　通常よりも強い蠕動運動を**大蠕動**といい，1日に数度しか起こらない。大蠕動によって便が直腸に移動すると，便意を感じると同時に**排便反射**が起こる。食後の大蠕動は**胃結腸反射**によって起こる。食物が入って胃が拡張すると，胃壁の伸展刺激が契機となって結腸の大蠕動が起こる。この反射は自律神経を経由して結腸に伝わる。

▶ 肛門から排出されるしくみ　結腸の大蠕動によって直腸に便がたどり着いても，通常は肛門管が閉まっているため，すぐに便が出ることはない。肛門管には2種類の筋肉が存在する。不随意筋である平滑筋の内肛門括約筋と，随意筋である横紋筋の外肛門括約筋であ

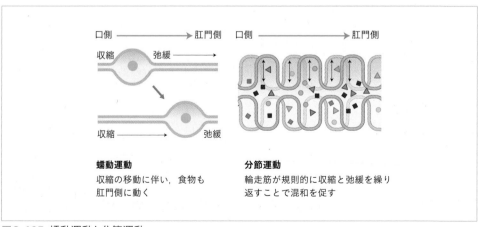

図2-105 蠕動運動と分節運動

る。通常は両方とも収縮しているため，肛門管は閉まっている。便意と排便反射のしくみは図2-106のようになっている。

①便によって直腸内圧が上昇（50mmHg前後）して直腸壁が伸展する。

②その信号は求心性の副交感神経である骨盤内臓神経を経由して仙髄（S2～S4）に伝わる。この信号によって仙髄内で排便反射（**直腸－直腸収縮反射**と**直腸－内肛門括約筋弛緩反射**）が生じ，内肛門括約筋が弛緩する。

③②と同時に信号は，さらに脊髄を上行する。大脳皮質に到着した情報が認識されて処理されることで，私たちは便意を感じる。

④便を意図的に出そうとすると，大脳皮質からの命令が脊髄を下行し，仙髄（S2～S4）から出ている体性運動神経の陰部神経を介して外肛門括約筋を弛緩させる。すると肛門管が開き，便を肛門から外へ出すことができる。便意を感じていても便を出さずにいられるのは，大脳皮質からの命令によって意識的に外肛門括約筋を収縮させているからである。

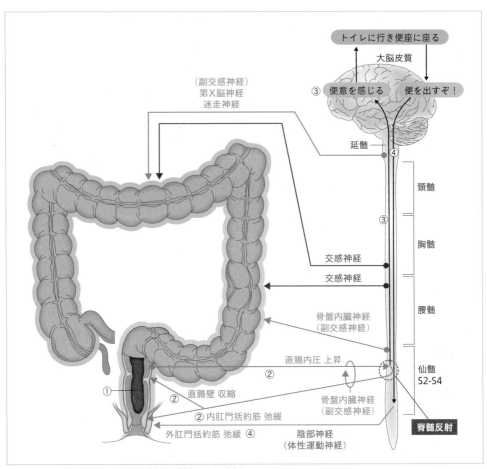

図2-106 便意と排便に関する結腸と神経系の連係

私たちはトイレに行き排便するときに，どのような動作をしているだろうか。次の①～⑥の行動をとることができれば，人の手を借りずに自立的に排便できるだろう。

①トイレまで移動する

②トイレの便器に座る（トイレで立位・座位をとる）

③衣服や下着の上げ下ろしをする

④いきむ

⑤便を意図的に出す

⑥トイレットペーパーを取り，おしりを拭く

「排便する」という日常生活行動を行うためには，これだけの動作が必要になる。次項「トイレに行く（排尿する）」についても①～③および⑥は同じといえる。また，⑤のしくみについては前述のとおりである。

では，これらの動作をするために必要なからだのしくみは何だろうか。どのような筋肉や神経が連係して，自立して排便することができるのだろうか。ここでは，排便するために必要な動作のうち，②～④および⑥について主要な筋肉とその支配神経について述べる。

②トイレの便器に座る（トイレで立位・座位をとる）（図2-107，108）

トイレの便器に座るためには，立位から座位にならなければならない。また，排便の後は座位から立位になる必要もある。まず立位をとるときは，まっすぐな姿勢を維持するた

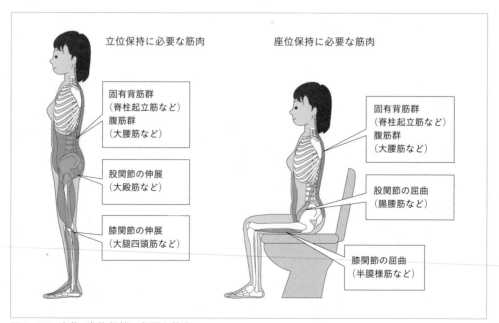

図2-107 立位・座位保持に必要な筋肉

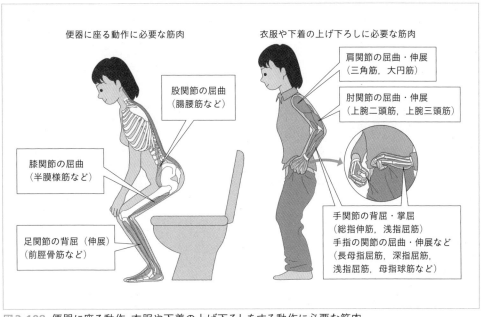

便器に座る動作に必要な筋肉

股関節の屈曲
（腸腰筋など）

膝関節の屈曲
（半膜様筋など）

足関節の背屈（伸展）
（前脛骨筋など）

衣服や下着の上げ下ろしに必要な筋肉

肩関節の屈曲・伸展
（三角筋，大円筋）

肘関節の屈曲・伸展
（上腕二頭筋，上腕三頭筋）

手関節の背屈・掌屈
（総指伸筋，浅指屈筋）
手指の関節の屈曲・伸展など
（長母指屈筋，深指屈筋，
浅指屈筋，母指球筋など）

図2-108 便器に座る動作，衣服や下着の上げ下ろしをする動作に必要な筋肉

めに固有背筋群（脊柱起立筋など）・腹筋（大腰筋など）が働くほか，股関節の伸展（大殿筋：下殿神経）や膝関節の伸展（大腿四頭筋：大腿神経）をさせる筋肉・神経が働く。

座位を維持するのに必要な筋肉は，固有背筋群・腹筋・腸腰筋である。特に，股関節の屈曲にかかわる腸腰筋（腰神経叢・大腿神経）は，座位の状態を保つために重要である。膝関節の屈曲には半膜様筋（脛骨神経）がかかわる。さらに，座位から立位になるとき，股関節を伸展させる大殿筋，膝関節を伸展させる大腿四頭筋が働く。

③衣服や下着の上げ下ろしをする（図2-108）

排便前には着衣や下着を下ろし，排便後には下ろした着衣を上げて身支度を整える。このとき，私たちは中腰になることが多い。このとき働く筋肉は，「②トイレの便器に座る」のように，姿勢を維持するための固有背筋群，腹筋である。股関節・膝関節では，必要な角度で中腰を保つために腸腰筋，半膜様筋が働いている。このとき足関節は背屈（伸展）する必要があるため，前脛骨筋（深腓骨神経）が働く。衣服の着脱には上腕を使うため，肩関節・肘関節・手関節・手指の巧緻な運動がかかわる。衣類の着脱は複数の関節，複数の動きが組み合わさった複雑な動きである。

④いきむ

ふだんは内肛門括約筋と外肛門括約筋が収縮していることで，便が肛門管から出ないようになっていることは前述のとおりである。それ以外に，肛門管と直腸がなす角度（**直腸肛門角**）も重要である（図2-109）。この角度はふだん約80〜90°である。ところが，排便時にいきんで腹圧をかけると，直腸肛門角が鈍角（一説には165°以上）になり，便が肛門管へ移動しやすくなる。

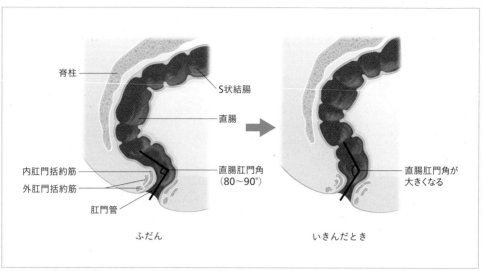

図2-109 直腸肛門角

⑥トイレットペーパーを取り，おしりを拭く

　排便後におしりを拭くとき肩関節・肘関節・手関節・手指の関節が複雑に連動して「おしりを拭く」という行動を実現している。トイレットペーパーを取るのにも，肩関節，肘関節・手関節・手指の関節が連係して機能している。それぞれの関節にかかわる筋肉と支配神経については，「③衣服や下着の上げ下ろしをする」を参照してほしい。

F トイレに行く（排尿する）

1. ひとにとって「トイレに行く（排尿する）」とは

　からだの中の水分と電解質，栄養などを一定にするために，ひとは食べたり飲んだりすることで，必要なものを取り入れる。そして不要なものを外界に排出していく。

　その不要な水分をからだの外に出していくしくみが「トイレに行く（排尿する）」ことである。ひとの「排尿する」という日常生活行動は，子どものときは親に介助してもらうことで成立する行動であるが，大人になると後始末まで自分一人で行う，他者に見られたくないプライベートな行動で，自立と尊厳が尊重された行動でもある。また，落ち着いた場所で落ち着いた気持ちでないと，満足感のある排尿が成立しないというデリケートな行動でもある。

　この章では，上述のようなひとに特有な意味をももった「排尿する」という日常生活行動のしくみを説明する（図2-110）。

おならの正体

　生活のなかで，「おならをする」こともまた日常である。おならは，英語で fart（farting）や gas といわれ，日本では幼児語で「ブー」や「ぷー」というが，英語では「poopee（プービー）」などという。

　このおならの正体は何なのか。排便と排尿の話を本書で説明するのであれば，「おなら」についても形態機能的な知識としてお伝えしたい。

　おならの研究は多々なされており，なかでも NASA の研究が有名である。おならは，1日に3～40回程度も体外に勢いよく排出されており，気体量として1日に200～2500mL と幅がある。気体であるおならは，約75％が生活のなかで飲み込んだ空気である。残りの25％が食物を消化する過程で発生したガスであり，小腸から分泌される腸液や，大腸の腸内細菌が発生させている。ガスの種類には，窒素，二酸化炭素，水素，メタンなどの無臭の気体と，食事内容によって変わる有臭の気体がある。たとえば腐った卵の臭いは硫化水素，犬の糞のような臭いはインドール，魚のような臭いは，トリメチルアミンという有機化合物が発生した場合であり，そのような無数の有機化合物が混ざって，個別性のあるおならの臭いが誕生している。

　このように，ひとのおならは，そのひとオリジナルの臭いと考えれば，看護師ならば，他者のおならを嫌なものととらえるのではなく，非常に興味深い，情報収集しがいのある観察項目であるととらえてよい（図）。

　おならは何かと恥のように取り扱われているが，からだの中に取り込んでしまった空気，体内で発生した気体であることから，からだの外に排出したほうが良い。でないと腸内が緊満になるほか，我慢しすぎると「げっぷ」として口から排出されたり，おなら臭の呼息になったりする。最悪な場合は大腸憩室症の原因にもなる。おならは，その場のマナーに応じて，適時，排出する方が望ましいだろう。

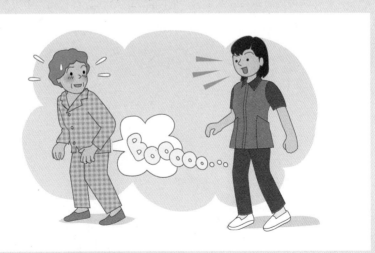

図　重要な観察項目であるおなら

参考文献
・Calloway, D.H., Murphy, E.L.：Intestinal hydrogen and methane of men fed space diet, Life Sci Space Res, 7：102-109, 1969.
・ステファン・ゲイツ著，関麻衣子訳：おならのサイエンス，柏書房，2019.

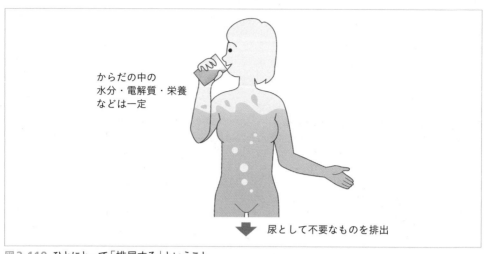

からだの中の
水分・電解質・栄養
などは一定

尿として不要なものを排出

図2-110 ひとにとって「排尿する」ということ

2.「トイレに行く（排尿する）」を支える形態と機能

尿は腎臓に入った血液から，腎臓の内部で大まかな濾過作用によって尿の原型となる水分が分離されたのち，さらに排出すべき成分や水分量を調整することで生成されている。

1 │ 尿は腎臓で作られる

腎臓は，からだの左右にある，小さな暗赤色のソラマメに似た形の器官である（図2-111）。からだの表層からみた場合，肘関節の高さ付近が腎臓の中央部分に相当する位置にあり，脊椎を基準に考えた場合には胸椎の一番下（第11〜12胸椎），腰椎よりも少し上

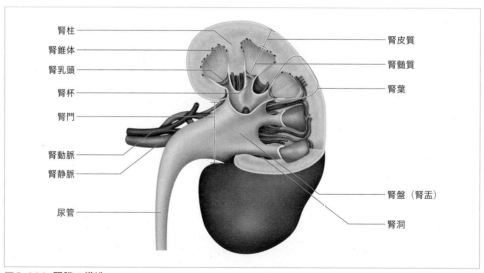

腎柱
腎錐体
腎乳頭
腎杯
腎門
腎動脈
腎静脈
尿管

腎皮質
腎髄質
腎葉
腎盤（腎盂）
腎洞

図2-111 腎臓の構造

に位置することになる。腎臓は左右に2つある臓器だが，腹部の右側には肝臓があるため，右腎は左腎よりもやや低い位置にある。

2 | 血液から尿が作られる過程

前述のように，腎臓は血液をもとに尿を作り出している。まず，赤い血液から尿のような透明の液体がどのようにできるのかを説明する（図2-112）。

腎臓には，大動脈から分岐した**腎動脈**とよばれる血管が流入している。この腎動脈は腎臓内で**葉間動脈，弓状動脈，小葉間動脈，輸入細動脈**へと細かく分岐していく。輸入細動脈は**糸球体**という組織へ流れ込む。糸球体は名前のとおり，糸が丸まったような構造をしており，輸入細動脈は**糸球体毛細血管**とよばれる，非常に細い血管になる。糸球体毛細血管には無数の小さな穴がフィルターのような構造として空いており，強い圧力で血液がこのフィルターに押しつけられることによって，フィルターをとおれる成分は外に出ていき，とおれない成分は血管内に残る。圧力をかけフィルターをとおして成分の分離を行っていくことを**限外濾過**とよぶ。

濾過という現象自体は，コーヒーフィルターを使ってコーヒーを入れるのに似ている。つまり，コーヒーフィルター内のコーヒー豆に上からお湯をかけることで，コーヒーの成分が豆から抽出され，フィルターをとおしてその成分とお湯だけがコーヒーカップに落ちていく現象である。糸球体で行われている限外濾過は，強い圧力をかけながらこの濾過を行うことで，より素早い分離を可能にしている。この原理から考えると，糸球体毛細血管内の血圧が下がるようなことが起きた場合，フィルターにかかる圧力が低下してしまうので，分離する能力が落ちてしまう。

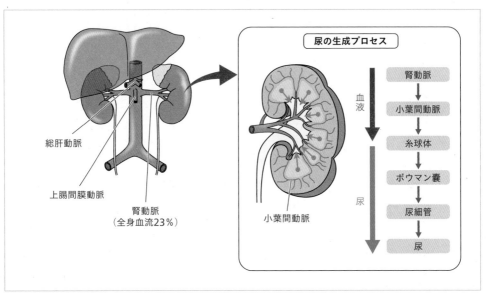

図2-112 血液が尿になっていくプロセス

フィルターの目より小さい成分はとおることができ、大きい成分はとおることができない。それでは、どのような成分がフィルターをとおして血管の外に出ていくかといえば、水分、窒素などを含む代謝産物、栄養素、電解質などがあげられる。一方、出ていかない成分としては、たんぱく質や赤血球、白血球、血小板などがある。また、このフィルターがマイナスの電気を帯びている（荷電）ため、同じマイナス荷電の物質は通過しづらい。たとえば、アルブミンという物質はフィルターの穴より小さいが、マイナスに荷電しているため、通常は通過できない。こうしたことから、血液を赤くみせている赤血球はフィルターを通過しないので、尿は透明な液体として出ていくことになる。このフィルターをとおして血管の外に出てきた液体は**原尿**とよばれ、**ボウマン嚢**という受け皿にためられ、最終的にからだの外へ排出される尿の元となる。また、この糸球体とボウマン嚢を合わせて**腎小体**とよぶ。

3 | 原尿は再吸収を経て、からだの外に出る尿となる

濾過した水や電解質、栄養素を含む原尿をそのまますべて尿として排出してしまうと、からだの中の水分や電解質、栄養素を過剰に失い続けることになってしまう。電解質、栄養素は、代謝と体内の恒常性維持にとって重要なものであり、失い続けることはからだにとって不都合である。そのため、腎臓では原尿から再び必要なものを回収するとともに、不必要なものを原尿に混ぜてからだの外へ排出するというシステムをもっている。この作業が行われている場所が**尿細管**とよばれる部位である（図2-113）。

尿細管では、必要なものを原尿から回収する**再吸収**という作業と、不必要なものを原尿に混ぜてからだの外へ排出する**分泌**という2つの作業が行われている。この尿細管は、原尿がとおっていく順番に、**近位尿細管**、**ヘンレのループ**（ヘンレ係蹄）、**遠位尿細管**とよばれる3つの部位に大別され、最後に**集合管**となり、コップ状の腎杯という部分へ流れ込む。その後、腎杯にたまった尿が合流し、**腎盂**（盂という字はお椀という意味）に流れ込み、その後、**尿管**から腎臓の外へ排出されていく。

4 | 尿細管で再吸収と分泌を行う

❶近位尿細管

糸球体で血液から生成された原尿は、まず近位尿細管をとおる。近位尿細管では、原尿に排出された重炭酸イオンの多くが再吸収され、また、グルコース、アミノ酸、ビタミンのほぼすべてが血管内へ戻っていく。重炭酸イオンは、体内の恒常性維持に重要な pH を決定するイオンであり、近位尿細管での再吸収が行えなくなってしまうと、体内が酸性に傾く**アシドーシス**となってしまう。

❷ヘンレ係蹄

近位尿細管をとおった原尿は、次に**ヘンレ係蹄**をとおる。ヘンレ係蹄はヘアピンのような形をしており、下行する部分と上行する部分に分かれる。下行する部分は**ヘンレ係締下**

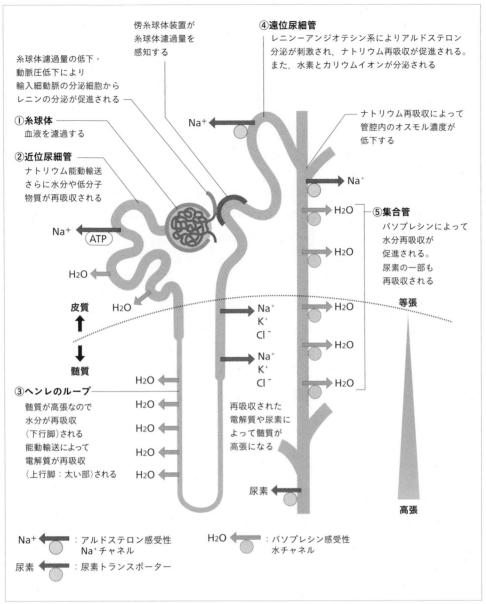

①**糸球体**
血液を濾過する

②**近位尿細管**
ナトリウム能動輸送
さらに水分や低分子
物質が再吸収される

糸球体濾過量の低下・
動脈圧低下により
輸入細動脈の分泌細胞から
レニンの分泌が促進される

傍糸球体装置が
糸球体濾過量を
感知する

④**遠位尿細管**
レニン-アンジオテシン系によりアルドステロン
分泌が刺激され，ナトリウム再吸収が促進される。
また，水素とカリウムイオンが分泌される

ナトリウム再吸収によって
管腔内のオスモル濃度が
低下する

⑤**集合管**
バソプレシンによって
水分再吸収が
促進される。
尿素の一部も
再吸収される

③**ヘンレのループ**
髄質が高張なので
水分が再吸収
（下行脚）される
能動輸送によって
電解質が再吸収
（上行脚：太い部）される

再吸収された
電解質や尿素に
よって髄質が
高張になる

皮質

髄質

等張

高張

Na^+ ：アルドステロン感受性
Na^+チャネル

尿素 ：尿素トランスポーター

H_2O ：バソプレシン感受性
水チャネル

Na^+　Na^+　H_2O　Na^+ K^+ Cl^-　尿素　H_2O　ATP

図2-113 原尿の生成と尿細管の再吸収

行脚とよばれ，ここでは原尿がとおる際に，周囲の浸透圧が高いため主に水分が再吸収されていく。この現象は，漬物を作る際に，高い塩分濃度の塩や，ぬか，味噌に野菜を漬けると，浸透圧の差から水分が抜けていくことと似ている。ヘンレ係締下行脚をとおった原尿は水分が減った状態となるが，水分以外のイオンなどは減っていないので，高い浸透圧の濃縮された尿となる。その後，上行する部分である**ヘンレ係締上行脚**を尿は通過していくが，ここでは主に塩化ナトリウム（NaCl）が吸収され，水分は再吸収されない。これによって，一度は濃縮され高い浸透圧となった尿であるが，NaCl が抜けることで，結果と

して元の濃度の尿に戻っていくことになる。このようにヘンレ係締では，浸透圧を巧みに使い，水分，NaClを吸収している。

❸遠位尿細管

遠位尿細管では，ナトリウムイオン（Na$^+$）を吸収するとともに，カリウムイオン（K$^+$）や水素イオン（H$^+$）を尿中へ分泌する。H$^+$は体内の恒常性維持に重要なpHを決定するイオンであり，遠位尿細管での分泌が行えなくなってしまうと，体内が酸性に傾くアシドーシスとなってしまう。

❹集合管

集合管は，ほかの糸球体で作られた原尿と，その後，尿細管で再吸収された尿が文字どおり集合する管であり，最終的に集合管においても，Na$^+$の再吸収とカルシウムイオン（Ca^{2+}）の尿細管分泌とともに，水分の再吸収が行われている。

---

5 | 尿は多く出るときもあれば，少しだけ出るときもある

原尿は1日に約150L前後作られ，尿細管で原尿の99％前後を再吸収し，血管内に戻しており，1日に出る尿は1000〜2000mLとなる。それでは，1日の尿量が多い日と少ない日は，どのように決まるのだろうか。これまでの生活の経験から，水をたくさん飲んだ日はトイレで排尿する回数が増えたり，夏の暑い日に水を飲まずに運動などをしていると，トイレで排尿する回数が減った経験はないだろうか。このような尿量の調節は，**アルドステロンや抗利尿ホルモン**（バソプレシン）などのホルモンによって行われている。

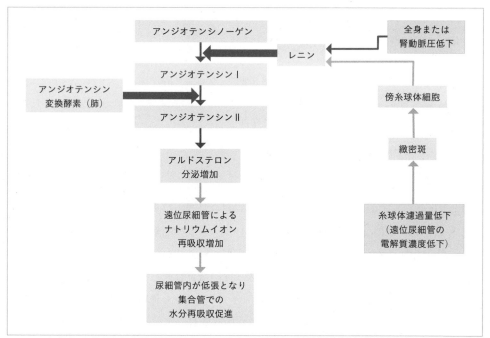

図2-114 レニン－アンジオテンシン－アルドステロン系（RAA系）による体液量調節

アルドステロンは遠位尿細管に作用し，Na^+の再吸収を促進することによって，水分の再吸収や尿量の調節を行っている。アルドステロンの分泌量が増えることによって，水分の再吸収が促進され，排出される尿量が減少する。アルドステロンの分泌は，本章-Ⅱ-B「恒常性維持のための流通機構」で示されているように，血圧低下に対して腎臓がレニンを分泌することにより**アンジオテンシンⅡ**が生成され，副腎皮質の**アルドステロン**の分泌が促進されるという**レニン-アンジオテンシン-アルドステロン系（RAA系）**の働きで調整されている（図2-114）。

また，細胞外液の浸透圧を**視床下部**で感知し，**下垂体後葉**から抗利尿ホルモンが分泌される。抗利尿ホルモンは水の再吸収を調節する作用があり，細胞外液の浸透圧が高いと抗利尿ホルモンが血中に分泌され，集合管で水の再吸収を促進する。

集合管における水の再吸収は，この抗利尿ホルモンの働きに依存しており，集合管で尿を濃縮し，最終的な尿量を調整している。

6 │ 尿をためて，排出する

腎臓内で作られた尿はどこにためられ，そして，ひとはどのように尿を出したいと思い，トイレで排尿しているのだろうか。本項では，尿の貯蔵および意識して排出することについて説明していく。

❶ 尿をどこでためるのか？

腎臓で生成された尿は，**尿管**という腎臓と膀胱を結ぶ管をとおして膀胱へ運ばれる。約25～30cmの長さである尿管は，平滑筋という筋肉でできており，腎臓から膀胱の方向へ**蠕動運動**とよばれる筋肉の収縮運動を繰り返すことによって，尿を膀胱へ移動させている。**膀胱**は，骨盤の恥骨の後ろに位置する，平滑筋でできた袋状の器官であり，尿を貯蔵する機能がある。膀胱に尿が貯留すると，膀胱がもつ伸縮性によって，徐々に大きくなり，約500～1000mLの尿を貯蔵することができる。

尿が尿道をとおり抜けてからだの外へ出るためには，筋肉で閉じられている2箇所をとおり抜けなくてはならない。まずは，膀胱と尿道の境目にある**内尿道括約筋**（平滑筋）をとおり抜ける必要がある。この内尿道括約筋は，尿がとおらないときに尿道を閉鎖し続けている。さらに尿は，内尿道括約筋をとおり抜けた後に，**外尿道括約筋**（横紋筋）をとおり抜ける必要がある。

内尿道括約筋と外尿道括約筋は名前が似ているが，内尿道括約筋は意図して動かすことができない平滑筋（不随意筋）であり，外尿道括約筋は意図的に動かすことができる横紋筋（随意筋）である。この点で，排尿する際に異なる役割をもっている。

この内尿道括約筋と外尿道括約筋の2つの部位をとおり抜けた尿は，尿道から体外へ排出される。男性と女性では生殖器の形が異なることから，尿道の長さが異なる。女性の尿道は約3～4cmであるのに対し，男性は約20cmである。尿が外に出る部位である外尿道口の位置も男女で異なり，女性は肛門と外尿道口が近い。また，女性は尿道も短いため，

外尿道口から細菌が逆行して尿道へ侵入して膀胱で炎症が起こる**膀胱炎**が生じやすい。

❷ ためた尿をどうやって出すのか？

　尿が膀胱に貯留しても，膀胱から尿道への出口である内尿道口では内尿道括約筋が通常は収縮しているため，自然に尿が出るということはない。それでは，尿はどのように内尿道括約筋と外尿道括約筋をとおることができるのだろうか。

　尿意と排尿のしくみについて，順を追ってみてみよう（図2-115）。

①膀胱では**交感神経（下腹神経）**が膀胱壁を弛緩させ，内尿道口周囲の内尿道括約筋を収縮させている。

②膀胱内に尿がたまり膀胱内圧が上昇すると，膀胱壁が引き伸ばされてくる。約400mL程度の尿が膀胱にたまると，膀胱内圧が急激に上昇する。

③この膀胱壁が引き伸ばされる信号は，**副交感神経（骨盤内臓神経）**を経て**仙髄（S₂〜S₄）**にある**膀胱反射中枢**に伝わる。この信号によって仙髄内で排尿反射が生じ，内尿道括約筋が弛緩する。

④膀胱壁が引き伸ばされているという信号は，③と同時に脊髄を上行し，大脳皮質に到着する。すると，この情報が認識・処理されることで，私たちは**尿意**を感じる。

⑤尿を意図的に出そうとすると，大脳皮質からの命令が脊髄を下行し，仙髄（S₂〜S₄）から出ている，体性運動神経の**陰部神経**を介して，外尿道括約筋を弛緩させる。すると，外尿道口が開き，尿を尿道から体外に出すことができる。

　こうした一連の神経伝達が起き，大脳皮質から命令することによって，ひとは意識的に

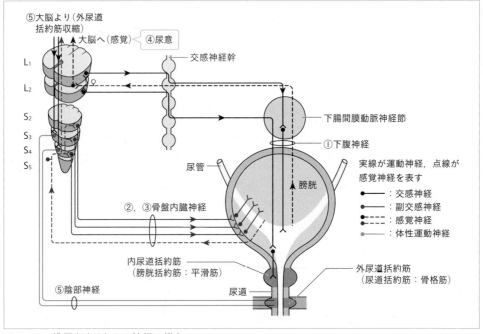

図2-115　排尿をするための神経の働き

好きなタイミングで排尿することができる。

7 | 排尿をするための動作

　前項において，トイレに行き排便するとき，どのような動作をしているかについて述べた。排尿するときも基本的には同様の動きで行っている。しかし，性別により泌尿器の形状が異なることから，男性においては立位で排尿することが多々ある。これは，排便時にはとらない姿勢であり，排尿をする際に特有の動きである。

　立位で排尿するためには，①トイレまで移動する，②トイレの前で立位をとる，③衣服や下着の上げ下ろしをする，④尿を意図的に出すという4つの行動が必要となる。

　この立位での排尿という一連の行動には，どのような筋肉や神経が連携してかかわっているのだろうか。ここでは，排尿するために必要な動作のうち，②③の行動をとる際に必要な筋肉などについて述べる。

②トイレの前で立位をとる

　立位で排尿するためには，排尿を始める前から終えるまでの間，立位をとり続ける必要があり，真っ直ぐ立位をとり続けることにかかわる筋肉・神経が重要となる（図2-116）。

　立位を維持するために必要な筋肉としては，上半身では背部の**脊柱起立筋**，そして腹部にある**腹直筋**が重要である。また，骨盤周囲の**腸腰筋**と**大殿筋**が拮抗して働くことによって，骨盤の位置を保つことができる。

　また，自分が立位をとっているという視覚的な情報も重要であるとともに，からだのそれぞれの関節の屈伸状態の感覚が**脊髄後根**を伝わり，自分の姿勢を認識・維持することができており，これは**位置覚**とよばれている。筋肉の動きだけでなく，これらの視覚と位置覚が自身のからだの位置に関する情報をフィードバックしていることで，排尿中も姿勢を崩すことなく維持し続けることができる。

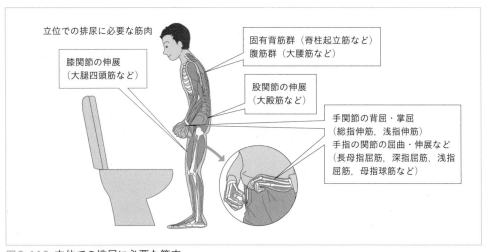

図2-116 立位での排尿に必要な筋肉

③衣服や下着の上げ下ろしをする

　立位で排尿する場合は，座位で排尿する場合と異なり，衣服の上げ下げはほぼズボンの
ファスナーの上げ下げのみの動作となる。しかし，全体の動作は少ないながらも，手指で
は，より細かな動作が必要となってくる。主に，肩関節・肘関節・手関節・手指の巧緻な
運動がかかわる。肩関節の屈曲・伸展としては三角筋および大円筋（三角筋：腋窩神経，大
円筋：肩甲下神経），肘関節の屈曲・伸展としては上腕二頭筋および上腕三頭筋（上腕二頭
筋：筋皮神経，上腕三頭筋：橈骨神経），手関節の背屈・掌屈としては総指伸筋，浅指屈筋（総
指伸筋：橈骨神経，浅指屈筋：正中神経）の運動が重要となる。特に，指先の長母指屈筋，深
指屈筋，浅指屈筋，母指球筋が，ファスナーの上げ下げという動作には重要となる。

Ⓖ お風呂に入る，身だしなみを整える

1. ひとにとって「お風呂に入る，身だしなみを整える」とは

　私たちにとって「お風呂に入る」ことは，様々な意味をもつ。からだ全体の皮膚の垢を
落とし，清潔を保持することと，皮膚や毛髪の新陳代謝を促すことは大きな意味をもつ。
垢は悪臭を伴う場合もあり，不快感や自尊心にも影響するであろうから，これらの解消は
社会的な意義も大きい。

　また，衣服を脱ぎ，からだへの物理的な締めつけを解くことで開放感を得られるほか，
自身のからだを視認し，触ることで，皮膚の上から全身の異常を察知することも可能であ
る。さらに，夏の暑い盛りには，汗を流して爽快感を得ることができるし，寒い冬には，
冷えたからだを温める効果がある。学校や仕事，外出先で緊張を強いられた1日の終わり
には筋肉をほぐし，気持ちをリラックスさせることも期待できる。洗浄料の選択やアロマ
オイルの使用によってリラックスの効果を高めることもある。

　また，ときには公衆浴場や温泉地で家族などと一緒にお風呂に入って，からだを洗い合
い，触れることや触れられることが刺激となり，互いの心地よさを感じ，人間関係の形成
に大きな役割を果たすこともある。

　一方，「身だしなみを整える」ことには，爪や耳垢の手入れ，毛髪を整えひげを手入れ
すること，洗顔や着衣を整えたり化粧をすること，なども含まれ，社会に自分を適応さ
せ，他者への配慮を行うことであり，場合によっては社会で自分を表現するための1つの
手段となる。

　このような多様な意味をもった行動を行うためには，触っている感覚や触られている感
覚，かゆみ，温度のような外界の刺激を受け取り，それを適正に大脳へ送り感覚を成立さ
せることが不可欠である。その外部刺激の受容器をもっているのは，からだの中で最大の
面積をもつ皮膚にほかならない。本項では，お風呂に入る，身だしなみを整えるという行
動において最も重要な皮膚について，また，その動作を主として担っている上肢の構造と

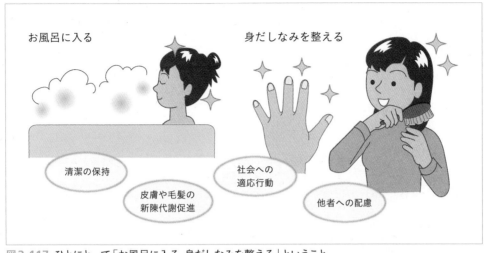

図2-117 ひとにとって「お風呂に入る, 身だしなみを整える」ということ

機能について説明する（図2-117）。

2.「お風呂に入る, 身だしなみを整える」を支える形態と機能

1 皮膚と毛髪（髪の毛と体毛）, 爪

　成人の皮膚は, 全表面積1.5 〜 1.8m²もあり, 皮膚だけで体重の16％を占める人体最大の構造である。機能的には, からだの表面を覆い, 物理的・化学的刺激に対してからだの内部を守っており, 外界の様々な刺激を受容し, 余分な体熱を放散するなど体温調節の働きも有する。皮膚には毛, 爪, 汗腺, 脂腺などが付属しており, それぞれの構造と機能, またその細胞の入れ替わり（ターンオーバー）について理解することが重要となる。

❶皮膚の構造

　皮膚は, **表皮, 真皮, 皮下組織**の3層からなっている（図2-118）。表皮は上皮組織であり, 真皮や皮下組織は結合組織である。皮膚の厚さは部位によって異なるが, 足底や手掌などの外から物理的刺激が強く頻回である部位は厚くなっている。

　最外表に位置する表皮は, 重層扁平上皮からなるが, 表層より角質層, 淡明層, 顆粒層, 有棘層, 基底層と, 細胞の性状の異なる層に分かれている。最深層の**基底層**は1層の細胞層である。その上の有棘層は, 多面体で細胞どうしが互いの, 棘のような形状の細胞突起でつながり合った構造をしている。その上の数層は扁平で, 染色すると顆粒が観察されるため顆粒層とよばれる。この上には, 染色されにくい明るい層として淡明層がある。最表層の**角質層**では, すでに死んでしまった扁平な細胞が層をなし, 順次垢として剝がれ落ちる。手掌や足底の皮膚以外には淡明層はみられない。これら表皮の細胞は**ケラチノサイト**（角化細胞または角質産生細胞）とよばれ, **ケラチン**というたんぱく質を産生しながら, 最深層の基底層から表層の角質層に向かって分化していき, 形状を変化させている。

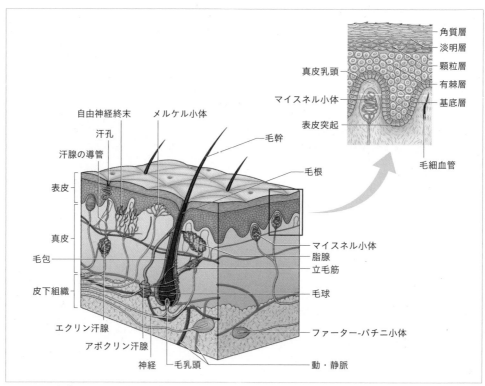

図2-118 皮膚およびその付属器官の断面

　基底層で生まれた細胞が，角質層まで移行してケラチンに富んだ垢として剝がれ落ちるまでが皮膚のターンオーバー時間であり，およそ15〜30日といわれている。

　表皮の主体はケラチノサイトであるが，これ以外に**メラノサイト**（メラニン産生細胞），**ランゲルハンス細胞**，メルケル細胞という3種類の細胞が存在している。メラノサイトは基底層に存在しており，**メラニン**という褐色〜黒色の色素を産生し，ケラチノサイトに分配している。メラニンは紫外線に対するバリア機能として重要な生体防御の意味をもち，同時に，人種による肌の色を決定するものでもある。ランゲルハンス細胞は有棘層に散在しており，侵入または発生した異物を貪食し，真皮に移動してリンパ管に入り所属リンパ節まで移動し，Tリンパ球に抗原提示をすることで獲得免疫という生体防御機構を発動させる。メルケル細胞は基底層に存在し，後述する自由神経終末に接していて，メルケル小体（図2-118）を形成し外界の機械的刺激を伝える。

❷汗腺と脂腺

　汗を分泌する外分泌腺を**汗腺**という。汗腺には，全身に存在する**エクリン汗腺**と，腋窩，外陰部，外耳道，眼瞼など特定の部位にのみ存在する**アポクリン汗腺**がある（図2-118）。いずれも真皮の深層から皮下組織の表層に終末部があり，エクリン汗腺は直接皮膚表層に開口し，アポクリン汗腺は毛包の上部，脂腺のやや上部に開口する。

　エクリン汗腺は，水分に富む透明で低張な汗を分泌している。成分としては，わずかな

ミネラルのほか尿素や重炭酸ナトリウム，乳酸，ピルビン酸，プロテアーゼ，プロテアーゼ阻害成分，抗菌ペプチドなどが含まれており，その pH は弱酸性である。アポクリン汗腺から分泌される汗は，有機物を多く含んだ粘稠性で無臭のものであるが，分泌後にこの有機物が皮膚表層の細菌に分解されて不快なにおい（腋臭）が生じる。

脂腺（皮脂腺ともいう．図2-118）は脂質に富んだ物質を分泌する腺で，腺房の細胞が脂肪滴を含んだ細胞に変化して，細胞自体が死んで剝がれ落ち分泌が行われる全分泌の形態をとる。多くは，後述する毛包の上部に開口するものであるが，直接体表に開口する独立脂腺もある。独立脂腺は，眼瞼や乳頭，口唇などにある。脂腺からの分泌物は皮脂といい，毛の表面を滑らかにするとともに，汗と一緒になって表皮表面を潤し，乾燥防止と耐水性の維持に役立っている。

❸ 表皮の生体防御機能

角質層は，扁平な死んだ細胞で構成される15〜30層にもなる層で，互いの結合は保持されて耐水性があり，外界からの重要な物理的バリアの役割を担っている。

ひとは，出生前の胎内では原則無菌状態で成長するが，出生する際は産道で，出生後には環境中の微生物にさらされる。微生物の一部が，皮膚や粘膜，腸管内で**常在細菌叢**を形成しており，表皮表層では表皮ブドウ球菌をはじめとするブドウ球菌属やミクロコッカス属，プロピオニバクテリウム・アクネス（アクネ菌）などがみられる。これら以外の一般の細菌にとっては，表皮の pH，汗腺からの塩分や抗菌物質，プロテアーゼなどは生育に不利であるため定着できないが，前述の微生物にとっては生育にあまり影響がなく，細菌叢を形成することができる。ひとにとって，これらの常在細菌叢は病原菌の定着を防ぐ効果があり，共生状態を保っている。しかし，いったん角質層のバリア機能が破られてしまうと，これらの細菌は疾患の原因となり得るため，皮膚を正常に保つことや，常在細菌叢が増殖しすぎないよう適度に洗浄することが重要である。

❹ 毛の分布や性状

毛は，毛髪のような硬いものから，うぶ毛のような柔らかいものまであるが，いずれも表皮が落ち込み変形してできたもので，皮膚から生えている（図2-118）。外から見えているところを**毛幹**といい，皮膚の中に埋まった部分を**毛根**という。毛根は，表皮の落ち込んだ部分に相当する毛包に包まれていて，毛包の先端は皮下組織にある毛球という構造となっている。毛は，毛球の内側の細胞が増殖して角化することで作り出され，成長する。

頭部には約10万本の毛（頭髪）が生えているとされ，紫外線や外傷から頭部を保護する役目を果たしている。頭髪は少しずつ2〜5年伸び続け，毎日約50本の毛が失われている。一方，からだ全体では睫毛（マツゲ），鼻毛，耳毛のような体内への異物の侵入を防いでいるものがあり，皮膚表面では異物の付着防止にも役立っている。毛包と真皮の表層を結ぶような**立毛筋**という平滑筋があり，交感神経の支配を受けて収縮し，毛を立ち上がらせると「鳥肌が立つ」状態となる。寒冷刺激の際の交感神経興奮では，立毛筋の収縮が起こり，毛を立てる。これは哺乳類にみられ，体表に空気の層をつくって保温効果を出すも

のであるが，体表の毛があまりない人間にとっては，この意味をなしていない。

❺ 爪の構造や性状

爪は，指の末端部の背側の表皮が変化してできた半透明の硬い板である。指先に力を入れたり，物をつかんだり，床を踏みしめたりするなどの外力がかかった際に，指の変形を防ぎ保護する働きがある。爪が整えられていないと，指先を使う作業や下肢を使った動作をする際に傷害が起こりやすい。

爪の外から見える部分を**爪体**（爪甲）といい，皮膚に埋まって見えないところを**爪根**という（図2-119）。爪体や爪根は表皮の角質層に相当する。爪体と爪根の境界で白くなった部分を，その形から爪半月という。爪根の最深層部は表皮が折れ曲がった構造になっていて，爪母基という。この基底層のケラチノサイトが分裂・増殖し，角化することで爪が生まれ，1日に約0.1mm伸びている。爪体の下面にある爪床は，さらに下層の真皮と強く結合している。

❻ 皮膚の感覚

皮膚に存在している感覚受容器には機械受容器，温度受容器，化学受容器，侵害受容器があり，この受容器において外界から受け取った刺激が，脊髄にある**感覚神経**を通って**視床**に達し，さらに**大脳皮質**に投射され各感覚を引き起こす。機械受容器には，**ファーター・パチニ小体**，**マイスネル小体**，メルケル小体などがあり（図2-118参照），**触覚**（触，圧，振動）を感知する。温度受容器，化学受容器，侵害受容器は自由神経終末で構成され，温度，痛覚，かゆみ（搔痒感）を感知する。

皮膚には触・圧覚に敏感な部位（**触点**，**圧点**）があり，鼻や指にはその数が密に存在し，大腿部には少ない。また，皮膚には**冷点**と**温点**があり，温点は顔面や手指にやや多く冷点は鼻に多い。温点に比して冷点のほうが多く，これらは触点，圧点に比してかなり少ない。痛みには，皮膚の痛み（表在痛）と関節や筋などの深部組織の痛み（深部痛）があるが，皮膚の痛覚が特に敏感なところを**痛点**といい，これは触点，圧点に比して密度が高く，刺激に対して順応せず，むしろ閾値が低下することがある。

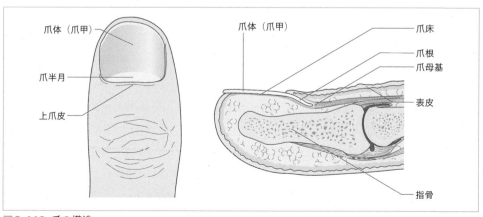

図2-119 爪の構造

❼ 皮膚表面の汚れと洗浄

　皮膚表面の汚れは，角質層の垢や汗，皮脂成分，環境の塵埃，常在細菌の死骸などからなり，特に毛髪の間には汚れや塵埃が蓄積されやすい。たんぱく質や油分がその汚れの主体であることから，一般的には弱アルカリ性の洗浄料が使用されるが，汚れの下にある表皮や毛もたんぱく質でできていることや，皮脂の皮膚保護作用を考慮して，洗浄料を十分に泡立て摩擦が起きないように洗浄し，洗浄料が残らないよう，よく洗い流すようにする。

2 ｜ 寒暖を調節する

❶ 体温調節機能

　私たちのからだの**核心温度**は，外気温がいかに変動しようと，各臓器の活動に重要な酵素が最も働きやすい36〜37℃に調節されている。

　身体各所の温度を感知するのは，**温度受容器**および自由神経終末である。からだの表層の温度は，皮膚と粘膜にある温度受容器（**温受容器**と**冷受容器**）によって感知される。温受容器は，皮膚温30〜45℃では活動電位発射の頻度を上げて反応し，高温域では反応しなくなる。一方，冷受容器は，40℃から約25℃まで皮膚温度が低下するに従って，活動電位の発射頻度が上昇するが，それ以下では同じ反応となる（図2-120）。からだの内部の温度知覚機能は，視床下部，延髄，脊髄，骨格筋，骨，肝臓などに散在している。これらから集められた温度情報は，体温調節中枢である**視床下部**に集められ，視床下部であらかじめ設定された**セットポイント**（**基準温度**）と差異が生じている場合に，その差を埋めるための調整が行われる。

❷ 入浴動作と体温調節機能

　入浴は，体温の変化を生じさせる場面に溢れている。冬など脱衣所が寒い場合，さらに衣服を脱ぐことで，寒冷刺激が全身の皮膚の温度受容器で感知され，視床下部に伝えら

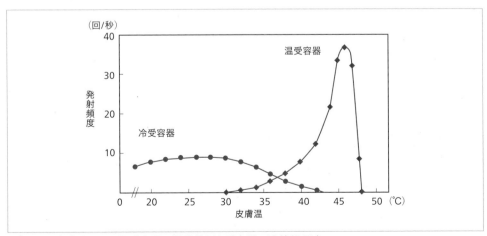

図2-120　皮膚温による温受容器の温線維と冷受容器の冷線維反応

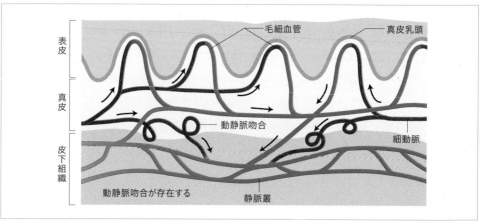

図2-121 皮膚の循環系

れ，体温調節機構が働く。つまり，視床下部のセットポイントより体温が低くなった場合は，**交感神経**（図2-33参照）が活性化し，皮膚血管を収縮させ，手足の皮膚などで発達する**動静脈吻合**（図2-121）も閉じ，皮膚血流が低下して，**皮膚からの熱放散**を防ぐ。交感神経刺激は，骨格筋や心筋への血流を増加させ，**褐色脂肪組織**での熱産生や副腎髄質ホルモンである**アドレナリン**や**甲状腺ホルモン**の分泌を促し，体温を上昇させる。骨格筋も運動神経の反射で自発的に**ふるえ**（収縮する）といった不随意運動を行い，熱を産生して体温を上昇させる。

　交感神経は，体温調節を行うとともに，心拍数や血圧を上げるため，高血圧や心疾患のある患者には，寒冷刺激が皮膚で感知されないように，部屋をあらかじめ温めておく工夫が求められる。

　入浴のため温まった浴室に入り，温かい湯をかけ，湯船に浸かると，または温かいシャワーを浴びると，温熱刺激を全身の皮膚そのほかの温受容器が視床下部に伝え，セットポイントより体温が高かった場合の反応が起こる。すなわち皮膚血管が拡張し動静脈吻合が開き，皮膚表層への血流が増加することで熱放散を促進する。また**発汗**を促し，汗が体表で蒸発する際の**気化熱**により，さらに熱放散を亢進させ，体温を低下させる。

　入浴を終え，脱衣所に戻った際の室温調節の重要性は，前述のとおりである。また素肌に水が付着した状態では，その水の気化熱のため体温を奪われ寒冷刺激となる可能性があるため，即時に拭き取ることも重要なケアとなる。

3 ｜ 湯船につかる

　入浴は，湯船に浸かることで皮膚表面だけではなく体内にも温熱効果が加わり，その温受容器から温熱刺激が視床下部に伝えられ，全身の皮膚血管が拡張することになる。これにより**体循環が亢進**し，全身の細胞に酸素や栄養素を渡してその代謝を亢進させ，組織での二酸化炭素や老廃物の排出を促し，肝臓や腎臓などでの代謝を進めることで，疲労回復

が期待できる。ただし，湯船やシャワーの温度が42℃以上になると，交感神経が興奮し心拍数増加や血管の収縮により血圧の上昇を招くため，血流量の増加を期待したいのであれば，また高血圧や心疾患のある患者には，湯温は38～40℃とすることが好ましい。

湯船の中で水中に入った腹部，殿部，下肢などは，その水の深さに応じて（深ければ深いほど）**静水圧**という圧力を受け，水圧で縮み，内臓や骨格筋に柔らかい圧力がかかる。これは，各部の**静脈**や**リンパ管**をも圧迫し，静脈還流やリンパ管の流れを促す。つまり，マッサージ効果が期待できる。一方，呼吸器や心機能に障害のある患者が胸部まで湯に浸かることは，腹部への静水圧で横隔膜が挙上しているうえに，胸郭の動きが圧迫されて呼吸や心拍出が抑制されやすいことから，注意が必要である。

水中では**浮力**が生じ重力をあまり感じなくなるため，からだを支える各筋肉の緊張がなくなり，またその中枢である脳の負担も低減する。前述の血管拡張やマッサージ効果も合わせて，**リラックス効果**を得ることができる。さらに，好みの香りのオイルなどを使うなどして，リラックス効果を高めることも可能である。

4 ┃ お風呂に入る，身だしなみを整えるための動き

入浴は，衣服を脱いで入浴後に着衣するまで❶～❺のような様々な動作を含む。実際の入浴では体幹や下肢，頭部の動きも重要であるが（図2-122），ここではそれぞれの動作について，上肢の動きに限定して説明する。

❶衣服を脱ぐ

▶ **手指の運動**　脱衣の動作には手の筋を巧みに使う（図2-123）。手の筋には母指を動かす母指球の筋群（正中神経支配），小指を動かす小指球の筋群（尺骨神経支配），中手骨間にある虫様筋や骨間筋があり（尺骨神経支配），母指をほかの4指と向かい合わせ，物をつかむよう

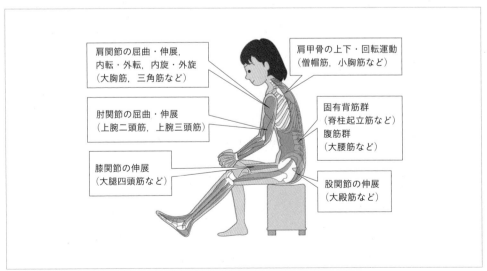

肩関節の屈曲・伸展，
内転・外転，内旋・外旋
（大胸筋，三角筋など）

肩甲骨の上下・回転運動
（僧帽筋，小胸筋など）

肘関節の屈曲・伸展
（上腕二頭筋，上腕三頭筋）

固有背筋群
（脊柱起立筋など）
腹筋群
（大腰筋など）

膝関節の伸展
（大腿四頭筋など）

股関節の伸展
（大殿筋など）

図2-122　お風呂に入る動作に必要な筋肉

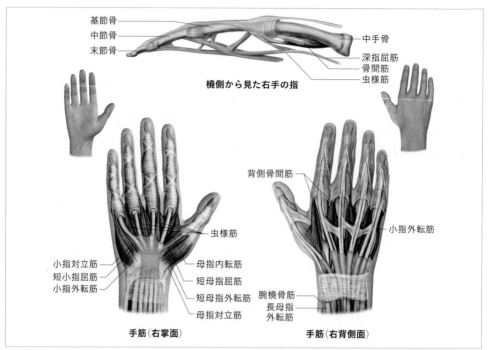

図2-123 手の筋と腱

な，**対立**という動きができる。これにより巧妙に衣服のボタンやファスナー，ひもなどをつかんだりはずしたりすることが可能になる。また，第1指（母指）には基節骨と末節骨の2つの指骨が，母指以外の第2〜5指にはそれぞれ基節骨・中節骨・末節骨の3つの指骨が，**中手指節関節**と**指節間関節**を形成しており，これらの屈曲・伸展は衣服を握ったり離したりする動きを行う。母指〜第5指を屈曲させる筋群はおおむね**正中神経**支配（一部は**尺骨神経**支配）で，伸展させる筋群は**橈骨神経**支配である。これらは前腕にありながらも，指の屈曲・伸展と内転・外転にかかわっている。

　このような手の動きを円滑にするために，手首の角度を各動きに適するように合わせる必要がある。手根骨の近位の骨は橈骨や尺骨の遠位端と**橈骨手根関節**を形成しており，これは楕円関節であるため，掌屈（屈曲）・背屈（伸展）や橈屈（外転）・尺屈（内転）の前後左右の動きが可能となっている。手首を屈曲させる長掌筋（正中神経支配），屈曲させ外転させる橈側手根屈筋（正中神経支配），手首を屈曲させ内転させる尺側手根屈筋（尺骨神経支配）がある。手首を伸展し外転する長・短橈側手根伸筋，手首を伸展し内転する尺側手根伸筋は，いずれも橈骨神経が支配している。

▶ 肩・肘の運動（図2-69，124）

　また，手の位置を脱衣のために適する位置に移動させ，衣服を把持した手を動かして衣服をからだから離すために，上肢を動かす**肩関節**や**肘関節**の運動と，前腕の動き，そしてその連動が必要となる。

　肩関節は肩甲骨の臼状の**関節窩**と**上腕骨頭**によって形成される**球関節**で，屈曲・伸展，

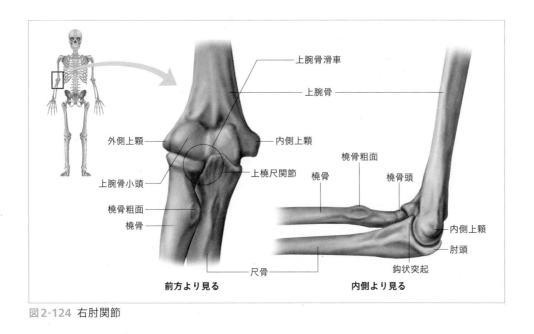

図2-124 右肘関節

内転・外転，内旋・外旋を組み合わせて上腕を多方向に動かすことを可能にしている。肩関節の動きとして，**僧帽筋**（副神経支配）は，肩甲骨に上下や回転の運動をさせる強力な筋で，**肩甲挙筋**，**大菱形筋**，**小菱形筋**は肩甲骨を内上方に引き上げる。**広背筋**（胸背神経支配）は上腕を内転・内旋・伸展させることができる。**大胸筋**（内側・胸筋神経支配）は上腕を内転・内旋させることができる。**小胸筋**や**前鋸筋**も肩甲骨を動かす。**三角筋**（腋窩神経支配）は上腕の外転を強力に行い，収縮部位によっては屈曲や伸展も行う。**棘上筋**，**棘下筋**，**大円筋**，**小円筋**などが上腕の内転・外転や内旋・外旋にかかわり，肩関節の運動を調整している。

蝶番関節である肘関節が前腕の屈曲・伸展を可能にしており，屈曲は上腕の**上腕二頭筋**や**上腕筋**（いずれも筋皮神経支配），前腕の**腕橈骨筋**が主となって行い，伸展は**上腕三頭筋**（橈骨神経支配）が行う。前腕には**橈骨**と**尺骨**が**上橈尺関節**と**下橈尺関節**により上端と下端両方で関節を構成していて，これが**車軸関節**となり**前腕の回内・回外**の運動を可能としている。前腕の回内は前腕の円回内筋や方形回内筋（いずれも正中神経支配）が行い，回外は上腕二頭筋や回外筋（橈骨神経支配）が行う。

❷シャワーや水栓を開ける

水栓のカランやレバーなどを把持したり回したりする際も，**❶**で述べた手の動きが必要で，手を適切な位置に動かし維持するには上肢全体の連動した動きが必要となる。

❸手桶などに湯を汲みからだを流したり，シャワーの湯をからだに当てたりする

手桶を把持するために，**❶**で述べた手の動きが必要であり，湯を汲むためには前腕の回内・回外の動きと，湯で重くなる手桶を把持し続け，流すのに適切な位置に動かして，適度な流量でからだに湯を流すための上肢の連動した動きが必要である。シャワーでも水圧

のあるシャワー栓を把持し，適切な位置に動かしてからだに当てて流すための上肢の連動した動きが必要である。また，湯の流れに沿って手を当てるなどすることで，湯で皮膚を十分に濡らし，温熱効果を高める働きもする。

❹洗浄料を手やタオルに取り泡立て，からだや髪を洗浄する

洗浄料をタオルなどに取って，それを泡立てるために，タオルを擦り合わせるなどの動きでは，上肢全体の動きが必要となる。洗髪では，指を適度に屈曲させた状態で維持し，頭皮の上に当てながら，上肢全体の力を作用させることで，頭皮をマッサージするように洗浄することができる。洗った後には❸と同様に湯を流して泡を流す。

からだを洗うには，泡を作ったタオルをからだに沿わせて動かすため，肩関節や肘関節の大きな動きが必要となる。タオル以外のものを使うことで把持のための力を少なくしたり，からだに沿わすための動きが小さくて済むなど，楽に洗浄する工夫が可能である。

❺湯船に入って湯に浸かり，湯船から出る

湯船の大きさや高さにもよるが，主として下肢の動きを使って湯に浸かる動作をする。浴室は床が濡れているため滑りやすいので，下肢の動きを助けるために，手を浴槽の縁につけて上肢全体で補助的にからだを支える。このとき，肩関節や肘関節，手首の関節をゆっくり安定的に連動して動かす。湯船から出るときも同様である。

湯船を出た後は，濡れたからだを拭ったり新しい下着や衣服を身につけるが，その動きはすでに説明したものと同様である。このように，すべての動作で上肢のすべての動きが関係している。多くの動作でその体位の維持のために体幹や下肢の関節や筋肉の動きが基本となっていることはいうまでもない。

Ⓗ 休息する，眠る

1. ひとにとって「休息する，眠る」とは

「休息する，眠る」とは，からだを休め，からだやこころの活動が休止して無意識の状態になることをいう（図2-125）。ひとにとって，休息すること，眠ることは，ふだん意識せずに行っている日常生活行動であるが，ささいなことで影響を受けやすい繊細な側面もあり，何かのきっかけで，悪夢を見たり，不眠症になったりすることもある。また，からだの疲労を解消するためにも重要な行動であることから，眠りや休息のためのグッズ（布団や枕など）も非常に大切にされている。休息や眠りの時間が短いことと罹患との関係も問題視されるほどである。

程度の差はあれ，ひとはだれもが休息をとり，眠りに入る。この「休息する，眠る」を行うからだのしくみはどのようなものであろうか。

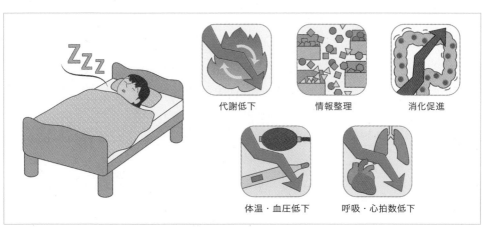

図2-125 ひとにとって「休息する，眠る」ということ

2.「休息する，眠る」を支える形態と機能

1　休息したり，眠っている間の生命維持

　脳の領域には，脳活動を低下させて睡眠する領域と，生きている間まったく睡眠しない領域がある。一生睡眠をとらない脳領域は脳幹である。この領域には，循環中枢や呼吸中枢など重要な機能を有する延髄，瞳孔反射や姿勢調節反射（立ち直り反射，前庭動眼反射など）に関係する中脳など，生命を維持する領域が集まっている。視覚や聴覚の情報を大脳に伝える視床以外，決して眠ってはならない。もし脳幹が眠ってしまったら，心拍や呼吸は停止してしまう。また，海馬（かいば）などが存在する大脳辺縁系も，食欲などの生存本能に関係するために眠らない領域である。

　それに対して，思考や言語，記憶などの高次脳機能に関係する大脳皮質は，人間を人間らしくする最も重要な領域であるため，睡眠をとって休息しなければならない。

2　眠ることは，サーカディアンリズムと体内時計に関係している

❶サーカディアンリズム

　ほとんどすべての動物の睡眠と覚醒のリズムは，サーカディアンリズム（概日リズム）（図2-126）とよばれる24〜25時間の周期で保持されている。このリズムは体内時計または生物時計とよばれる機構によって調節され，その調節には視床下部の**視交叉上核**（しこうさじょうかく）が関係している。

　からだの中の環境（体温や血中ホルモンレベル）は一定の水準に保たれているが，1日の間にその範囲内で絶えず変動している。全身の細胞機能は，それぞれ約25時間の周期（**内因性リズム**）で変動しているが，各細胞のリズムは，視床下部の**振動中枢**からの刺激によって同調しており，さらに太陽光や気温などの**同調因子**によって24時間周期となる。

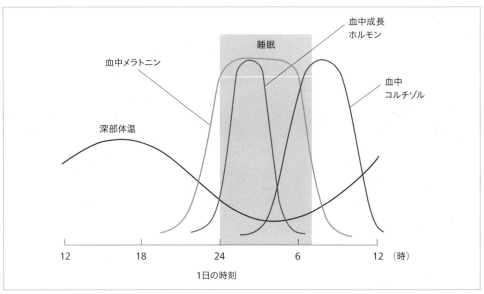

図2-126 サーカディアンリズムの時間的秩序

❷体内時計

　前述のとおり，サーカディアンリズムの基本は，視床下部の視交叉上核にある体内時計である。眼の網膜に光（太陽光）が入ることで視交叉上核が刺激され，体内時計がリセットされる。その情報は，下垂体や松果体に伝えられる。

　下垂体は，体内環境を調節する様々なホルモンを分泌する。網膜からの光情報によって，脳下垂体前葉ホルモンである副腎皮質刺激ホルモン（ACTH）の分泌を促進し，副腎皮質ホルモン（コルチゾル）が分泌される。また，夜間は松果体から睡眠に関係したホルモンである**メラトニン**が分泌されるが，光情報によって分泌が抑制されることで，すっきりとした目覚めを得ることができる。

3 ｜ 蓄えたグリコーゲンは眠っている間に代謝される

　ひとは寝ている間に，食事から栄養素を吸収し，肝臓に貯蔵されているグリコーゲンを生きるためにブドウ糖に変化させて消費している。

　日中の活動時には交感神経活動が亢進しているが，睡眠時や休息時には副交感神経活動が亢進する。心拍数の減少や血圧が低下するのに対して，消化管などの平滑筋は収縮し，肝臓ではグリコーゲン合成が行われる。

　肝細胞はグルコースを出し入れできる非常に特殊な細胞で，肝臓のグリコーゲンは**血糖値の調整**に用いられる。血糖値が低下すると，膵臓のランゲルハンス島にある α 細胞から分泌されるグルカゴンの信号で，グリコーゲン合成酵素の作用が抑制されるとともに，グリコーゲン分解酵素の**ホスホリラーゼ**が活性化され，グリコーゲンはグルコース6-リン酸（G6P）に変化する。さらに肝細胞には，G6P をグルコース（ブドウ糖）とリン酸に分解

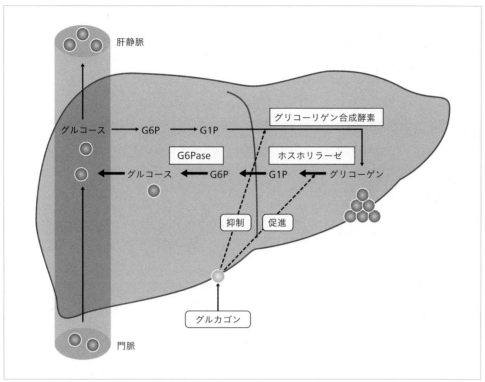

図2-127 空腹時の血糖調整

するグルコース6-ホスファターゼ（G6Pase）が存在するため，その作用によって遊離されたグルコースが血液中に放出される（図2-127）。

4 | 休息と眠りは，免疫を高める

　睡眠はからだや脳を休めて疲労を回復させる作用がある。また，睡眠中は成長ホルモンの分泌量が増加し，これは免疫にも関係している。免疫には自然免疫と獲得免疫があるが，睡眠は，生まれつきからだに備わっている自然免疫を高める作用がある。睡眠時間が短いと風邪を引きやすくなるともいわれており，ウイルス感染を予防して健康を保持するためには，自然免疫力を高める必要がある。そのために重要なことは毎日，規則正しく睡眠を取ることである。

5 | 脳は眠りで休息をとりながら，情報の整理を行う

　休息時や睡眠時は，基本的に大脳皮質の活動は抑えられている。脳の活動状態は脳電図（脳波）で他者が目視することができる。

❶脳活動と脳波
　神経細胞の集合体である大脳皮質の活動状態を頭皮上の電極から記録したものを**脳電図**といい，脳波とよばれている。ひとの脳波は，ドイツの精神科医ハンス・ベルガー

（Berger, H.）によって，戦傷患者の頭蓋骨欠損部の硬膜上から初めて記録され，1929年に発表された。

一般に，大脳皮質が活動している状態では**低振幅速波**（β波），活動が低下している状態では**高振幅徐波**（δ波）がみられる。

意識レベルの異なる状態で，脳波の特徴的なパターンが記録でき（表2-16，図2-128），安静閉眼時には後頭部を中心に8〜13Hzのα波がみられるが，開眼や暗算などによって脳を活動させるとα波は消失し，低振幅速波の覚醒脳波であるβ波に変化する。脳波は，てんかんのような特別な状態を除き，病気の直接の診断には使用できず，脳の全般的な活動状態を示すのみである。

表2-16 意識レベルごとに観察される特徴的な脳波のパターン

意識レベル	観察される脳波
安静覚醒時	覚醒時に安静にして閉眼した状態では，後頭部を中心にα波が出現する
注意集中時	注意を集中している精神活動時には，低振幅速波（β波）が出現する。β波は前頭部の中心前回付近などで記録できる
まどろみ時	うとうとしている入眠期初期などではα波は減少して，θ波が出現する
軽眠時	まどろみ時からさらに眠りが深くなり，浅い睡眠期ではα波はさらに減少し，脳波は全体として平坦化してくる。中等度の深さになると，ゆっくりとした大きな波に速い波が出現する。これを**紡錘突発波**という
深い睡眠	眠りが深くなるにつれて，高振幅徐波（δ波）がみられる。δ波や紡錘突発波を示す脳波を睡眠型脳波といい，この時間帯の睡眠を**徐波睡眠**または**ノンレム睡眠**という
逆説睡眠	深い睡眠にもかかわらず，脳波は覚醒時の低振幅速波を示す時間帯がある。この時間帯の睡眠を**レム睡眠**または**逆説睡眠**（パラ睡眠）という

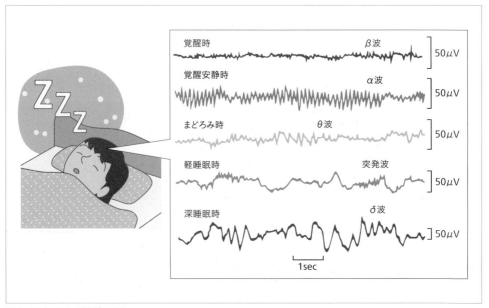

図2-128 ひとの脳波の形

❷ 睡眠周期：レム睡眠とノンレム睡眠

（1）睡眠脳波のパターン

睡眠・覚醒状態は，覚醒，ノンレム睡眠（浅い睡眠と深い睡眠），レム睡眠に分けられる。

ノンレム睡眠は，睡眠深度によって4段階（入眠期・軽睡眠期・中等度睡眠期・深睡眠期）に区分され，段階1と段階2は浅い睡眠に相当する。深い睡眠の段階3と段階4では，脳波に徐波（δ波）がみられることから徐波睡眠ともいう。

レム睡眠では，睡眠状態ではあるが脳が活発に活動し，眼球の急速な運動（急速眼球運動）がみられる。このようなことから逆説睡眠ともよばれる。正常な睡眠では，就寝後，覚醒状態が30分ほど続き，まず段階1のノンレム睡眠に入る。その後，ノンレム睡眠は深くなり，やがて数十分後に最初のレム睡眠が出現する。睡眠が進むにつれて深いノンレム睡眠の時間は短くなり，レム睡眠が長くなる。ひとの睡眠の約75％はノンレム睡眠で，残りの約25％がレム睡眠である。これらは約90分の規則正しいサイクルで，一晩のうちに4～6回ほど繰り返されてから覚醒する。ひとの睡眠・覚醒状態は，覚醒とレム睡眠を含めて全部で6段階に分類できる（図2-129）。

❸ 情報の整理

レム睡眠時の脳波は活発であり，大脳は覚醒状態に近い。記憶処理中の海馬から出現するθ波がレム睡眠中にも認められるということから，レム睡眠中には海馬が1日の行動や記憶を再生処理し，必要な情報のみを脳に記憶させる作業を行っているのではないかと考えられている。

また，近年デフォルト・モード・ネットワーク（default mode network；DMN）が注目されている。DMNは，課題を行っているときにはあまり活動しないが，安静時に活動が高まる神経ネットワークのことである。睡眠状態のときに記憶を整理するために活動している脳の領域はDMNと一致していた。このようなことから，DMNは過去の記憶の再生（想起）や将来の展望を描いたりするのに重要な役割を果たしているとみられている。

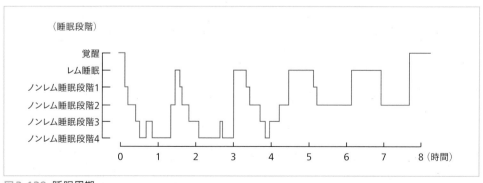

図2-129　睡眠周期

┃ 1. ひとにとって「コミュニケーションをとる」とは

　ひとはコミュニケーションをとりながら生活をしている。「コミュニケーション」とは，複数のひとが，様々な方法を使って情報を受けとり，自分の気持ちや考え，感じたことを伝えることである。今，授業を受けているのであれば，教員を見ながら話を聞き，授業内容に質問するかもしれない。休憩時間になれば，近くのひとと話すかもしれない。また，ソーシャル・ネットワーキング・サービス（SNS）などで知り合いとやりとりをし，インターネットで気になる情報を調べ，お気に入りの動画を見てそこにコメントを残すかもしれない。休日になれば，仲の良い人と出かけ，おしゃべりをすることもあるであろう。このように，ひとは日々多様な方法，巧みな方法でコミュニケーションをとり，1日の多くがコミュニケーションの時間で占められている。トイレに行くことや食べることといった，ほかの日常生活行動に比べて，行動スタイルが時代に合わせて急速に変化している日常生活行動といっても過言ではない。

　コミュニケーション方法は時代によって変化しているが，コミュニケーションがうまくできなくなったら，どう感じるだろうか。ひとやスマートフォンの画面を見ても，ぼやけてよく見えない。ひとの発する声や音がよく聞こえない。思ったことを話そうと思っても，うまく言葉が出てこない。スマートフォンなどを触っても，触っている感覚がよくわからず，持つことや入力がうまくいかない。そのようなことになったら，とても不便であ

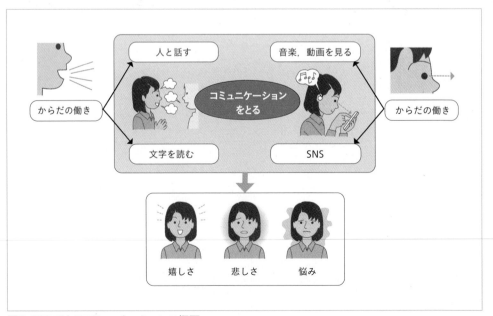

図2-130 ひとのコミュニケーションの概要

ろうし，やる気もなくなる。段々ひとと話さなくなり，また動画やチャットコメントを介してひととコミュニケーションをとることも減っていくかもしれない。

このように，ひとが社会で生活していくために必要な日常生活行動「コミュニケーションをとる」とは，どのようなからだのしくみによって成り立っているのかを説明する（図2-130）。

2.「コミュニケーションをとる」を支える形態と機能

1 | 見る機能

ひとは，ひとの表情や文字を見てコミュニケーションをとる。では見るということは，どのような現象なのだろうか。

見ることには光がかかわる。太陽や照明から発生した光は，ひとや文字などの対象にはね返り，ひとの眼に入る。ひとの眼に入った光は眼の中で調整され，眼の奥の**網膜**に写る。網膜で，今まで光として伝わっていた対象の情報は，神経を通る信号に変わる。この信号が神経の道（**視覚伝導路**）を通って，脳の一部である**視覚野**に伝わる。この視覚野で，ひとは今まで光や神経を通る信号として伝わってきた視覚情報を処理する（図2-131）。ひとが見ることができる光は電磁波のなかの可視光とよばれるもので，可視光のなかにもいくつかの色の種類がある。よって，ひとが見る光のほとんどは，様々な色が混合した光である。

次に，光が入る眼球や付属器を外側から見た構造を図2-132に示す。目の外側上部（鼻から遠い方）には**涙腺**があり，ここから涙液が出され，眼の内側（鼻の方）へ伝わり鼻腔へ排出されている。図2-133は眼球を断面で見た図であるが，図上部の**角膜**から光が入り，**水晶体**，**硝子体**を通過し，図下部の**網膜**に達する。網膜には，光を神経の信号に変える**視細胞**がある。視細胞には，主に明暗視に関係する**杆体**および色の見分けに関係する**錐状体**がある。それらの細胞により視覚的な情報が神経の信号となって，図下部の**視神経**を伝わり，脳に伝達される。

なお，このときに角膜の下の虹彩先端にある**瞳孔括約筋**が光の通る**瞳孔**の大きさを変

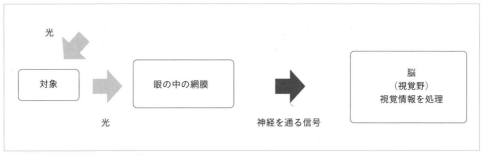

図2-131 見る機能の一連の流れ

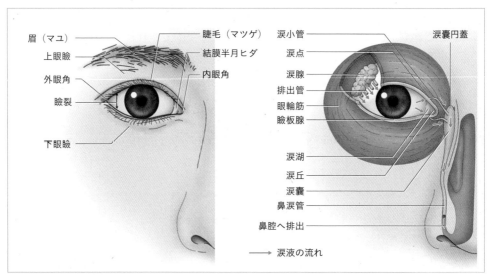

図2-132 眼球と付属器

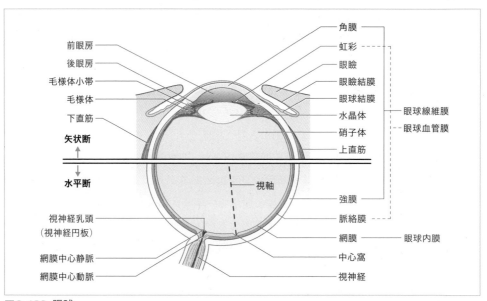

図2-133 眼球

え，眼に入る光の量を調整している。また，水晶体は，その厚みを調整することにより，網膜に適切な像をつくる。眼から入った光の情報は，視神経を伝わり脳へ運ばれるが，内側（鼻側）の視神経は**視交叉**で反転しているため，脳の中で信号の左右が入れ替わって視覚野（視覚皮質）に伝わる（図2-134に脳内の視覚の伝導路を示す）。よって，脳を損傷したとき，損傷した部位とは左右逆の視野に欠損が現れることがある。そして脳により，眼から入った光が情報として認識されることになる。

　眼球を上下左右に動かす働きは，図2-135に示す筋群が担っている。眼球が内側に動く

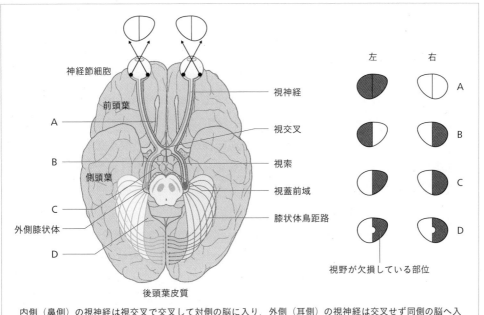

内側（鼻側）の視神経は視交叉で交叉して対側の脳に入り，外側（耳側）の視神経は交叉せず同側の脳へ入る。A～Dの部位で伝導路が障害されたときの視野欠損を右に示す

図2-134 視覚の伝導路

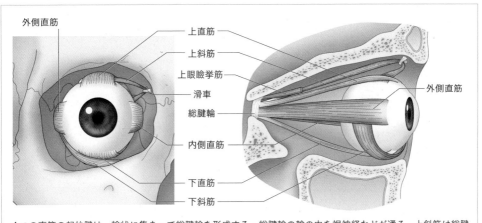

4つの直筋の起始腱は，輪状に集まって総腱輪を形成する。総腱輪の輪の中を視神経などが通る。上斜筋は総腱輪の後上方の眼窩の壁に始まり，眼窩の内上縁にある滑車を通って方向を変え，眼球上面の強膜に達する。下斜筋は前部内側眼窩壁に始まり，下直筋の下を通過し，外側直筋下縁の強膜に達する

図2-135 外眼筋

ときは内側直筋の収縮，外側に動くときは外側直筋の収縮が起きることなどで，眼球を上下左右に動かすことができる。この能力により，ひとはある程度の角度であれば，頭を動かすことなく，眼球を動かすことで対象を見ることができる。また視覚において，ひとは1点のみを見ているわけではない。ある程度広い領域を見ることができるために，注意している方向以外からひとや物が近づいてきても気づくことができる。この範囲を**視野**とよ

ぶ。左右の水平視野において，中央付近は両眼で見ているが，側面については片眼で見ていることとなる。

2 | 聞く機能

　ひとは，ひとが発する声や音を聞くことができる。では，この「聞く」ということは，どのように成り立っているのだろうか。

　ひとが発する声や音は，空気の小さな振動が伝わることにより成り立つ。この振動が耳の中にある鼓膜という膜に伝わり，そこから骨を介して**蝸牛**でそれまで振動として伝わっていた声や音が神経を通る信号に変わる。そして，この信号が神経を通り，ひとの脳の側頭葉（聴覚野）で音として認識される（図2-136）。

　耳の構造を図2-137に示す。音（空気の振動）は耳の外側である耳介に入り，外耳道を通って，内耳の鼓膜に振動として伝わる。ここで鼓膜の振動が**ツチ骨，キヌタ骨，アブミ骨**を伝わり，内耳の**蝸牛**へ届くと，振動が神経の信号に変わって，**内耳神経**から脳の**聴覚野**（側頭葉）に伝わる（図2-138）。なお，脳には**ウェルニッケ野**（感覚性言語野）があり，この部位が損傷を受けると，音を聞くことはできるが，その音を言葉として理解できなくなる（図2-138）。

　なお，耳が聞こえにくくなることを**難聴**とよぶ。特に，鼓膜から内耳までの音が振動により伝わる部分に異常があり，聞こえにくくなっている場合を**伝音性難聴**という。これに対して，音が振動から神経の信号に置き換わる部分である蝸牛や蝸牛神経の異常により音が聞こえにくくなる場合を**感音性難聴**という。

　耳では平衡感覚も感じている。平衡感覚は，眼をつぶっていても頭を下にすると，感じることができる。内耳の中にある蝸牛，また前庭の中にはリンパ液という液体があり（図2-139），ひとが頭を横や下にすると，この内リンパがその方向へ移動することによって頭の位置の変化を感じ，平衡感覚を生み出している。

3 | 話す機能

　ひとが話をしたい，声を発したいと思うと，その考えは脳の**ブローカ野**（運動性言語野）

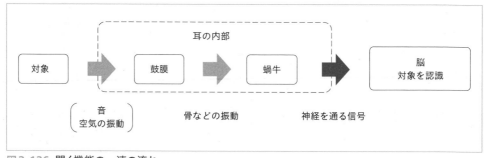

図2-136 聞く機能の一連の流れ

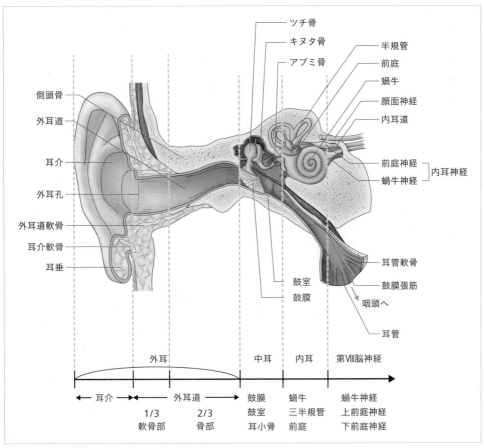

図2-137　耳の構造

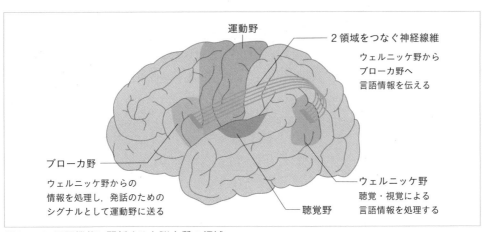

図2-138　言語機能に関係する大脳皮質の領域

（図2-138）に伝わる。声とは，空気の振動が伝わる現象である。よって，この振動を発生させるために脳から神経を通る信号が発せられ，それが喉の発声器官（声帯）に伝わる。ここで声帯を振動させ空気を振動させることにより，音が発生する。また，この音を口や

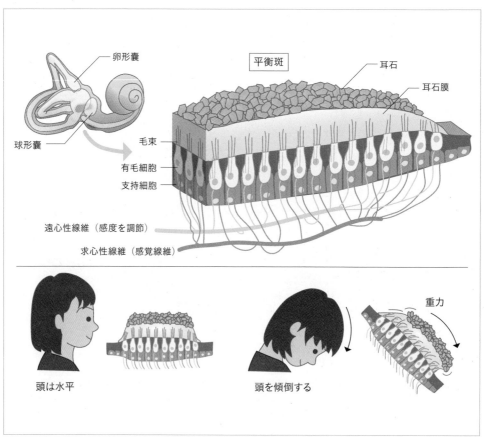

図2-139 からだのバランスを維持するしくみ

舌を使って調整し，音の高さ（空気の振動）を変えることにより，声や言葉として相手に認識されるようにしている（図2-140）。

　声や言葉の元となる音は空気の振動で成り立っており，この振動は空気中を波のように伝わっている。よって，たとえば水中のように空気がない空間では，声を伝えようとしても自身と相手の間に空気が存在しないので，伝えることができない。図2-141に，音の波の大きさ（振幅）と時間における変化を示す。音には大きさと高さの高低があり，大きさ

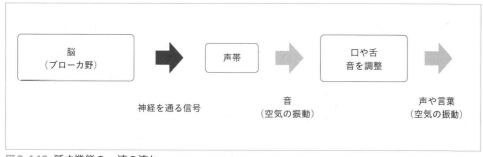

図2-140 話す機能の一連の流れ

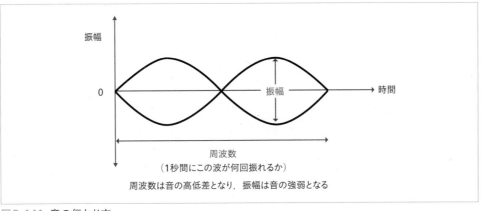

図2-141 音の伝わり方

は音の大きさである振幅，また高さの高低は1秒間に波が何回振れるかの周波数で決まる。この大きさや高さがコントロールされた音が，声や言葉として意味を伝えている。

ひとが話すときは，脳のブローカ野（運動性言語野）を含む部位から神経を介して喉の声帯を震わせる。ちなみに，このブローカ野が損傷すると，うまく話すことができなくなる（ブローカ失語）。

ブローカ野から，発語するために必要な指示が運動野へ伝わり（図2-138参照），そこから神経を介して音をつくるための器官（図2-142）に指示が伝わる。話すためには空気を声帯へ送る必要があり，肺から息（空気）を吐き出すことによって，気管を通り声帯に空気が移動する。ここで声帯が脳からの指示により振動し，空気に振動を与えることにより音が発生する。よって，肺から空気を安定して吐き出すことができなければ，意図した声を出すことはできない。この理由から，走って呼吸が乱れているときは発声できないのである。

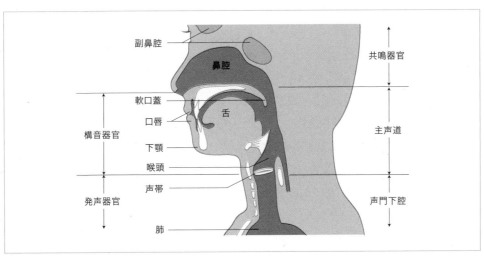

図2-142 音声を作る器官の構成

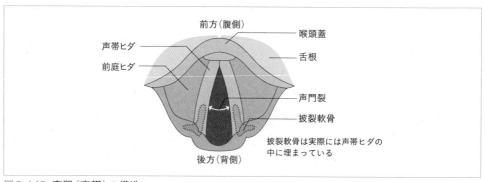

図2-143 声門（声帯）の構造

そして，肺や声帯，喉頭，咽頭，軟口蓋，舌，口腔，顎が，空気が口から出るまでの間に意図した空気の振動に変化させ，高さや大きさを調節した音として声を作り出している。これは，たとえば「か」と発声するときと「き」と発声するときで舌や口腔などの動きが異なる感覚を感じることで，理解できるであろう。口を閉じた状態でも発声することはできるが，口を開けた状態に比べるとかなり発声しづらいであろう。発声における舌や口唇の働きの重要性を理解できる。よって，歯がなくなったり，麻痺などで口腔の動きが滑らかにできなくなると声も変わる。また，鼻などの鼻腔も声を発するときに振動しており，声に影響を与えている。鼻腔に鼻水がつまったりすると鼻の振動が変化し，この変化が声に影響を与え，いつもの声とは異なる鼻声となる。

咽頭部の器官の大きさも声の性質に影響を与える。声帯（図2-143）は一般に男性のほうが大きいことから，発声するために声帯を振動させた際に，図2-141に示した音の波の長さ（波長）が長くなり，周波数は低くなる。よって，低い声となって発声される。

このように，からだの特徴も声の性質に影響を与える。

4 ｜ 笑う，怒る，泣く機能

ひとには感情があり，それが笑ったり，怒ったり，泣くといった表現として表れる。これらには，今までに述べた見ること（1「見る機能」），聞くこと（2「聞く機能」），話すこと（3「話す機能」）がかかわる。たとえば，笑うことを例に説明をすると，相手と話をしていて面白いことがあり笑う場合，相手を見ていることから1「見る機能」を用い，眼から入った光の情報が神経を介して脳に届く。また相手の話も聞いていれば，2「聞く機能」を用い，空気の振動である声が耳の中の鼓膜を伝わり，神経を伝わる情報に変換され脳に届く。そして，これらの情報を脳が判断し，笑い声をあげるのであれば3「話す機能」を用いて肺から出た空気を声帯で振動させ，口や舌を用いて振動を調整し声として発声する。これら複数の機能を使うことにより，ひとは笑うことができる。そしてこのとき，ひとは笑顔を表現している。

顔の表情についても，ほかの機能と同様に脳から信号が発信され，それが顔の小さい筋

肉を動かすことにより（図2-68参照），ひとの感情が表現される。なお，泣く機能は，1「見る機能」で説明した涙腺（図2-132参照）からの涙液の分泌量が増えることにより発生する。

5 | タッチング，触る機能

　ひとはコミュニケーションをとる際に，ひとに触ることがある。また，コミュニケーションをとるためにスマートフォンなどを利用する際も，触って入力をする。これらの動作は2つの機能，すなわち手などを目標に向けて動かす機能，また目標に触ったことを感じる機能から成り立つ。

　手などを対象に向かって動かすことは，脳からの信号が腕などの各筋肉まで伝わり，筋肉を動かすことで行われている。また対象に触れると，その信号が神経を通って脳に伝わり脳で認識されることにより，触れていることがわかる（図2-144）。

　動くという行動は，脳から送られた"動く"という指示が神経（運動神経）に伝わり，必要な筋肉に伝わることで行われる（図2-145）。筋肉は，この指示により収縮することで手

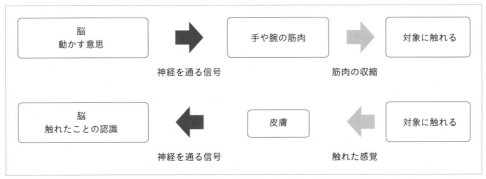

図2-144　タッチング，触るの機能の一連の流れ

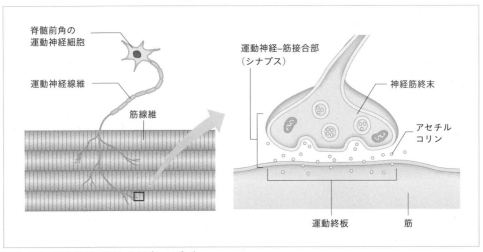

図2-145　運動神経-筋接合部（シナプス）

や腕を動かし，対象に触れることができる。またこれ以外にも，対象との距離を知るために，眼が対象との距離を把握し脳に伝えることにより，対象の場所を把握し触れることができるようにしている。

触れたことを認識するのは皮膚（図2-118参照）が中心となる。皮膚が触れると，皮膚にある神経（メルケル小体，ファーター・パチニ小体など）が触れたことによる圧力の変化，刺激を感じ，それが電気信号として神経を介して脳に伝わる。また，圧力とは別に温度を感じる神経（自由神経終末）も皮膚には存在し，対象が温かいのか，冷たいのかを圧力の情報と同様に電気信号に変え，神経を介して脳に伝える。また，この触れる行為が痛みを伴うものであれば，痛みを感じる神経（自由神経終末）が脳に痛みを伝える。高温や低温も痛みとして認識されるため，熱いものや冷たいものに触れたときに痛みを感じることがある。

なお，このような刺激から外部から保護する皮膚は**重層扁平上皮**となっている。これに対して，消化管など体内にものを取り込む部分の組織は単層円柱上皮となる。

皮膚からの情報だけでは何が触れたのか判断することは難しいが，ひとは視覚など皮膚以外からの情報も集め，これら複数の情報から，脳で何にどの程度触れているのかを判断している。

そして，ひとは深部感覚として，眼をつぶっていても筋肉の力の変化から，からだの位置を感じることができる。深部感覚には，主に骨格筋に存在する筋紡錘と，骨格筋と腱の接合部に存在するゴルジ腱器官が関与している（図2-146）。

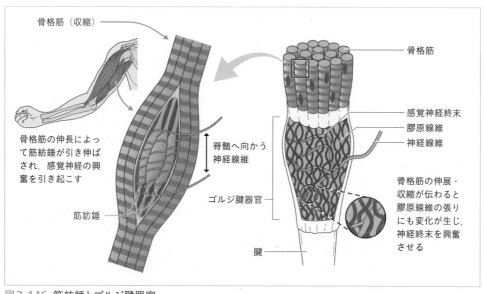

図2-146 筋紡錘とゴルジ腱器官

J 性を営む

1. ひとにとって「性を営む」とは

　ひとの性とは，セクシュアリティともよばれ，本来備わっているひとの本能的な性に関連する行動や振る舞いのこととされている。遺伝子的には「男性・おとこ」と「女性・おんな」の2種類の性があるが，心理的，社会的，文化的には，この2種類に依存しない性（中性，セクシュアルマイノリティ）も存在する。ひとは，この性に関する行動や振る舞いを日常生活のなかで表現しており，それは一種の自己表現ともいえる。また「性を営む」ことで，他者への性的な感情や愛情をもち，いのちの誕生につながる行為へと発展する。さらに，誕生した子孫（子ども）をはぐくむ気持ちや行為，他者を大切にする気持ちにも広がり，人類の平和や繁栄につながっていく，非常に重要な日常生活行動である（図2-147）。

2.「性を営む」を支える形態と機能

1 ひとの性

❶染色体

　「男性・おとこ」と「女性・おんな」の根本的な相違は遺伝子にある。細胞の核には遺伝情報を担う DNA 鎖が混然と収められ，**染色質**とよばれる。染色質は細胞分裂に際して密集し，棒状にまとまって46本の**染色体**となる。精子由来と卵子由来の染色体が1本ずつあることで，同じ形の染色体が2本ずつ，計22対44本の染色体が存在する。これは男女

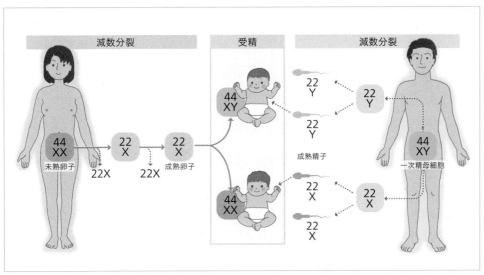

図2-147　ひとにとって「性を営む」ということ

とも同じであり，**常染色体**とよばれる。残り2本は性染色体であり，これが性別を決定する。性染色体は2種類あり，大きいものをX染色体，小さいものをY染色体とよぶ。男性ではXとYの染色体が1本ずつ存在する（XY型）。女性ではX染色体1対2本である（XX型）。

Y染色体は精巣の発生に必要である。Y染色体には性決定領域（sex-determining region of the Y chromosome；SRY）とよばれる部位が存在し，その部位の遺伝子が設計図となってSRYたんぱく質がつくられる。発生初期の未分化な状態の性腺は，SRYたんぱく質の作用によって精巣に変化する。SRYたんぱく質が存在しない女性では，未分化性腺は自動的に卵巣に変化する。性腺における男女の相違は，SRYたんぱく質による誘導の有無による。

❷性分化に関係するホルモン

男性の精巣にはライディッヒ細胞とセルトリ細胞が形成され，ライディッヒ細胞からはテストステロンを主体とするアンドロゲンが，セルトリ細胞からは**抗ミュラー管ホルモン**（AMH）が分泌される。

テストステロンと抗ミュラー管ホルモンの作用によって，男性型の生殖器が形成される。テストステロンは**中腎管（ウォルフ管）**を発達させて，精巣上体管，精管，精嚢を形成する。また，抗ミュラー管ホルモンは**中腎傍管（ミュラー管）**を退行させる。女性ではテストステロンが作用しないためにウォルフ管が退行し，その一方で抗ミュラー管ホルモンによる抑制を受けないミュラー管が発達して頭側部は左右の卵管に，尾側部は両側が正中で融合して子宮と腟上部になる。

外性器の形成にはアンドロゲンの1つであるジヒドロテストステロン（DHT）が関係する。排泄腔開口部にDHTが作用すると男性型の外性器が形成され，陰茎は伸長し，開口部の左右は融合して尿道遠位部と陰嚢となる。DHTの作用がない場合は女性型の外性器となり，小さい陰核と左右に分かれた小陰唇・大陰唇が形成される。

男性の脳では視床下部およびその周辺領域の神経核が女性より大きく，**性的2型核**とよばれる。この領域は性欲や性的感情などに関係し，男性特有の性行動となって現れる。性的2型核の存在は胎児期のテストステロン濃度に関係するものと考えられている。

精神心理的な性は「ジェンダー」で表現される。自己の性についての認識を示す「性自認」や，性的魅力の対象を示す「性指向」などがある。ジェンダーの決定要因については現時点では不明である。胎児期や新生児期のテストステロン量や，遺伝的な要因などが示唆されている。

❸性に関係するホルモン

（1）ゴナドトロピンとゴナドトロピン放出ホルモン（GnRH）

下垂体前葉から分泌される**卵胞刺激ホルモン**（FSH）と**黄体形成ホルモン**（LH）は，精巣と卵巣に作用するためゴナドトロピン（性腺刺激ホルモン）とよばれる。小児期にはほとんど分泌されず，12歳前後で分泌され始める。女性のFSHは卵胞を成熟させ，LHは排卵と黄体形成に作用する。男性のFSHはセルトリ細胞に，LHはライディッヒ細胞に作用

し，それぞれの機能を促進する。ゴナドトロピンの分泌量は，視床下部から分泌されるゴナドトロピン放出ホルモン（GnRH）によってコントロールされる。

（2）性腺ステロイドホルモン

　性腺から分泌されるステロイドホルモンは，コレステロールを原料として合成される。合成系を構成する物質群は生理作用に応じて分類され，アンドロゲン（男性ホルモン），エストロゲン（卵胞ホルモン），プロゲステロン（黄体ホルモン）とよばれる。

▶ **アンドロゲン**　アンドロゲンに分類される数種類のホルモンのなかで，主要なものはテストステロンである。男性では精巣のライディッヒ細胞から分泌され，女性においても少量ではあるが副腎皮質から分泌される。アンドロゲンは胎児の生殖器を男性化するほか，男性の**第二次性徴**（ヒゲの発生や声変わり）や，たんぱく同化作用（骨格筋などの増強）を促進する。

▶ **エストロゲン**　3種類あるが，主要なものは**エストラジオール**（E2）である。女性の卵巣で成熟過程にある卵胞において，卵胞膜細胞が合成したアンドロゲンを顆粒膜細胞（顆粒層細胞）がエストロゲンに変換することで合成される。女性の子宮や乳腺に作用し，子宮内膜の肥厚や乳腺の発達などを促す。また，骨形成を促進し，骨吸収を抑制する作用があり，このため閉経後にエストロゲン分泌が減ると骨が吸収されて骨粗鬆症が起こりやすくなる。

▶ **プロゲステロン**　女性の卵巣において，黄体から分泌され，受精卵の着床や妊娠の維持に作用する。プロゲステロンは胎盤の栄養膜合胞体層（合胞体栄養膜細胞）からも分泌される。胎児が4か月を過ぎると，胎盤由来のプロゲステロンだけで妊娠を維持することができるようになり，黄体は徐々に退縮する。

（3）性腺ペプチドホルモン

　インヒビンが代表的なホルモンであり，男性ではセルトリ細胞，女性では顆粒膜細胞で分泌される。下垂体に作用してFSHの分泌を抑制する。

2 ｜ おとこの性

　男性（おとこ）の生殖細胞は**精子**であり，これは精巣でつくられる。精子は精巣から出ると，精巣上体，精管，射精管，尿道を通って移動する。前立腺，精囊，尿道球腺（カウパー腺）からは精液が分泌され，精子の外部環境を整える。陰茎は勃起して交接を行う（図2-148）。

❶精巣

　精巣の内部には曲精細管が密に存在する。曲精細管の内部では精細胞と**セルトリ細胞**が存在し精子の産生が行われる。一方，曲精細管の外部では**ライディッヒ細胞**によりアンドロゲンの分泌が行われる。

　精細胞は精子を形成するために減数分裂を行っている細胞群である。減数分裂では1個の精祖細胞が，一次精母細胞，二次精母細胞，精子細胞の順に変化して，最終的に4個の

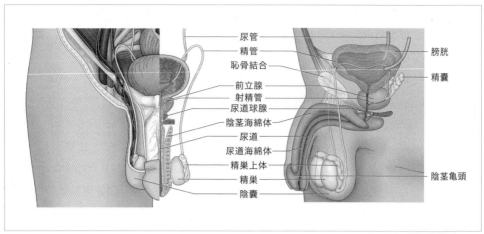

図2-148 男性生殖器の構造

精子となる。曲精細管の内部では，精祖細胞が外周側に，精子が内腔側に位置する。精祖細胞は減数分裂によって減少するが，体細胞分裂を行うことで補充される。精子形成は思春期に始まり，通常では生涯継続する。

　精細管の中には精細胞以外の細胞として，セルトリ細胞が存在する。セルトリ細胞は精細胞の間に挟まれて位置する。セルトリ細胞は精子を保護し，アンドロゲン結合タンパク質を分泌して周囲のアンドロゲン量を増強する。

　精子は濃縮した核を含む頭と，運動を担当する尾で構成される。精子の形成は精細管の内部で完成するが，この段階の精子は，運動能や受精能を持たない。

　精巣は胎生期に腹腔内から陰嚢に移動する（**精巣下降**）。精子の産生には体温より2℃低い環境が望ましく，皮膚が薄くて体温を放散しやすい陰嚢（いんのう）が最適である。腹腔内に精巣が留まった個体では，精細胞に障害がおきることが知られている。

❷精子輸送路

　精巣上体は精巣の後方に位置し，1本の**精巣上体管**が詰め込まれた状態となっている。精子は精巣上体管を通過する間に成熟する。精巣上体から続く精管は，**精索**（せいさく）に包まれて皮下組織を上行し，**鼠径管**（そけいかん）を通過して骨盤腔に入る。精管は膀胱後面で精管膨大部をつくり，精嚢の導管と合流して**射精管**となる。射精管は前立腺を貫通し，尿道に開口する。

❸精液分泌腺

　精嚢，前立腺，尿道球腺は外分泌腺であり，精子とともに放出される精液を分泌する。

　精嚢は膀胱の後方で細長い袋状の形状を示す。分泌液は精液の70％を占め，精子の運動に必要な果糖を多く含む。

　前立腺は膀胱直下で尿道を完全に囲む位置にあり，精液の20％を分泌する。内腺と外腺が区分され，内腺は加齢性に肥大して尿道を圧迫する（**前立腺肥大**）。

　尿道球腺（カウパー腺）は尿生殖隔膜の中に位置する。その分泌物は射精よりも前に尿道を満たし，精子の通過に備えて尿道の環境を整える。

❹勃起

陰茎海綿体に多量の血液が貯留することで**勃起**が起こる。陰茎海綿体は多数の静脈洞が結合組織性の強靱な白膜で囲まれた構造を示す。海綿体内部を走行する陰茎深動脈からは**ラセン動脈**が分枝し，静脈洞に直接開口して動静脈吻合をつくる。

ラセン動脈壁や静脈洞周囲には平滑筋が存在する。通常では平滑筋は収縮して動静脈吻合の血流を制限し，わずかな血液だけが静脈洞を流れる。性的に興奮すると副交感神経の作用で平滑筋が弛緩し，動脈血が動静脈吻合を通って静脈洞に流れ込む。貯留した血液で海綿体全体が膨張すると，白膜は引き伸ばされて硬くなり，勃起する。女性においても，陰茎海綿体の相同器官である陰核海綿体が同様に勃起する。

勃起に関係する副交感神経は骨盤内臓神経であり，第2〜4仙骨神経（S_2-S_4）から分枝する。この神経は勃起，排尿（膀胱収縮），排便（直腸収縮）にかかわるため，通称として勃起神経，排尿神経，排便神経ともよばれる。

❺射精

射精は脊髄反射として起こり，反射の中枢は腰髄にある。反射の入力は，陰茎の亀頭を主とする皮膚の感覚である。出力は射精を起こすための運動であり，これは交感神経性の第1段階と体性神経（陰部神経）性の第2段階に分かれる。

第1段階は emission（射出）とよばれ，各種の平滑筋が収縮して起こる。精管の筋層が収縮することで，ここに貯蔵されていた精子は尿道の後部に移動する。精嚢や前立腺でも平滑筋が収縮して，精液が尿道に流れて精子に合流する。また，内尿道括約筋が収縮することで尿道の上端が閉鎖され，精液は膀胱に逆流できなくなる。

第2段階は，尿道の拡張が刺激となって始まり，ejaculation（狭義の射精）とよばれる。海綿体を囲む骨格筋などが収縮して，精子を含む精液が体外に放出される。

一回の射精で数億個の精子が放出されるが，実際に受精場所に到達できる精子は100個程度である。精子は女性生殖器内を移動し，射精から5分程度で卵管に達する。卵管到達後の精子は卵管峡部で移動が遅くなり，卵管内で数時間経過することで受精能を完成させる。受精は卵管膨大部で起こる。

3 おんなの性

女性（おんな）の性を営むための器官として，主に腟，子宮，卵管，卵巣，陰核，外尿道口，陰唇，腟前庭，腟口がある（図2-149）。

腟は薄壁の線維組織で，長さは6〜8cmである。腟の入り口（腟口）は処女膜によって縁どられている。**子宮**は成人女性で長さ7〜8cm，重さは50〜70g相当の洋ナシ型をしており，外見的には**子宮体部**，**子宮頸部**に区分される。子宮体部の内部には**子宮内膜**が張られ，その中には絨毛細胞も含まれている。子宮内膜は脱落と肥厚を繰り返すが，月経時に脱落しない内膜の基底層から内膜の再生が周期的に起こっている。

卵管は子宮の両側に位置し，卵母細胞を子宮まで輸送する役割をもつ。左右の卵管は約

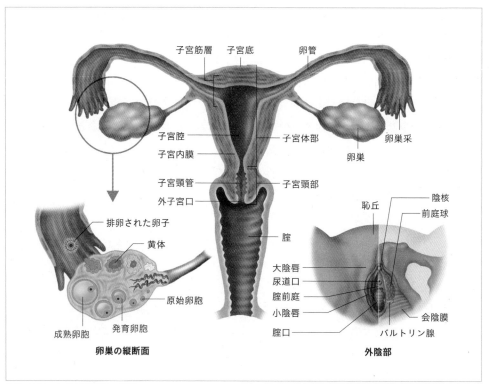

図2-149 女性生殖器の構造

10〜18cmの長さで，卵管膨大部と卵管峡部があり，受精は卵管膨大部で起こる。先端部は卵管采とよばれ，卵巣から卵細胞を受け取る。

　卵巣の中に，女性の生殖細胞があり，卵母細胞，ホルモン（エストロゲンやステロイドホルモンなど）を産生する。卵母細胞は妊娠20週前後には500万〜700万個に達するが，以降減少し始め，出生時には100万〜200万個，排卵が始まる思春期には20万〜30万個にまで減り続ける。卵母細胞の新たな産生はみられず，やがて閉経時には皆無となる。**陰核**は勃起器官でもあり知覚器官でもある。**外尿道口**は，腟前庭内で陰核の後方に位置しており，女性の外尿道口は，成人で3〜5cmの長さとされており，外尿道括約筋でできている。

　陰唇には大陰唇と小陰唇があり，皮膚のひだでできている。**大陰唇**は脂肪に富んでいる一方，**小陰唇**は脂肪の少ない構造となっており，どちらも尿道口，腟口を覆い，保護の役目を果たしているといわれている。小陰唇の内部に腟前庭がある。

4 ｜ 月経周期

　月経周期には，様々なホルモンが相互に影響し合っている。

　GnRH（性腺刺激ホルモン放出ホルモン）は視床下部から分泌され，下垂体を刺激して性腺刺激ホルモンであるFSHとLHの分泌を指令する。FSHは卵巣を刺激し，卵胞を大きく

するよう指令する。LH は卵巣を刺激して，卵胞が成熟したら排卵するよう指令する。また，卵巣からはエストロゲンとプロゲステロンが分泌される。これらのホルモンの影響を受けて，からだの中では次のような変化が起こっている。

(1) 月経期

月経期では，子宮内膜が剝がれ落ちて，流れ出る。卵巣内では，新しい**原始卵胞**が成長を始める（図2-149）。

(2) 卵胞期（低温期）

月経から排卵までの期間をいう。基礎体温は低温相を示す。卵胞期に，卵巣の中にある原始卵胞のうち40〜50個が**発育卵胞**となり，**成熟卵胞**へと徐々に大きくなっていく（図2-150）。発育卵胞，成熟卵胞からはエストロゲン（卵胞ホルモン）が分泌される。この時期は月経が終わっているので，自覚としては，体調がすっきりしていることが多い。

(3) 排卵期

基礎体温は下がることが多い（一般的には低温相最終日が排卵日となる）。LH の濃度が高まる（LH サージ）と，その刺激で，LH サージ開始から約30時間後に，卵胞が破れて卵子が飛び出す。これが排卵である（図2-150）。排卵は左右の卵巣のうち，どちらか一方から起こる。このとき性器から出血することもあり，それが痛みとして感じられるときもある。これを排卵時出血，**排卵痛**という。

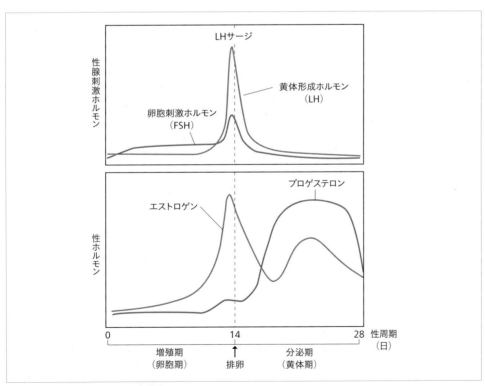

図2-150 月経周期における内分泌

(4) 黄体期（高温期）

卵子を放出した後の卵胞は**黄体**に変化し，プロゲステロンを分泌する。プロゲステロンは体温を上昇させる作用があるため，体温は高温相を呈する。プロゲステロンの影響を受けた子宮内膜は，受精卵が着床できるように，肥厚した状態（ふわふわした状態）に維持される。また，この時期の体調としては倦怠感，頭痛，ほてり，浮腫，便秘などの症状を自覚することもある。黄体の寿命は約2週間で，その後退化し，**白体**となって体内に吸収される。

黄体による作用がなくなると，子宮内膜は剝がれ月経となる。その後「(1)月経期」から再び繰り返される。

5 │ おとことおんなの骨盤の違い

性別によって骨盤と肛門挙筋の特徴的な差異がある。男性のほうが，肛門挙筋が強くつくられている。骨盤は，男性は仙骨の幅が狭く垂直に長い形状であるが，女性は横楕円形で，仙骨は短くて幅広くなっており，妊娠，出産に適した形状になっているといわれている（図2-77参照）。

6 │ 性行為と受精

「いのち」の誕生は，男性の陰茎を女性の腟口から挿入し，精子を女性の子宮内部に射精することで始まる。十分な数（数億個）の運動性のある精子が子宮内部に射精され，卵管膨大部で卵子と出会い，結合することで**受精**が成立する。実際に受精場所に到達できる精子は100個程度であり，射精から5分程度で卵管に達する。

卵子は卵巣から排卵され，卵管にたどり着いていないと精子と出会うことはできない。射精された精子は，子宮頸部の粘液が排卵日直前に増量していると，pH 7.0〜8.5という精子にとって最も居心地がよく元気の出る環境が維持されるため，子宮内で活発な運動性をもって5〜6日程度，生き延びることができる。この5〜6日の間に卵子と出会った精子は，幸運にも受精することができる。受精した卵子は，分裂を繰り返しながら子宮内膜に付着し（**着床**），妊娠が成立する。

女性の排卵は，月経周期であるおおよそ28日周期，つまり28日に1回起こり，月経期間が平均12〜50歳（38年間）と考えると，排卵は生涯で456回（月1回×12か月×38年間）である。つまり，受精の機会は生涯で456回もある，もしくは456回しかないといえる。

7 │ 妊娠期のおんなのからだの変化

妊娠が成立すると，女性のからだは妊娠の維持・出産のために多様な変化を遂げる。
絨毛細胞からは，妊娠を維持したり，子宮筋収縮を抑制する作用をもつ**ヒト絨毛性ゴナドトロピン**（hCG）が分泌され，血中から尿中に移行する。尿中hCGは，排卵後15日程度で免疫学的妊娠反応によって検出可能になる。hCGの分泌は妊娠7〜10週頃にピーク

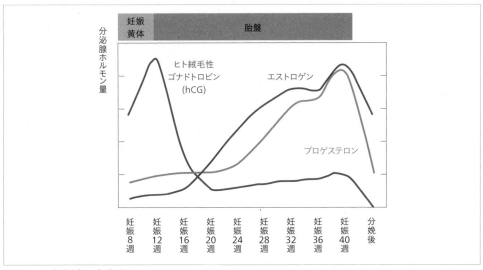

図2-151　妊娠中の内分泌

となり，その後，徐々に低下する（図2-151）。

　エストロゲンと**プロゲステロン**は，妊娠初期は卵巣内の妊娠黄体から分泌されるが，妊娠8 〜 11週頃になると，胎盤からの分泌へと移行される（図2-151）。エストロゲンは乳房の発育を促したり，ナトリウムや水分の再吸収を促すことで頻尿や浮腫をもたらしたり，皮膚に色素沈着を起こしたり，子宮頸管粘液を増加させるなどの作用がある。プロゲステロンは，妊娠経過とともに分泌が増加し，妊娠28週〜 35週頃にピークとなり，妊娠36週以降減少する。子宮収縮を抑制し妊娠を維持したり，平滑筋の緊張を低下させ，胸やけ・便秘などを起こしたり，インスリン抵抗性を増大させたり（食後に増加したグルコースは母体で利用されにくくなり，胎盤を通じて胎児に供給される），炎症を抑制して子宮頸管の熟化を予防するなどの作用がある。妊娠月（週）数に応じた，子宮を含む母体の変化，胎児の変化を表2-17に記す。

8 ｜ 更年期のおんなのからだの変化

　女性の月経の終了（閉経）は，50歳前後といわれている。40歳代から少しずつ卵巣機能が衰えはじめ（更年期），卵巣から分泌されるエストロゲンの分泌にも影響が出る。ホルモンやフィードバック機構により，視床下部からの指令で卵巣からエストロゲンが分泌されるが，卵巣機能が低下しエストロゲンが思うように分泌されなくなると，視床下部の指令が過激になったり弱々しくなったりと変調をきたし，それが様々な身体症状（更年期症状）を起こす（発汗やイライラ，めまい，頭痛，うつなど）。完全に閉経を迎えると症状は落ち着くといわれており，卵巣機能が衰えはじめホルモン分泌が不安定な期間に，これらの身体症状が出現するとされている。

表 2-17 胎児の成長発達

妊娠月	妊婦健診	妊娠週数	胎児の大きさ	子宮の大きさ	母体の変化
		0~1 週		0 週	
1 か月	妊娠初期	2~3 週			性行為により受精。受精卵は分割を繰り返しながら子宮に着床する。hCG が分泌される。なお, 妊娠 1 日目は妊娠した日ではない*1。
2 か月	4週に1回	4 週	約 3~12mm 程度, 体重約 4g	軽度の腫大	悪心, 頻尿, 疲労感, 乳房の張り, 感情の揺れ動きなどの徴候がみられ始める。悪心を生じ食欲が減退したり, 味覚や嗅覚が高まり食欲が増進したりする人もいる。
		5 週			
		6 週			
		7 週		4 週	
3 か月		8 週	約 20~60mm 程度, 体重約 20g	ガチョウの卵大	血液循環の増加により, 不快な暑さを感じる人もいる。エストロゲンの分泌上昇により, 乳房が肥大したり, 腟の分泌物が増加したり, 顔面や乳頭, 乳輪などに色素沈着が現れることがある。また, プロゲステロンの分泌上昇により, 便秘になりやすい。
		9 週			
		10 週			
		11 週		8 週	
4 か月	妊娠中期*2	12 週	身長 10cm 体重約 40~100g	手拳大	妊娠悪祖（つわり）が軽減することが多い。子宮が増大してくると, 重心の変化により腰痛を感じ始める人もいる。また, 腹部に妊娠線が出現することもある。
		13 週			
		14 週			
		15 週		12 週	
5 か月		16 週	身長 20cm 体重約 120g	小児頭大	胎動を感じ始めることが多い。胎盤が完成する。子宮の上方が, 胃の下方に達する大きさになる。妊娠 5 か月以降は, 子宮底部は 1 週間に 1cm の割合で上がる。
		17 週			
		18 週			
		19 週		16 週	
6 か月		20 週	身長 25cm 体重約 250~400g	成人頭大	骨盤内血流の増加に伴い, 母親の性衝動が強くなることもある。乳房から乳汁が出ることもある。子宮の増大に伴い, 動作時に動悸や息切れを感じることもある。
		21 週			
		22 週			
		23 週		20 週	
7 か月	2週に1回	24 週	身長 30cm 体重約 600~800g	子宮底長*3 約 22~26cm	子宮の増大に伴い, 仰臥位で臥床するのが困難になってくる。また, 腸が押し上げられ, 胸やけが起こりやすい。長時間の同一姿勢では, 下肢の浮腫が顕著になってくる。また, 下肢や外陰部に静脈瘤も出現しやすい。
		25 週			
		26 週			
		27 週		24 週	
8 か月	妊娠末期	28 週	身長 40cm 体重約 1,200~1,400g	子宮底長 約 26~29cm	子宮の増大に伴い, 子宮が横隔膜を圧迫すると, 深い呼吸が困難になる。また, 腰椎の前彎が強くなり, 腰背部痛が強くなることがある。ブラックストン・ヒックス収縮（妊娠陣痛）が起こることもある。
		29 週			
		30 週			
		31 週		28 週	

表2-17（つづき）

妊娠月	妊婦健診	妊娠週数	胎児の大きさ	子宮の大きさ	母体の変化
9か月		32週	身長 45cm, 体重 1,800~2,000g	子宮底長 約 30~ 32cm 32週	リラキシンの産生増加により, 靱帯が緩みやすくなる。これによって腰背部痛も増強するが, 恥骨靱帯が緩み, 児が通過しやすいように出産の準備をする。
		33週			
		34週			
		35週			
10か月	毎週1回	36週	身長 50cm, 体重 3,000g 程度	子宮底長 約 32~ 35cm 36週	疲労感が強くなる人もいる。また胎児が下降することで姿勢のバランスが変わる人もいる。
		37週			
		38週			
		39週			
		40週		40週	

*1 なお, 妊娠時期の表現方法は世界保健機関（WHO）の提案により, 妊娠満週数または満日数とする。したがって, 分娩予定日は妊娠 40 週 0 日と表現することになる。また, 妊娠期の表現方法は, 最終月経第 1 日目は 0 日とし, 7 日ごと（0～6 日）に数える。たとえば, 妊娠 4 週 0 日から始まり妊娠 4 週 6 日とし, 翌日から妊娠 5 週 0 日となる。
*2 以前は妊娠 16 週未満＝妊娠初期, 妊娠 16 週～28 週未満を妊娠中期としていたが, 現在は上記のようになっている。
*3 子宮底長とは, 恥骨結合上縁から子宮の一番上の部分（子宮底）までの長さをいう。腹部のカーブに沿ってメジャーで測定する。

V 高齢者のからだ

A ひとが歳をとるということ

1. 心身社会的老化とは

　ひとが歳をとることは, 生涯をかけて発達を遂げることを意味している。ひとは死を迎えるまでの一生涯にわたり, 発達を続ける存在である。しかし, その発達のしかたは, からだ, 心理, 社会面で様相が大きく異なっている（図2-152）。

　老化とは「成熟期後もしくは生殖期後に加齢とともに不可逆的に進行する多くの分子的, 生理的および形態学的な衰退現象」[49] を指す。これは成熟以後に生じる衰退のことを示している。

　一方, **加齢**（エイジング：aging）とは「生物体が年齢をとる過程で自然に起こるすべての変化の総体」[50] を指し, 必ずしも衰退のみを指すものではない。

　からだの主な加齢性変化は, 青年期から成人前期に成長・発達を遂げた各器官の機能低

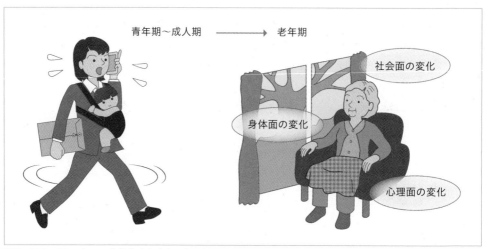

青年期〜成人期 ➡ 老年期

社会面の変化

身体面の変化

心理面の変化

図2-152 ひとにとって「老化」するということ

下や衰退が，年齢とともに徐々に進行する。特に，75歳以降の後期老年期では機能低下の速度は速まるため，**日常生活行動**（activities of daily living：ADL）の低下が起こる。また，一つ一つの行動や動作に時間を要するようになる。老年期には慢性疾患を複数抱えることも多いため，加齢性変化に伴う臓器の一般的な機能低下，疾患に伴う機能不全が重なり合って生じる。そのため，姿勢や体格，体表面など，からだの外部に生じる形態的な変化とともに，からだの内部に生じる各臓器システムの機能低下，そして疾患に伴う器官や臓器の機能不全について把握することが大切である。

　社会面では，老年期は「喪失」の時期であるといわれる。その具体的な例を，次に示す。

> **老年期における社会的側面の「喪失」**
> - 一時的な物の紛失
> - 役割や第一線の社会的活動からの引退による社会的役割の喪失
> - 家庭内における役割の変化や喪失
> - 配偶者や友人・親しいひととの死別
> - 仕事の引退による経済的収入の減少や喪失
> - 配偶者の介護の役割
> - 行動範囲の狭小化によるひととのつながりや関係性の希薄化
> - 介護付き住宅などへの転居，長期ケア施設への入所といった生活の場の変化（リロケーション）

　また，新たな場所で新たな役割や友人をつくるという社会性の維持，趣味や生きがい活動を通じた地域社会とのつながりなど，社会との関係性を維持し，新たなコミュニティにおける役割を獲得することなど，生きがいをもてる生活をつくる時期でもある。

　また，心理面では，老年期は自我（アイデンティティ）を再確立し，円熟する時期である。しかし，大切なひとや物を失った後の喪失感，病気や日常生活行動の自立度低下がもたらす，自己イメージの違いによる不全感，聴力や視力の低下による声かけへの反応の低下が

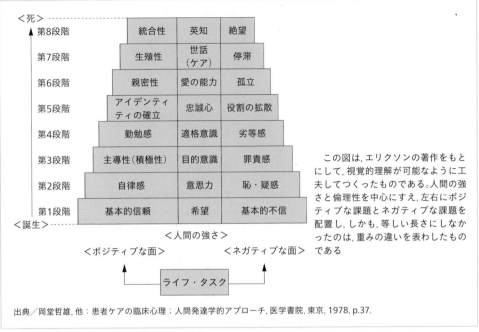

この図は、エリクソンの著作をもとにして、視覚的理解が可能なように工夫してつくったものである。人間の強さと倫理性を中心にすえ、左右にポジティブな課題とネガティブな課題を配置し、しかも、等しい長さにしなかったのは、重みの違いを表わしたものである

出典／岡堂哲雄, 他：患者ケアの臨床心理；人間発達学的アプローチ, 医学書院, 東京, 1978, p.37.

図2-153　エリクソンの心理社会的発達段階

もたらす孤独感，通院の頻度が増え，それまでの趣味や楽しみの継続に支障が生じることなど，生きがいや生きることの意味の喪失が起こりやすい。そのため，うつ状態に陥る高齢者の割合が高くなっている。特に老年期には，他者や社会とのつながりを保ち，自身の存在意義を感じ，アイデンティティを確立して，自己実現や人生の統合に向かう心理的状態を保てるようにすることが大切である。

　エリクソン[51] の発達課題では，老年期は第8段階に位置し，課題は「統合」対「絶望」である（図2-153）。来たるべき死に向かって自身の人生を統合する時期である老年期には，過去を振り返り英知を獲得するか，あるいは，過去にやり残したことがあるという思いから，絶望や嫌悪を抱くなど，ネガティブな自己に目が向けられることがある。

2. 老化のメカニズム

　老化を完全に説明できる理論はなく，いくつかの説として示されている（表2-18）。それらは，消耗説，神経内分泌説，遺伝子説，フリーラジカル説，テロメア説などである。

　老化には，これら遺伝子や細胞レベルの老化と，これらにより引き起こされる臓器の機能低下，筋骨格などを中心としたからだ全体の機能低下がある。からだ全体の機能低下が顕著に現れるのは，75歳を超えた後期老年期であるといわれるが，老化やその速度は個人差が大きいことを理解しておく必要がある。

表2-18 老化の諸学説

学説	老化の考え方
消耗説	1882年にドイツの生物学者オウグスト・ワイズマン（Weismann, A.）が唱えた説。生体を長く使用した結果，補給と再生が追いつかなくなり，心身が消耗していくという考えかた。
老化プログラム説	老化は生体内に組み込まれたプログラムに従って進行するという説。1960年代に細胞分裂の回数には限度があることが発見された。
機能衰退説	生体の内分泌系などの器官や臓器の萎縮や機能低下が，老化の要因であるという説。
エラー破局説	細胞に不規則な変性・変異が蓄積して最終的に細胞分裂が止まり，老化をもたらすという説。
体細胞廃棄説	加齢とともに細胞数の減少や細胞機能の低下により，細胞が失われていくという説。老化プログラム説，エラー破局説の単独では老化をうまく説明できないために考えられた。
変性生体物質説	生体機能の低下を起こす原因として，加齢による生体物質の変化・変性と，それらが十分に修復できないことをあげた説。
細胞障害説	環境温度，酸素，放射線，紫外線など，環境因子の変化が寿命に影響を与えるという説。
神経内分泌説	ロシアのウラジミール・ディルマン（Dilman, V.）は，内分泌系に焦点を当てて「消耗説」をさらに発展させた。加齢によって体内で生産されるホルモンの量が減るため，自己治癒力や自己調節機能がしだいに衰えるという説。
遺伝子説	DNAの遺伝形質によって，寿命はあらかじめプログラムされているという説。
フリーラジカル説	アメリカのデナム・ハーマン（Harman, D.）によって明らかにされた「フリーラジカル」とは，自由に動き回る電子をもった分子構造で，非常に不安定で，ほかの分子とすばやく反応しやすい。それによって破壊的な作用をもたらす「酸化」が起こり，老化につながるという説。
テロメア説	遺伝子工学の進歩によって生まれた新しい学説。染色体の末端にある構造自体をテロメアといい，これは染色体を保護する役目を果たしているが，細胞が分裂を繰り返すたびに短くなり，これが短くなりすぎると，細胞の分裂は鈍化し，最終的には分裂できなくなる。これが細胞の老化のメカニズムではないかという説。

3. 老化による特徴

　一般的な高齢者に表れるからだの特徴として，加齢に伴う予備力や防御機能は低下する。また，内部環境の恒常性維持機能が低下するため，体温調節，水・電解質バランス，糖の処理能力は低下する。複数の疾病や症状をもつことも多くなり，原疾患とは関係のない合併症を起こしやすくなるなど，みられる症状は様々で個人差がある。

表2-19 高齢者に表れるからだの特徴

①予備力の低下	病気になりやすくなる。無理がきかなくなる。
②内部環境の恒常性維持機能の低下	環境の変化に適応する能力が低下する。 a) 体温調節能力の低下：たとえば外気温が高いと体温が上昇してしまうことがある。 b) 水・電解質バランスの異常：発熱，下痢，嘔吐などにより容易に脱水症状を起こす。 c) 耐糖能の低下：血糖値を一定に維持する能力の低下。インスリンや経口糖尿病薬治療を受けている糖尿病患者は低血糖を起こしやすくなる。 d) 血圧の変化：加齢とともに血圧が上昇する傾向にある。
③複数の病気や症状をもっている	治療後に障害が残ったり，慢性化しやすくなる。
④症状が教科書どおりには現れない	診断の基準となる症状や徴候がはっきりしないことが多い。 たとえば肺炎の一般的な症状といわれる高熱・咳・白血球増多も高齢者の場合50〜60%しかみられないといわれている。
⑤現疾患と関係のない合併症を起こしやすい	病気により安静・臥床が長期にわたると，関節の拘縮，褥瘡の発症，深部静脈血栓症，尿路感染などさまざまな合併症を起こしやすくなる。
⑥感覚器機能の低下	視力障害，聴力障害などが現れる。

出典／東京都介護職員スキルアップ研修カリキュラム検討委員会監：医療ニーズを見逃さないケアを学ぶ 介護職員・地域ケアガイドブック，東京都医師会，2011，p.39.

感覚器機能の低下も生じやすい。疲労からの回復力は低下し，環境への適応力が低下する（表2-19）。

B 老化によるからだの変化と日常生活への影響

1. 臓器重量の加齢性変化

ひとの臓器の重量は，加齢とともに低下していく（図2-154）。これに伴い，各器官は機能の低下をきたすようになる。

2. 恒常性維持のための流通機構の変化

造血機能の低下により，赤血球やヘモグロビン産生が不足し**貧血**が生じやすくなる。高齢者に頻度が高いのは，鉄欠乏性貧血と血液疾患以外の基礎疾患から起きる二次性貧血である。

心臓では，加齢に伴い左室壁が肥厚するためポンプ機能の低下が起こりやすく，心肥大，高血圧を生じやすい。安静時の心拍出量はあまり変化がないといわれるが，運動時の最大心拍数が上がらないため，運動耐用能の低下が生じる。動脈硬化による血管弾力性の低下によって，高血圧や虚血性心疾患（狭心症，心筋梗塞），不整脈，心不全などが生じやすくなる。心肥大および間質の線維化も，心拡張障害や心不全のリスクを招く。さらに，弁尖の肥厚・石灰化による心臓弁膜症や，心房の拡大により心房細動を起こしやすい。刺激伝導系の変性は，房室ブロックや脚ブロックなどの要因となる。

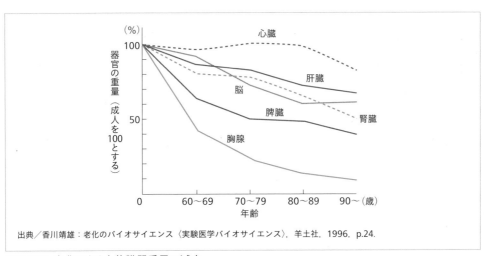

出典／香川靖雄：老化のバイオサイエンス〈実験医学バイオサイエンス〉，羊土社，1996，p.24.

図2-154 老化による人体臓器重量の減少

3. 恒常性維持のための調節機構（神経性調節），思考する機能の変化

　加齢に伴い脳重量は減少傾向となる。大脳の萎縮に加え，神経細胞や神経線維数は減少し，神経伝達物質の活性の低下や，脳血流量の部分的減少，脳代謝の低下などをきたしやすい。そのため一般的に，記銘力の低下，反射の減弱，知覚や反射の遅れ，動作の緩慢さが生じる。

　日常生活行動「思考する」の変化は，老化による**もの忘れ**と，脳の器質的変化を認める神経認知障害（**認知症**）によるものとに大別される。

1 ｜ 老化によるもの忘れ

　体験の一部分を忘れるもので（ひとの名前を思い出せない，ど忘れするなど），本人自身にもの忘れに対する自覚がある。見当識障害などは通常みられず，日常生活にも支障は生じない。

2 ｜ 神経認知障害（認知症）

　大脳の萎縮など器質的障害を伴うもので，図2-155 に示すとおり，加齢とともに有病率も高まる。神経認知障害の代表的疾患である**アルツハイマー病**は，アミロイドβたんぱくが大脳皮質に蓄積し，脳の神経細胞が減少して脳全体が萎縮する疾患である。大脳皮質には老人斑と神経原線維変化（図2-156）が広範に認められる。

4. 恒常性維持のための調節機構（液性調節）の変化

　加齢により，視床下部，下垂体，甲状腺，膵島，副腎，性腺など，多くのホルモン分泌

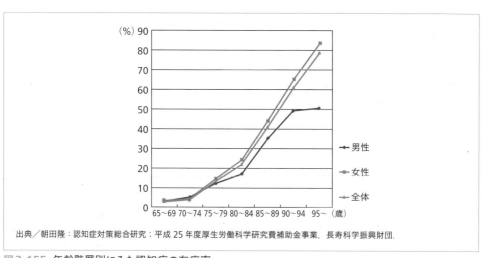

出典／朝田隆：認知症対策総合研究；平成25年度厚生労働科学研究費補助金事業，長寿科学振興財団.

図2-155　年齢階層別にみた認知症の有病率

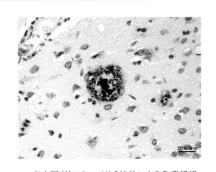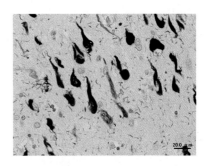

a：老人斑（抗アミロイドβ抗体による免疫組織
　　化学染色像）／側頭葉皮質（60歳女性）

b：神経原線維変化（Gallyas-Braak染色像）／
　　海馬CA1領域（60歳女性）

写真提供／柿田明美教授（新潟大学脳研究所病理学分野）

図2-156　老人斑と神経原線維変化の病理組織像

は低下する。また，ホルモン受容体の感受性低下が生じることで，内分泌機能の低下による症状が現れることがある。**甲状腺機能低下症**が増加する傾向があり，この場合，疲れやすさ，寒さへの抵抗性の低下，体重増加，認知症様症状などと関連があるといわれている。

性腺において，男性ではテストステロン，女性ではエストロゲンとプロゲステロンの分泌が低下するとともに，女性では50歳頃に急激に分泌が低下し，**閉経**が起こる。

また，代謝においては，加齢とともに糖の処理能力が低下し，**糖尿病**や食後の血糖値上昇が起こりやすい。これは筋肉量の減少と，脂肪組織の割合増加によって，インスリン抵抗性が増大し，糖の処理能力が低下してインスリンへの反応が低下することによる。また，これらは加齢に伴う活動量の低下などとともに，**肥満**となりやすいことにも関係している。

5. 日常生活を維持するための生活行動と機能の変化

1 ｜ 動く・休息する

加齢により骨量・骨密度の低下がみられるようになる。特に閉経後の女性は**骨粗鬆症**を起こしやすく，骨強度が低下して，骨折を起こしやすくなる。そのほか，関節液の減少，椎間の変性により関節炎，関節痛が起こりやすくなる。

筋肉は，柔軟性の低下が生じやすい（筋収縮力の低下，靱帯の肥厚や石灰化などによる）。低栄養などでも筋量が低下し，それによって筋萎縮，筋力低下，持久力の低下が生じる。また，骨盤底筋群の弛緩が生じると，**骨盤臓器脱**が起こりやすくなる。

姿勢の変化としては，特に後期高齢者では骨盤の後傾により重心が後ろに位置するようになり，後ろに倒れないように頭を前に突き出すことで，無意識的に全身のバランスをとるようになる（図2-157）。この姿勢では，膝が曲がり，歩幅が狭くなる。また，脊椎の変

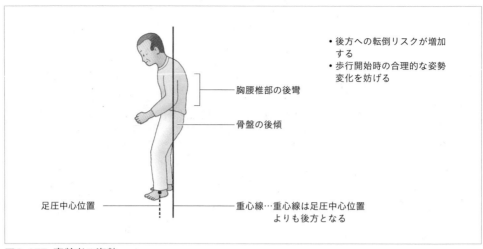

図2-157 高齢者の姿勢

形により**前傾姿勢**となりやすい。これにより反射的な防御姿勢がとりにくくなり，とっさの危険回避動作が遅くなる。そのほか，関節可動域の減少，バランス維持力の低下などにより転倒しやすくなる。高齢者の10〜20％は，1年以内に1回以上の転倒をしている[52]。転倒のリスク要因は，内的要因と外的要因に分類されている。内的要因には，めまい，歩行障害，錯乱，近視，慢性疾患，薬物使用など，主に本人に関する要因がある。外的要因では，床が滑りやすい，じゅうたんなどの敷物，照明の不良，段差など，主に周囲の環境に要因がある。高齢者の転倒のうち，約10％で骨折が起こるといわれる[53]。

2 | 息をする

脊柱および胸郭の形態的変化や姿勢の変化によって，肺が圧迫されやすく，肋間筋などの呼吸筋力低下，ガス交換量低下（肺胞の弾力性の低下，肺胞数の減少による）などが起こりやすい。努力性肺活量や1秒量，1秒率は低下し，残気量が増加する。換気が不十分になると気道分泌物が貯留するため，呼吸器合併症のリスクが高まる。咳嗽反射も低下するため，異物が気管に入りやすく，痰の喀出ができずに上下気道感染が生じやすくなる。嚥下反射が低下した高齢者では，**誤嚥性肺炎**を生じやすい。

運動時の最大酸素摂取量は低下し，動脈血酸素分圧（PaO_2）の低下など，呼吸機能低下が生じる。

喫煙歴の長い者では，肺胞破壊による**慢性閉塞性肺疾患**（COPD）を発症することがある。罹患率は年齢とともに高くなり，息切れ，咳，痰，やせ，動脈血酸素飽和度（SpO_2）の低下などが生じる。

3 | 食べる

消化不良や胃もたれ，胸やけ，逆流性食道炎，食欲低下が生じやすくなる（消化液の分泌

低下，胃液酸度の低下による）。また，腸蠕動の低下による便秘や，腸管壁の脆弱化，腸からのカルシウム吸収の低下が起こりやすい。

　また，歯の脱落や欠損，下顎の突出により噛み合わせが不良になると，咀嚼機能の低下が生じる。咀嚼後の嚥下機能の低下により，誤嚥性肺炎を起こしやすくなる。歯周病などで歯周に炎症や腫脹があれば，さらに歯牙の脱落が生じやすい。最近では，残歯の本数と認知症発症リスクとの関連性が指摘されている。また，次のような感覚機能の変化もみられるようになる。

- **味わう**：加齢により味蕾の減少が起こり，味覚（酸味，苦み，甘味，塩味，旨味）の感じ方が変化するといわれている。このほか，薬剤の影響により味覚に障害をきたすことがあるため，その場合には服用している薬剤を確認する必要がある。
- **においを嗅ぐ**：通常，嗅覚能力は70歳代から80歳代で低下し始め，徐々に進行していく。しかし，極めて高齢でない限り，嗅覚が完全に失われることはないとされている。

4 ┃ トイレに行く（排尿する）

　膀胱頸部の萎縮，膀胱括約筋の硬化により，排尿困難，残尿，頻尿が生じやすい。また，腎血流量や糸球体濾過率の低下，糸球体の喪失により，腎濃縮力が低下しやすく，電解質バランスを崩しやすくなる。日中よりも，臥床した夜間などに腎血流量が増すため**夜間多尿**が起こる。

　また，**尿失禁**の原因となる病態も生じやすい。尿失禁の種類には，腹圧性尿失禁，切迫性尿失禁，溢流性尿失禁，反射性尿失禁，機能性尿失禁がある（表2-20）。

5 ┃ お風呂に入る，身だしなみを整える

　皮膚は表皮，真皮，皮下組織の3層で構成され，厚さ約2mm，表皮は約0.2mm程度である。加齢に伴い，皮膚の弾力性低下，それによるしわの発生（表皮，真皮，脂肪層が薄くな

表2-20 尿失禁の種類

種類	特徴	原因（一例）
腹圧性尿失禁	急に立ち上がったときや重いものを持ったとき，咳やくしゃみをしたときなど，下腹部に力が入る（腹圧がかかる）と尿が出てしまう状態。加齢や出産を契機に出現することが多い。	● 尿道括約筋の緩みや骨盤底筋群の脆弱化 ● 骨盤内臓器下垂 ● 運動不足，出産経験，肥満
切迫性尿失禁	急に尿意を催し（尿意切迫感），我慢できずに，漏れてしまう状態。高齢者に多い。	● 脳血管障害（脳卒中など）に伴う神経障害 ● 過活動膀胱・尿路感染 ● 下部尿路の通過障害（前立腺肥大など）
溢流性尿失禁	自分で尿を出したいのに出せないが，尿が少しずつ出てしまうもの。膀胱内に尿が充満し，あふれてしまう状態。	● 前立腺肥大による尿道の閉塞 ● 糖尿病などによる神経障害
反射性尿失禁	尿意がないのに，膀胱にある程度の尿がたまると反射的に膀胱が収縮して尿が漏れてしまう状態。	● 脊髄損傷や脳障害
機能性尿失禁	排尿機能は正常にもかかわらず，身体運動機能の低下や認知機能の低下により尿が漏れてしまう状態。	● 脳卒中後の運動機能障害 ● 認知症に伴う見当識障害，失行，実行機能障害

り起こる），皮膚感覚（表在感覚，深部感覚ともに）低下（皮膚に分布する神経終末の減少），外気温に対する反応性低下（汗腺や血管の減少）などがみられるようになる。

また，皮脂の分泌が低下して皮膚表面を覆う皮脂膜が薄くなり，皮膚表面から水分が失われやすくなる。また，色素斑，疣贅（ゆうぜい）などが生じることがある。毛髪は白髪となり，脱落が増える一方，眉毛（びもう）や外耳道の毛は長くなる。

6 | コミュニケーションをとる

- **見ること・視る**：水晶体は加齢によって，屈折力低下や，だんだんと光を通しにくくなるため視力が低下する。また，調節力の低下によるぼやけ，近くを見る視力の低下（いわゆる老眼）が起こる。**暗順応**＊は低下するため，急に暗い部屋へ入ったときなどの視力調節に時間がかかったり，暗く感じることがある。また，水晶体の混濁により**白内障**の罹患率が高くなる。**緑内障**については高齢者に多い印象があるものの，眼圧が上がるものと上がらないものがあり，加齢には関係がないという考え方が一般的である。

　　血液中の脂質が角膜の周辺に沈着すると，角膜周辺に外観してわかるような環がみえるようになるが，これを**老人環**という。

- **聞く・聴く**：加齢により，全周波数領域で聴力が低下するが，特に高音域の聴力低下が顕著である。聴力低下は50歳を超えると著しくなるといわれ，高齢者は，**感音性難聴**により音がひずんで聞こえる。

7 | 性を営む

高齢者では性欲が減退するものの，性的興味がなくなるとは一概にはいえないとされている。しかし，40～79歳の配偶者のある男女の性意識・性行動調査によれば，性的活動性は男女とも年齢とともに低下し，女性は男性より低い結果が示されており[54]，性欲の減退には男女差がある。

機能的な変化として，男性では精液の射出量が少なくなり，射精時の満足感は低下する。女性では閉経後には腟の組織が薄くなるほか，性的刺激によっての腟の潤いが低下するため，性交時の満足感に影響を及ぼす。

＊ **暗順応**：明るい所から暗い所へ入ったとき光量に順応した見え方に調節するしくみ

引用文献

1) 小児看護学会監・編集：小児看護事典，へるす出版，2007，p.218.
2) 上妻志郎：2. 胎児の生理；D. 産科疾患の診断・治療・管理，日産婦誌，59（10）：N633-N636，2007.
3) 仁志田博司編：新生児学入門，第5版，医学書院，2018，p.33.
4) 堺武男編著：イラストで学ぶ新生児の生理と代表的疾患，メディカ出版，2006，p.33.
5) 前掲4），p.61.
6) 前掲5）
7) 寺尾俊彦監，金山尚裕編：イラストで学ぶ妊娠・分娩・産褥の生理，メディカ出版，2006，p.117.
8) 前掲4），p.7.
9) 前掲4），p.5.
10) 池ノ上克，前原澄子監訳：みえる生命誕生―受胎・妊娠・出産，南江堂，2013，p.151.
11) 前掲4），p.90.
12) 前掲4），p.113.
13) Ronald W. Dudek 著，谷垣伸治・谷垣玲子訳：クイックレビュー臨床発生学原書4版，丸善出版，2013，p.26-27.
14) 前掲7），p.138.
15) 前掲7），p.142-143.
16) 前掲3），p.27.
17) 前掲16）
18) 前掲3）
19) 前掲16）
20) 前掲3）
21) 馬場一雄監，小平隆太郎著：新版小児生理学；【9】血液，へるす出版，2009，p.135.
22) 中村富美江：身体計測とバイタルサインの測定に使用する医療機器；2. 体温計・電子体温計，小児看護，33（5）：564-567，2010.
23) 小児外来：どう診るか，どこまで診るか／低身長，小児科臨床，72（増刊号）：1109-1112，2019.
24) 日本小児内分泌学会編：小児内分泌学，診断と治療社，2009，p.493.
25) 馬場一雄監，小平隆太郎著：新版小児生理学；【18】中枢神経，脳波，へるす出版，2009，p.249.
26) 日本小児保健協会：DENBER II；デンバー発達判定法，日本小児医事出版社，2009，p.28.
27) 「日本人の食事摂取基準」策定検討会：日本人の食事摂取基準（2020年版）「日本人の食事摂取基準」策定検討会報告書；表5 参照体重における基礎代謝量，2019，p.74. https://www.mhlw.go.jp/content/10904750/000586553.pdf（最終アクセス日：2021/9/16）
28) WHO: Infant and young child feeding. https://www.who.int/news-room/fact-sheets/detail/infant-and-young-child-feeding（最終アクセス日：2021/9/16）
29) 馬場一雄監，藤田之彦著：新版小児生理学，【20】外分泌（汗・涙・唾液）とその異常，へるす出版，2009，p.283-297.
30) 馬場一雄監，渕上達夫著：新版小児生理学，【17】睡眠，へるす出版，2009，p. 240.
31) 宮崎総一郎，古谷真樹：子どもへの睡眠指導，小児内科，49（8）：1106-1109，2017.
32) 馬場一雄監，牧本優美著：新版小児生理学，【18】発声・言語，へるす出版，2009，p.207-216.
33) 前掲25），p.207-216.
34) 日本小児内分泌学会編：小児内分泌学，診断と治療社，2009，p.270.
35) 文部科学省：令和2年度学校保健統計調査の公表について，https://www.mext.go.jp/content/20210728-mxt_chousa01-000013187_1.pdf（最終アクセス日：2021/8/29）
36) 日本循環器学会：2016年版学校心臓検診のガイドライン：日本循環器学会／日本小児循環器学会合同ガイドライン，https://www.j-circ.or.jp/cms/wp-content/uploads/2020/02/JCS2016_sumitomo_h.pdf（最終アクセス日：2021/8/29）
37) 文部科学省：学校保健統計調査―令和3年度（確定値）の結果の概要. https://www.mext.go.jp/content/20221125-mxt_chousa01-000026558.pdf（最終アクセス日：2023/9/8）
38) National Sleep Foundation in USA : How Much Sleep Do We Really Need? https://www.sleepfoundation.org/how-sleep-works/how-much-sleep-do-we-really-need（最終アクセス日：2021/8/29）
39) 文部科学省：小学校学習指導要領，第2章 各教科 第1節 国語，https://erid.nier.go.jp/files/COFS/h29e/index.htm（最終アクセス日：2021/8/29）
40) WHO: Adolescent health. https://www.who.int/health-topics/adolescent-health#tab=tab_1（最終アクセス日：2021/9/13）
41) United Nations: youth. https://www.un.org/en/global-issues/youth（最終アクセス日：2021/9/13）
42) United Nations: Convention on the Rights of the Child; General comment No.20(2016) on the implementation of the rights of the child during adolescence, 2017.
43) スポーツ庁：令和元年度全国体力・運動能力，運動習慣等調査の結果のポイントについて，2019.
44) 日本産婦人科学会編：産科婦人科用語集・用語解説集，改訂第4版，杏林舎，2018.
45) 厚生労働省：平成29年（2017）患者調査の概況，https://www.mhlw.go.jp/toukei/saikin/hw/kanja/17/index.html（最終アクセス日：2021/8/30）
46) スポーツ庁：令和元年度体力・運動能力調査結果の概要及び報告書について，https://www.mext.go.jp/sports/b_menu/toukei/chousa04/tairyoku/kekka/k_detail/1421920_00001.htm（最終アクセス日：2021/8/30）
47) 厚生労働省：BMIの状況―年齢階級，肥満度（BMI）別，人数，割合―総数・男性・女性，15歳以上〔妊婦除外〕，https://www.e-stat.go.jp/stat-search/files?page=1&layout=datalist&toukei=00450171&tstat=000001041744&cycle=7&year=20190&month=0&tclass1=000001148507&tclass2val=0（最終アクセス日：2021/8/30）
48) 総務省：平成28年社会生活基本調査―生活時間に関する結果―結果の概要，http://www.stat.go.jp/data/shakai/2016/pdf/

gaiyou2.pdf（最終アクセス日：2021/8/30）

49）折茂肇編集代表：新老年学，第2版，東京大学出版会，1999，p.3.
50）Matteson, M.A., McConnell, E.S. 著，石塚百合子，他訳：看護診断にもとづく老人看護学2身体的変化とケア，医学書院，1993，p.2.
51）エリクソン E.H., エリクソン J.M.：ライフサイクル，その完結，増補版，みすず書房，2001.
52）東京都衛生局：東京都健康推進プラン21；生活習慣病と寝たきりの予防をめざして，2001，p.104.
53）新野直明，他：在宅高齢者における転倒の疫学，日本老年医学会雑誌，40（5）：484-486，2003.
54）大川玲子：女性高齢者の性，medicina，45（7）：1290-1293，2008.

参考文献

・橋本尚詞，鯉淵典之編：解剖生理学〈新体系看護学全書 人体の構造と機能①〉，第4版，メヂカルフレンド社，2020.
・日本産科婦人科学会：産婦人科用語集・用語解説集，改訂第4版，日本産科婦人科学会，2018.
・薬剤部医薬品情報室：くすりばこ；妊娠と薬（1）〜妊娠中の薬剤投与についての基礎知識〜，https://www.gakuen-hospital.or.jp/section/pharmacy/pdf/no81.pdf
・武谷雄二総編集，中野仁雄担当編集：新女性医学体系29胎児の成長・発達，中山書店，2002.
・日本ディベロップメンタルケア（DC）研究会編：標準ディベロップメンタルケア，改訂2版，メディカ出版，2018.
・仁志田博司編：新生児学入門，第5版，医学書院，2018.
・日本小児内分泌学会編：小児内分泌，初版，診断と治療社，2009.
・馬場一雄監：新版小児生理学，へるす出版，2009.
・菱沼典子：看護形態機能学—生活行動からみるからだ，第4版，日本看護協会出版会，2017.
・Hockenberry, M. J., et al. : Wong's Nursing Care of Infants & Children, 11th ed, Mosby, USA, 2019, p460-494.
・Kawai, T. : Clinical Aspects of The Plasma Proteins, Igaku Shoin, Tokyo, 1973.
・日本夜尿症学会編：夜尿症診療ガイドライン2016，診断と治療社，2016.
・小此木啓吾訳編：自我同一性—アイデンティティとライフ・サイクル，誠信書房，1973.
・Scammon, R. E. : The measurement of the body in childhood. In: Harris, J, A., et al (eds) : The Measurement of Man, The University of Minnesota Press, Minneapolis, 1930.
・健康小児の血清免疫グロブリン（IgG, IgA, IgM）年齢別正常値および正常範囲に関する一考察／アレルギー，21（9）：608-613，1972.
・エリクソン, E. H.：アイデンティティとライフサイクル，誠信書房，2011.
・鈴木隆雄，衛藤隆編：からだの年齢辞典，朝倉書店，2008.
・有森直子編：母性看護学Ⅱ，第2版，医歯薬出版，2020.
・池ノ上克，前原澄子監訳：みえる生命誕生；受胎・妊娠・出産，南江堂，2013.
・笠井靖代監，AERA with Baby 編集部編著：はじめての妊娠・出産 毎日ケア BOOK；産後3か月までの幸せな過ごし方，朝日新聞出版，2013.

第 3 章

病を患う・病気になる

私たちが自分は「病気になった」「病気かもしれない」と思うのはどのようなときだろうか。発熱や痛みなどの具体的な症状で気づくこともあれば，「なんとなくいつもと違う」というような漠然としたからだの違和感や不調として感じる場合もあるかもしれない。そして多くの場合，程度の差はあれ，なにかしらの苦痛や不便のためにいつも通りの生活を送ることができなくなってしまう。

　「病気になる」とは，様々な臓器や組織に異常が生じ，その正常な構造と機能が損なわれた状態ということができる。そして，生じた異常に応じて，ひとのからだにも様々な変化が起こる。

　「病気」の例として皮膚の傷を考えてみよう（図3-1）。傷口から血が流れ出し，しばらくは腫れや痛みのために物に触れることも難しくなるかもしれない。しかし，ひとのからだにはいわゆる「自然治癒力」が備わっており，様々なしくみが組み合わさって作用することで回復に向かうことができる。

　一方，傷の程度によっては治るまでに時間がかかり，なかなか「病気」の状態を脱することができない場合もある。また，もし自然治癒のしくみ自体に異常があれば，傷は治るどころかかえってひどくなり，「病気」の状態は悪化するだろう。つまり，「病気になる」ことを理解するには，ひとのからだに異常が生じてから回復するまでの過程について学ぶ必要がある。

　この章では，「病気になる」とひとのからだはどうなるのか，つまり，ひとのからだに

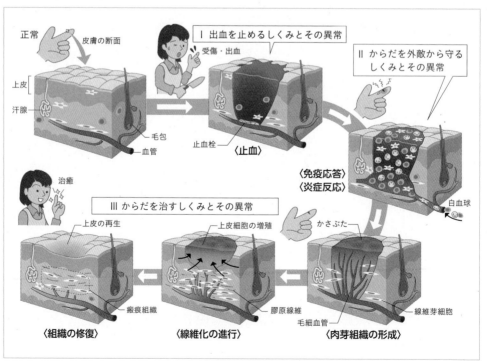

図3-1 病気になると人のからだはどうなるのか（皮膚の傷を例に）

生じた異常に対し，からだを構成する細胞や組織はどのように反応し，そしてどのように変化するのかということについて，「出血を止める」「からだを外敵から守る」，そして「からだを治す」という3つのしくみの観点から解説する。

I 出血を止めるしくみとその異常

　私たちのからだを構成するすべての細胞は，血液を介して酸素と栄養の供給を受け，また血液を介して代謝産物や老廃物の排出を行っている。つまり血液は，細胞が正常な状態を保ち，からだの恒常性を維持するために欠かせないものであり，この血液の流れは私たちのからだにとってまさに生命線ということができる。

　血液は血管の中を流れ，全身を巡っている。この血液の流れや血管に異常が生じると，細胞は血液を介して酸素や栄養の供給を受けることができなくなり，正常な状態を保つことができなくなる。そうなると，その細胞が構成する組織や臓器にも影響が及ぶことになり，場合によっては生命にかかわる事態にもなる。

　ここではまず出血と止血の基本について押さえるとともに，止血の異常にはどのようなものがあるかについて学び，さらに，血流の障害によってもたらされる虚血と梗塞という現象についても説明する。

A 出血と止血

　からだの表面である皮膚に傷ができると，赤い血がにじんだり流れ落ちたりする。そして，それが少量であればたいていは自然に止まることを，私たちは経験的に知っている。これらの現象はそれぞれ**出血**，**止血**とよばれる。

　医学的には，出血は「血液の血管外への流出」と定義される。出血は血管壁の損傷により生じ，この損傷した部位で血液の塊をつくって出血を止める一連の過程を止血とよぶ。

　出血がもたらすからだへの影響は，その程度や部位により異なる。同じ量の出血でも，からだの表面なら命にかかわることがなくとも，脳では致死的な状態となる場合がある。胃潰瘍や月経など，慢性的に，あるいは繰り返し起こる出血は，しばしば貧血を引き起こす。急激かつ大量の出血は血圧の低下やショック＊を引き起こし，死に至る場合もある。

B 止血のしくみ

　止血は次の①〜④の段階を経る（図3-2）。

＊ **ショック**：医学における「ショック」とは，全身の組織の血流が低下して生命が脅かされる極めて危険な状態のことをいう。心の動揺や心理的な衝撃を意味する「ショック」とは異なる。

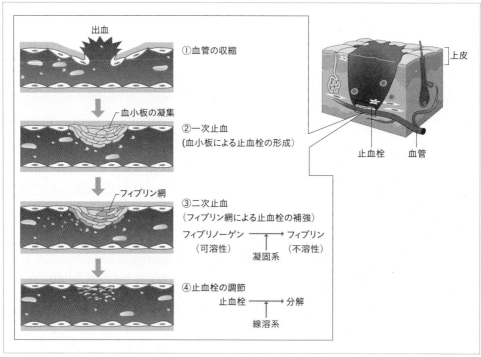

図3-2 止血のしくみ

① 血管の収縮：血管壁が損傷されると直ちに血管は収縮し，損傷部位への血流は低下する。

② 一次止血：血管の損傷部位に血小板が凝集_{ぎょうしゅう}して，**止血栓***が形成される。

③ 二次止血：血液中の可溶性_{かようせい}のフィブリノーゲン（線維素原_{せんいそげん}）が不溶性_{ふようせい}のフィブリン（線維素）に変化してフィブリン網_{もう}を形成し，②でできた止血栓を補強する。この過程には，**凝固系**とよばれる様々な血液凝固因子の連鎖的_{れんさてき}な反応がかかわっている。

④ 止血栓の調節：止血とは逆のはたらきをする**線溶系**_{せんようけい}（線維素溶解系_{せんいそようかいけい}）というしくみが作用し，止血栓は分解される。これによって止血栓の大きさの調節や，止血が完了して不要となった止血栓の処理が行われる。

C 止血の異常

1. 出血傾向

　止血のしくみがうまくはたらかないと，ささいなけがでも出血しやすくなり，またいったん出血するとなかなか止血されなくなる。このような状態を**出血傾向**という。

---

* 止血栓：「凝血塊_{ぎょうけっかい}」または「血餅_{けっぺい}」ともいう。ここでは出血時の止血の役割を強調するために「止血栓」という用語を用いる。後に出てくる「血栓」（出血のない状態で血管内につくられる血液の塊）と区別する。

出血傾向は，止血のしくみのうち①〜③の異常，つまり血管壁，血小板，凝固因子の異常が単独あるいは組み合わさって生じる。

出血性疾患には，ビタミンC欠乏症（血管の脆弱性の亢進），血小板減少症（血小板産生の低下や血小板破壊の亢進），血友病（凝固因子の欠乏）などがある。

2. 血栓症

通常は，出血して（血管外へ血液が出て）初めて血液の塊（止血栓）が形成されるが，出血することなく血管の中でつくられた血液の塊は**血栓**とよばれる。そして，血管内の血栓によって引き起こされる病気を，**血栓症**という。

血栓は生じたその場所の血管（動脈または静脈）を閉塞する。また，剝がれた血栓が，血流にのって運ばれ，塞栓*として離れた場所の血管を閉塞する場合もある（血栓塞栓症*）。

血栓症を引き起こす原因には，①血流の異常（乱流や静止），②血管内皮細胞*の傷害，③血液凝固能の亢進の3つがある（図3-3）。

血栓症は血栓のできる血管の種類により，**動脈血栓症**と**静脈血栓症**に分けられる。

動脈血栓症の主要な原因は粥状硬化*症である。血栓が動脈を閉塞すると，その動脈が支配する組織や臓器の血流を障害して虚血や梗塞（後述）を引き起こす。たとえば，心臓の冠動脈に生じた血栓は心筋梗塞の原因となる。また，大動脈弓や頸動脈に生じた血栓が剝

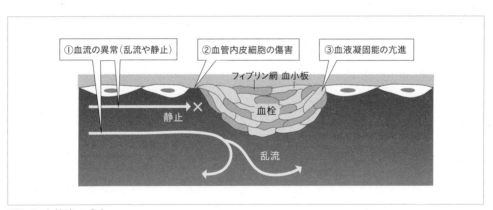

図3-3 血栓症の成立

---

* **塞栓，塞栓症**：固体，液体，あるいは気体からなる血管内遊離物が血流に乗って運ばれた先の血管を閉塞した状態を塞栓症といい，その原因となる遊離物のことを塞栓（または栓子）という。塞栓のほとんどは血栓であり，血栓塞栓症を引き起こす。塞栓は血流を障害し，虚血や梗塞をもたらす（本節−D「虚血と梗塞」）。血栓以外の塞栓の成分として，脂肪滴，空気や窒素ガスの泡，粥状の硬化巣の内容物，腫瘍組織片，骨髄組織片，羊水がある。
* **血管内皮細胞**：血管やリンパ管の内表面を覆う扁平な細胞。血液やリンパ液成分の保持，血管内外の物質の交換や細胞の移動への関与，血液凝固の調節にかかわる様々な因子の産生などのほか，止血の制御にも中心的な役割を果たす。血管内皮細胞が傷害を受けると血栓の形成が促進される。
* **粥状硬化**：アテローム性動脈硬化ともいう。血管の内膜に生じる粥腫（アテローム）とよばれる病変の形成を特徴とする。粥腫は大きくなると血管の内腔を狭めて血流障害をもたらす。また，粥腫が破綻すると血管壁が傷つき，血栓が形成されて血栓症や塞栓症を引き起こす。

がれて頭部へ運ばれ，塞栓として脳の動脈を閉塞すると脳梗塞が引き起こされる。

　静脈血栓症は下肢や骨盤内で発生しやすいという特徴がある。静脈の閉塞部位より遠位（末梢側：下肢であれば，閉塞部位よりも足の指先に向かう部分）に**うっ血***や**浮腫**（Column 参照）がもたらされるほか，血栓が剥がれて血流にのると，下大静脈から右心系を通って肺動脈に達し，塞栓として肺動脈を閉塞することになる。これは肺血栓塞栓症とよばれ，呼吸困難

Column DIC：「血栓が生じて出血がおこる」とはどういうことか

　播種性血管内凝固症候群（disseminated intravascular coagulation; DIC）は，様々な疾患に続発する重篤な合併症で，過剰な血液凝固と出血の両方が同時に起こる複雑な病態である。

　まず，感染症やがんなど，何らかの基礎疾患によって凝固経路が全身性に活性化されると，全身の微小血管に血栓が形成される。次にできすぎた血栓を溶解するために線溶系が活性化されるが，過剰な血栓の形成により血小板と凝固因子はすでに大量に消費されているため，今度は出血傾向が起こる。

　このようにして，DIC では多数の微小血栓による組織の低酸素症や微小梗塞が生じると同時に，止血に必要な血小板や凝固因子の枯渇や線溶系の病的な活性化によって出血傾向ももたらされるのである。

Column 浮腫とは

　浮腫とは，間質液（組織内にある血管外の体液成分）の貯留であり，水分が血管内から血管外の間質組織に移動する結果起こる。浮腫の原因は，間質液の量を調整している様々な因子の異常として整理できる。血管内の静水圧の上昇，血漿膠質浸透圧の低下（低たんぱく血症），間質液を排出するリンパ管の閉塞，炎症（血管透過性の亢進）などがあげられる。

　足のむくみは浮腫の身近な例である。長い時間立ったまま，あるいは座ったままでいた後に，足の重みやだるさを感じたり，靴が窮屈になったりすることがあるだろう。このとき，膝下の皮膚はぱんと張り，皮膚の下の組織には厚みが感じられる。これは，長時間の立位または座位により静脈の流れが滞りがちになり，血管内の静水圧が上昇したため，皮下組織に水分が貯留し，浮腫が生じたことによるものである。

　浮腫は全身のどの部位にも起こりうるが，生じる場所や程度によっては命にかかわるものもある。たとえば，肺に生じて水分が肺胞腔を満たした状態は肺水腫とよばれ，重篤な低酸素症を引き起こす。また，脳に生じたものは脳浮腫とよばれ，頭蓋内圧が上昇して脳ヘルニアを引き起こすと，呼吸や循環を司る脳の部分が圧迫され，きわめて危険な状態となる。

---

* **うっ血**：組織の静脈血の流出量が低下し，組織中に静脈血が停滞した状態のこと。たとえば，指先の関節部分を強く握ると静脈血の流出が妨げられ，うっ血のため指先は膨張して暗赤色を呈する。また，心不全では，心臓のポンプ機能が低下して血液を送りだす力が弱まるため，肺うっ血や静脈系のうっ血が生じる。

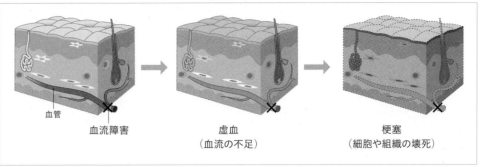

血管　血流障害　虚血（血流の不足）　梗塞（細胞や組織の壊死）

図3-4 血流障害のイメージ

やショックを引き起こして致命的にもなる。これはエコノミークラス症候群*としても有名な病態である。

D 虚血と梗塞

　何らかの原因で血流が障害されると，細胞への酸素や栄養の供給は断たれ，その細胞は死んでしまう。このように，細胞が生存していくのに必要な血流が不足する状態を**虚血**といい，虚血の結果，細胞や組織が壊死（えし）に陥った状態のことを**梗塞**という（図3-4）。

　虚血の原因には，器質的障害と機能的障害がある。器質的障害には，すでに述べた血栓症や各種塞栓症のほか，動脈の粥状硬化や機械的な圧迫なども含まれる。機能的障害には，血管の攣縮（れんしゅく）（一過性に起きるけいれん性の血管の収縮）などがある。

　虚血性疾患の代表的な例として，血栓症の項でも触れた心筋梗塞や脳梗塞があげられる。体表面から見えるものでは，糖尿病性足壊疽（そくえそ）（糖尿病に伴う閉塞性動脈硬化症を一因とする下肢の壊死）が有名であり，進行すると足の切断が必要となる。

II からだを外敵から守るしくみとその異常

A 免疫とは

　私たちを取り巻く環境の中には，からだに影響を与える様々なものがあり，その中にはからだにとって有害な病原微生物もいれば，物理的・化学的な損傷をもたらすものもある。息を吸ったり，食べ物を食べたり，手で触れたりするなどして外界と接する以上，私

＊ **エコノミークラス症候群**：飛行機移動における長時間の座位によって起こることから命名された肺血栓塞栓症。下肢の長時間不動，大腿静脈の圧迫，脱水によって下肢の静脈に血栓が生じ，歩行開始直後に血栓が遊離することによって発症する。災害時，被災者が車中泊など狭い場所に長時間同じ姿勢でいることでも発症することが知られており，災害に関連した病態の一つとしても注目されている。

たちは常にこのような異物を体内に取り込む危険にさらされている。この外敵ともいえる異物から私たちのからだを守るしくみのひとつが**免疫**である。免疫反応を起こさせる異物などの物質は，一般的に**抗原**[*]とよばれる。

1. 免疫のしくみ

外界の異物からからだを守るしくみは大きく3段階に分けて説明することができる（図3-5）。

1 | 上皮のバリア

皮膚や粘膜の表層を覆う上皮が最初の防御壁となる。異物の侵入を物理的に阻止するほか，殺菌酵素を含む分泌物などによる化学的な防御も担う（図3-5①）。

2 | 自然免疫

組織中には樹状細胞やマクロファージなどの免疫細胞が常に待機・見回りをしている。これらの細胞が異物を発見すると，それを起点として白血球やそのほかの様々な細胞によって炎症が引き起こされ（本節B「炎症」参照），異物を取り除いて組織を修復させる反応が活発化する。これは異物の種類にかかわらず起こる反応であり，**非特異的な**反応ともよ

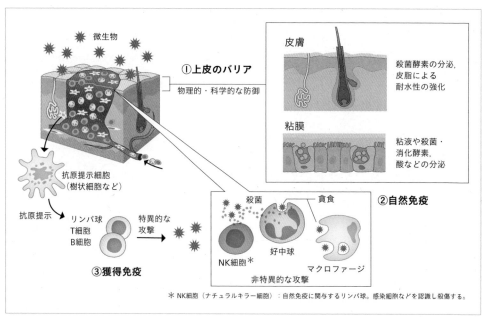

図3-5 免疫のしくみ

---

[*] **抗原**：獲得免疫系の細胞が認識し，免疫応答を起こす対象となる物質のこと。感染性の微生物に限らず，花粉などの環境物質や，特定の金属イオンや薬剤なども含まれる。自分自身のからだの成分が免疫反応を引き起こすこともあり，これは「自己抗原」とよばれる。

ばれる。この免疫の初期段階の働きはもともとからだに備わっているものなので，**自然免疫**という（図3-5②）。

3 │ 獲得免疫

続いて，その異物と一度接触したことのあるT細胞（Tリンパ球）やB細胞（Bリンパ球）などの白血球が，その記憶（**免疫記憶**）を頼りにそれぞれの異物に特化した**特異的な攻撃・排除**を行う。これは後天的に獲得されるものなので**獲得免疫**[*]とよばれる（図3-5③）。

2. 免疫の異常

免疫の異常には，免疫が十分に働かない場合と，免疫が過剰に働く場合がある。

免疫が十分に働かなければ感染症にかかりやすくなる。この状態を**免疫不全**という。免疫不全には原発性（先天性）と，2次性（後天性）がある。後天性免疫不全症候群（acquired immunodeficiency syndrome; AIDS）は2次性の免疫不全として有名であり，T細胞にヒト免疫不全ウイルス（human immunodeficiency virus; HIV）が感染して発症するものである。そのほか，がんなどの疾患そのものや，それらの治療の副作用や合併症として免疫不全が生じることもある。

免疫が過剰にはたらくと，自分自身のからだにも障害が引き起こされる。アレルギーや自己免疫性疾患は過剰な免疫反応として説明することができる。

B 炎症とは

1. 炎症のしくみ

炎症とは，生体の恒常性を維持するためのからだの反応の一つであり，組織に何らかの異常が生じたときに起こる。

たとえば，細菌やウイルスのような外来異物が体内に侵入したときや，自身の細胞が腫瘍化（がん化）したとき，さらに，それらの外来異物やがん細胞によって正常な組織が損傷を受けた場合を考えてみよう（図3-6）。まず，からだの中で常に見回りをしている樹状細胞やマクロファージが，これらの外来異物，がん細胞，壊れた正常細胞の成分などの傷害因子を認識することで，からだの異常をいち早く察知し，周囲の様々な細胞にシグナル（ケミカルメディエーター[*]）を送り異常を知らせる。すると，血管内皮細胞は血管を広げて血

---

[*] **獲得免疫**：獲得免疫はさらに**液性免疫**と**細胞性免疫**とに分けられる。液性免疫はB細胞（Bリンパ球）が産生する**抗体**（免疫グロブリンとよばれる糖たんぱく質で，抗原と特異的に結合することにより様々な生体反応を引き起こすもの）を介して作用し，細胞外病原体に対する防御やアレルギー応答に働く。細胞性免疫はT細胞（Tリンパ球）を介して作用し，細胞内寄生性の病原体やがん細胞の排除に働く。

[*] **ケミカルメディエーター**：化学伝達物質。生体が生命活動を支えるために細胞間で行う様々な情報伝達を仲介する物質。

Column 「免疫」の由来

　免疫とは，「疫（流行病・伝染病）」を「免」れるための体のしくみであり，もともとは「同じ感染症に二度かからない現象」のことを指してきた。この現象は，過去に遭遇した病原体をあたかも記憶していたかのようにみえるため，「免疫記憶」とよばれる。この免疫記憶を利用しているのがワクチン（下記 Column 参照）である。

　一般に「免疫」という場合，抗原特異的な獲得免疫を指すことが多いが，本来は上皮のバリアと自然免疫を含むより広い範囲の生体防御機構のことを意味する。

Column 獲得免疫とワクチン

　ワクチンとは，病原体の抗原を人為的に体内に入れることで抗原特異的な免疫を獲得させ，病原体による感染症の発症や重症化を防ぐためのものである。

　ワクチンには，抗原の種類によって，いくつかのタイプがある。

　弱毒生ワクチンは，毒性や病原性を低下させた細菌・ウイルスをそのままワクチンとして用いる。生きたままの病原微生物をワクチンとして投与するため効果は高く，細胞性免疫と液性免疫の両方を誘導できる。通常1回もしくは2回の接種によって長期間効果が得られる。弱毒化されてはいるものの，病原微生物そのものを接種するため，免疫不全患者ではその感染症の発症・重症化が起こる可能性があり，そのような患者に対しては一般的に接種は禁忌である。また妊娠中の接種も胎児への影響を考え，基本的には禁忌とされている。日本で用いられている弱毒生ワクチンには，麻疹（はしか），風疹（三日はしか），水痘（水疱瘡）・帯状疱疹，おたふくかぜ（ムンプス，流行性耳下腺炎），BCG，ロタウイルス，黄熱がある。

　不活化ワクチンとは，生きたままの病原微生物ではなく，加熱やホルマリン処理などを行うことによって，病原微生物や毒素を不活化した（感染力や毒性を失わせた）ものである。主に液性免疫を誘導する。不活化されているため一般に弱毒生ワクチンよりも安全性が高く，免疫不全患者や妊婦にも投与が可能であるが，十分な免疫誘導を行うために複数回の投与が必要になることが多い。また，高度に精製して安全性が高まった分，免疫誘導能も弱まってしまうことが多く，アジュバント（免疫を活性化させてワクチンの効果を高める物質）の添加を必要とするものも多い。日本で用いられている不活化ワクチンには百日咳，ジフテリア，破傷風，ポリオ，日本脳炎，インフルエンザ，A型肝炎，B型肝炎，インフルエンザ菌b型（*Haemophilus influenzae* type b；Hib，ヒブ），肺炎球菌，ヒトパピローマウイルス（human papilloma virus；HPV），狂犬病，髄膜炎菌，帯状疱疹がある。

　他にも，次世代ワクチンとして，粘膜ワクチン，DNAワクチン，がんワクチンなどの開発が進められている。新型コロナウイルス感染症（COVID-19）に対するmRNAワクチンやウイルスベクターワクチンが世界的に普及したのは記憶に新しい。

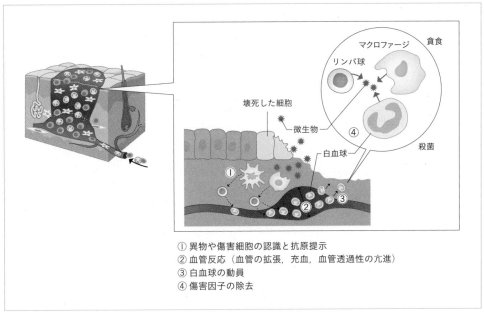

① 異物や傷害細胞の認識と抗原提示
② 血管反応（血管の拡張，充血，血管透過性の亢進）
③ 白血球の動員
④ 傷害因子の除去

図3-6　炎症のしくみ

球などの通り道を確保し（血管の拡張），血液量を増加させる（充血*）とともに，血液成分が通りやすいように血管壁の隙間を広げる（血管透過性の亢進）。次に，駆けつけた白血球が血管壁の隙間をすり抜けて異常の起きた場所に到達し，殺菌や貪食によって異物などを処理する。このとき，巻き込まれて傷害を受けた周囲の組織も同じように処理される。そして，傷害因子が排除されると炎症反応は終息し，失われた組織を回復させるための次の段階（組織の修復，後述）が誘導される。このまるで火事場のような一連の出来事が炎症とよばれる現象である。

　炎症は大きく急性炎症と慢性炎症の2つに分けられる。**急性炎症**は通常，数分〜数時間以内に生じ，持続時間は数時間〜数日と短い。急性炎症で傷害因子が排除されると炎症反応は沈静化する。しかし，急性炎症で排除できない場合には，**慢性炎症**とよばれる遷延型の炎症に進展する。慢性炎症は急性炎症に続くこともあれば，はじめから慢性炎症として生じることもあり，長期間（数週〜数か月）に及ぶ。

2. 炎症がからだにもたらす影響

　炎症による傷害因子の排除と組織修復への誘導はからだの恒常性を保つために不可欠なものであるが，程度によっては炎症それ自体が生体にとって有害となる。古典的な炎症の四徴（または五徴）（p.228 Column 参照）でもある組織の発赤，熱感，腫脹は，たとえ小範囲であっても違和感や不快感として感じられるほか，疼痛や機能障害は日常生活に支障をき

＊ 充血：局所に流入する動脈血が増加した状態のこと。充血した組織には動脈血が満ちるため，正常に比べ赤みを増す。炎症時のほか，運動や体温上昇，あるいは緊張による顔面の紅潮などの生理的な変化でもみられる。

たし得る。また，発症する臓器によっては生命にかかわる場合もあり，全身に波及すれば全身性炎症反応症候群（systemic inflammatory response syndrome; SIRS）という重篤な状態が引き起こされる。

　また，過剰な免疫反応によって発症する自己免疫性疾患やアレルギーの様々な症状は，主に炎症によってもたらされるものである。さらに，2型糖尿病やアルツハイマー病，がんなど，当初は代謝性疾患，変性疾患，あるいは遺伝性疾患と考えられた様々な疾患の病態形成にも炎症が関与していることが指摘されている。

　一方で，炎症が適切に起こらなければ，感染は拡大し続け，組織の損傷は治癒することなく悪化し続ける。これは先に述べた免疫不全や後述する組織の修復不全とも関連する。

Column　炎症の四徴（または五徴）

　古典的には，肉眼的な「発赤（あかみ）」「熱感（ほてり）」「腫脹（はれ）」「疼痛（いたみ）」が炎症の四徴（または，「機能障害」と合わせて五徴）とされていた。顕微鏡での観察が可能となってからは，炎症は血管から血管外組織への体液と白血球の移動によって特徴づけられる微小循環の反応として理解されているが，上記の四徴（五徴）が局所の炎症を特徴づける臨床的な徴候であることは今も変わりはない。なお，「発赤」「熱感」「腫脹」は血管拡張，血流増加，血管透過性の亢進および浮腫によって，「疼痛」「機能障害」は組織傷害によるものとして説明することができる（図）。

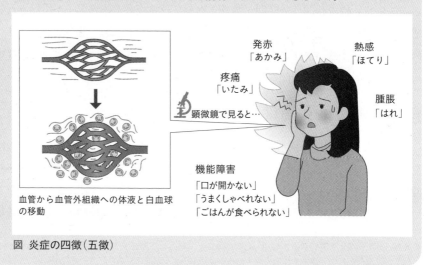

図　炎症の四徴（五徴）

Ⅲ からだを治すしくみとその異常

Ⓐ 傷害に対する細胞・組織の反応

　細胞は，私たちのからだの構造上・機能上の基本単位である。それゆえ，すべての病気は，究極的には細胞の構造と機能の異常，つまり細胞傷害に起因するといえる。

　細胞は，ある程度の生理的または病的な刺激（ストレス）に対しては，適応（後述）することにより傷害を回避することができる。しかし，その適応能力を超えるような有害な刺激にさらされた場合には細胞傷害が発生し，その細胞が構成する組織や臓器の障害として現れる。しかし，程度の差はあれ，治療を必要としないまま自然に組織が修復され治る場合もある。このようなからだのはたらきは自然治癒力ともよばれ，私たちのからだの恒常性を取り戻すように作用する。

　ここでは，私たちのからだを構成する細胞および細胞の集団である組織や臓器が，さまざまな刺激や傷害に対しどのように反応・変化するか，そして，自然治癒力とよばれる組織の修復過程は具体的にどのようなものかについて学ぶ。最後に，異常な細胞増殖により生じる**腫瘍**について，基本的な事柄を整理する。

1. 細胞の分裂能と適応

　私たちのからだは約37兆個とも約60兆個ともいわれる細胞が集まってできている。もとは1個の受精卵だったものが細胞分裂を繰り返し分化することによって，胎児期に様々な組織や臓器がつくられる。生後もからだは成長・発達を続けるが，神経細胞や心筋細胞は細胞分裂をしなくなる一方で，骨髄の造血細胞や表皮・粘膜の上皮細胞は生きている限り細胞分裂を繰り返し，細胞の交代・補充が行われる。

　傷害を受けた組織や臓器がその後どのように反応するかは，その組織を構成する細胞の分裂能の有無と，その刺激や傷害の程度によって異なる。

　不可逆的な傷害を受けた細胞は死に至るが，ある程度の刺激やストレスに対しては，分裂できる細胞はその数を増やしたり，また，分裂能のない細胞はその大きさを変化させたりすることで対応することができる。このような変化を**適応**という。細胞の適応により，組織や臓器は構造的・機能的な調整を行うことができる。適応には大きく分けて，肥大，過形成，萎縮，化生の4つがある（図3-7，表3-1）。

2. 組織の修復

　組織や臓器は様々な種類の細胞が組み合わさって構成されていることから，修復時には，その構成する細胞の分裂能の有無や損傷の度合いに応じて，**再生**と**瘢痕形成**が様々な

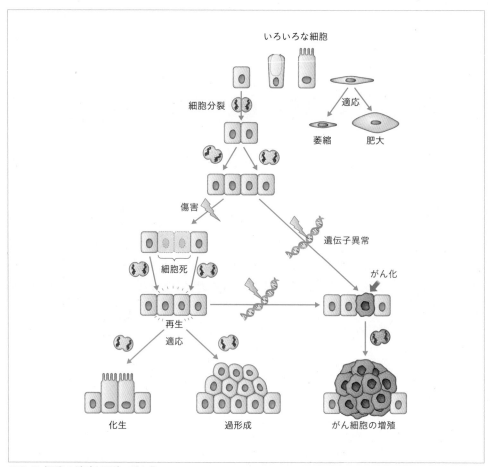

図3-7 細胞の適応, 再生, がん化

表3-1 細胞の適応

適応の種類	説明
肥大	細胞や組織の大きさが増大すること。主に分裂能のない細胞に起こる 例）負荷の増加に対する横紋筋（骨格筋, 心筋）の肥大 　　・筋力トレーニングで筋肉量が増える（骨格筋細胞の肥大） 　　・高血圧で心筋に負荷がかかり, 心肥大が起こる（心筋細胞の肥大による心室壁の肥厚）
過形成	細胞の数が増加すること。分裂能のある細胞でみられる 例）思春期や妊娠時におけるホルモンの変化による女性の乳房の発達（乳腺上皮の過形成）
萎縮	細胞や組織の大きさが減少すること 例）老化に伴う変化 　　・筋肉量の減少（骨格筋細胞の萎縮） 　　・閉経後の女性の乳房の縮小（乳腺上皮の萎縮）
化生	ほかの種類の細胞へ変化すること。慢性的な刺激やストレスに対し, 抵抗性の低い細胞種から抵抗性の高い他の細胞種に転換する現象を指す 例）喫煙者の気管や気管支の円柱上皮が丈夫な扁平上皮に置き換わる（扁平上皮化生；タバコの有害な刺激に対して抵抗性が増す代わりに, 粘液の分泌や線毛運動による気道浄化作用は失われる）

1 | 再生

　適応能力を超えるような有害な刺激を受けたり，不可逆的な細胞傷害を受けると，細胞は死に至る。このとき，分裂できる細胞は同じ細胞を作り出して増殖し，欠損した細胞を補充することによって，損傷した組織を傷害を受ける前と同じ状態に回復させることができる。この過程を**再生**という。

　組織の再生能力は，その構成細胞の増殖能により決まる。骨髄の造血細胞や表皮・粘膜の上皮細胞は再生能力が高く，常に新しい細胞が補充される。一方，心筋細胞や神経細胞は分裂能を欠くため，いったん傷害されると再生することなく瘢痕化に至る。そのほかの臓器の再生能力は限定的であるが，肝臓は例外的に高い再生能力を有し，このため生体肝移植が可能となる。しかし，肝臓を除けば人体の再生能力はかなり限られており，失ったからだの一部がトカゲの尾のように完全に復元されることはほとんどない。

　組織はその再生能力，つまり構成する細胞の分裂能に応じて永久組織，安定組織，不安定組織に分類することができる（表3-2）。

2 | 瘢痕形成

　再生できないほど広く深く組織が失われた場合や，分裂・増殖できない細胞が失われた場合には，止血や炎症の過程を経ながら，失われた部分は結合組織に置き換えられる。この過程を瘢痕形成という。

　瘢痕形成による組織の修復は，次のように進む。

① 傷害を受けた組織の出血部位で止血栓が形成される。

② 炎症が起こり，白血球やマクロファージにより微生物などの傷害因子の排除と壊死細胞の除去が行われる。

③ 様々な種類の細胞が増殖し，欠損した組織を補修する（図3-8）。

- 上皮細胞が表面を覆う。
- 血管内皮細胞が新しい血管を形成する。
- 線維芽細胞*が膠原線維（コラーゲン）を産生し，組織の埋め合わせをする。

表3-2 組織の再生能力による分類

	再生能	構成する細胞の例
永久組織	再生できない	神経細胞，心筋細胞，骨格筋細胞
安定組織	再生できる （傷害や組織欠損に応じて細胞が補充される）	肝臓，腎臓，膵臓などの実質臓器の細胞 血管内皮細胞，線維芽細胞，平滑筋細胞
不安定組織	再生できる （細胞が常に補充され続けている）	骨髄造血細胞，上皮細胞

---

* **線維芽細胞**：結合組織を構成する細胞の一つ。細長い細胞体と楕円形または紡錘形の核をもつ。間質の細胞外要素（線維や基質）を合成する。

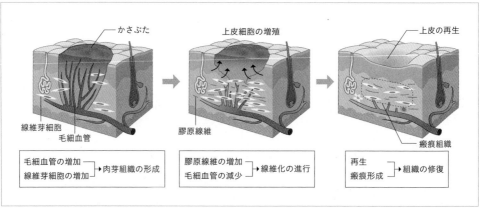

図3-8 組織の修復

このとき形成される毛細血管の豊富な新生組織は**肉芽組織**とよばれる。

④ ③で形成された結合組織中の毛細血管や細胞成分はしだいに減少し，膠原線維の沈着（**線維化**）が進んで丈夫で緻密な線維性結合組織に変化する。これを**瘢痕化**という。

B 組織の修復の異常

1. 組織の修復不全

組織の修復を阻害する因子には，感染，糖尿病，栄養不良，血流障害など様々なものがある。これらの因子があると組織の修復は不完全で不十分なものとなる。褥瘡（床ずれ）とよばれる皮膚潰瘍はその一例であり，自力で体位変換を行うことのできないやせた高齢者の仙骨部，坐骨部，大転子部などに好発する。これは，基礎疾患や低栄養を背景に，長期間同じ体位を取り続けることによる局所の圧迫と虚血により生じるものであり，治療には長い時間がかかる。

2. 過剰瘢痕化

修復過程の構成要素である線維芽細胞や膠原線維が過剰に産生されると，肥厚性瘢痕やケロイドとよばれる隆起した傷跡を形成したり，拘縮とよばれる組織の収縮やひきつれが生じたりする。これらは整容の観点から問題になりうるほか，拘縮が深部の関節に及ぶと運動機能障害をもたらす場合もある。

C 腫瘍とは

これまでみてきたように，組織が損傷を受けた時には，細胞分裂によって細胞が増殖し，細胞の補充と組織の修復が行われる。細胞の増殖は，通常，からだの設計図である遺

伝子に基づいて厳密に制御されているが、この制御を外れて細胞が異常に増え続けてできたものが**腫瘍**（新生物）である。

1. 良性腫瘍と悪性腫瘍

腫瘍には、**良性腫瘍**と**悪性腫瘍**がある。「良性」とは生命を脅かす危険性のない病態のことをいい、反対に「悪性」とは、放置すれば死に至る危険性のあるものを指す。

悪性腫瘍と良性腫瘍の最大の違いは**浸潤**および**転移**の能力の有無である。悪性腫瘍には浸潤・転移する能力があるが、良性腫瘍にはない。これこそが悪性腫瘍が死に至る病とされる最大の理由である。

浸潤とは、腫瘍細胞が周囲の組織を壊しながら侵入することである。腫瘍が浸潤性に発育すると、その腫瘍が発生した場所（原発巣）の組織だけでなく、隣接する臓器も巻き込まれて破壊されることになる（本項-3「腫瘍がからだにもたらす影響」参照）。

転移とは、腫瘍細胞が血管やリンパ管の中に入り込むことによって、原発巣から離れた

_{Column} ### 肉芽組織

　　肉芽組織は創傷の修復過程の早期においてみられる結合組織である。肉眼的には、赤みを帯びたぶつぶつとした柔らかい組織であり、創傷面に盛んに増殖する「肉の芽」のようにみえることからこのように名づけられた（図）。皮膚の傷を覆うかさぶたを剥がしたときにも認められる。

　　英語では granulation tissue といい、ぶつぶつとした顆粒状（granular）の見た目が名称に反映されている。肉芽組織が顆粒状にみえるのは、毛細血管が枝分かれをしながら増えることにより、一株の木のようなかたまりを多数つくるためである。

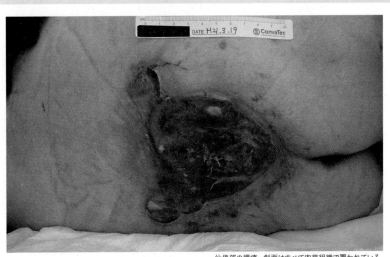

仙骨部の褥瘡。創面はすべて肉芽組織で覆われている。
写真提供／江川安紀子（東京慈恵会医科大学附属病院）

図 肉芽組織

場所に移り，その場で増殖することである。腫瘍細胞がリンパ節に転移したものをリンパ節転移，肺や脳などほかの臓器に転移したものをそれぞれ肺転移や脳転移などとよぶ。

血管，リンパ管を介した転移の様式はそれぞれ**血行性転移，リンパ行性転移**とよばれる。また，体腔面に浸潤した腫瘍細胞が体腔内にばらまかれるように広がる転移の様式は**播種性転移**（または単に**播種**）とよばれる。肺がんの胸膜播種，胃がんの腹膜播種では，それぞれ胸腔内，腹腔内に無数の腫瘍結節が形成される。なお，がんの広がりや進行の程度を表す「早期がん」「進行がん」あるいは「ステージ○」（○：I～Ⅳなど）といった指標は，原発巣の大きさや浸潤の程度に加え，リンパ節転移と遠隔転移の有無により決定され，治療法の選択や予後の予測に用いられる。

そのほかにも，悪性腫瘍と良性腫瘍には次のような違いがある（表3-3，図3-9）。

• 良性腫瘍の細胞の形や配列は発生母地となった組織によく似ている。一方，悪性腫

表3-3 良性腫瘍と悪性腫瘍の比較

	良性腫瘍	悪性腫瘍	
悪性度*		低い ←――――→ 高い	
細胞の形や配列	規則的	規則的 ←――――→ 不規則	
増殖の速さ	遅い	遅い ←――――→ 速い	
浸潤能	浸潤しない	低い ←――――→ 高い	
転移能	転移しない	低い ←――――→ 高い	

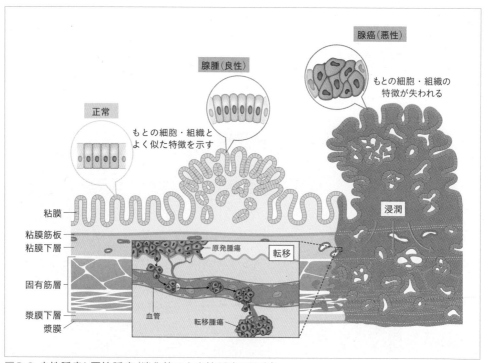

図3-9 良性腫瘍と悪性腫瘍（消化管の上皮性腫瘍の場合）

___

＊ **悪性度**：悪性の程度。悪性度が高いほど，病状の進行が早く，命にかかわる危険性が高い。

瘍は，程度の差はあるが，悪性度が増すほどもとの組織の特徴が失われる傾向がある。
- 増殖の速さは，良性腫瘍は遅く，悪性腫瘍はより速い。

2. 腫瘍の命名と分類

腫瘍の名前の付け方には一定の法則がある（表3-4）。

一般に，ひらがなの「がん」は悪性腫瘍全般のことを指すが，漢字の「癌^{がん}」はそうではない。たとえば，「胃がん」を「胃癌」と書くことは多いが，「血液のがん」を「血液癌」とすることはない。この表記の違いは腫瘍の分類と関係している。

「癌」は「癌腫」ともいい，上皮細胞に由来する悪性腫瘍のことを指す。そのうち，腺構造や粘液分泌を示すものは「腺癌^{せんがん}」といい，扁平上皮，尿路上皮の特徴を示す癌はそれ

表3-4 一般的な腫瘍の分類と名称

	発生母地	良性腫瘍	悪性腫瘍（がん）	
上皮性	腺上皮	腺腫	腺癌	癌腫
	重層扁平上皮	扁平上皮乳頭腫	扁平上皮癌	
	尿路上皮	尿路上皮乳頭腫	尿路上皮癌	
非上皮性	平滑筋	平滑筋腫	平滑筋肉腫	肉腫
	横紋筋	横紋筋腫	横紋筋肉腫	
	脂肪	脂肪腫	脂肪肉腫	
	骨	骨腫	骨肉腫	
	軟骨	軟骨腫	軟骨肉腫	
	血管	血管腫	血管肉腫	
	線維組織	線維腫	線維肉腫	
	血液・造血組織		白血病，骨髄腫	
	リンパ組織		リンパ腫	

Column

肉芽腫

肉芽腫が形成される炎症（肉芽腫性炎症）は，特定の病原体や物質に対する慢性炎症の一形態である。たとえば，結核では「結核結節」とよばれる肉芽腫が形成されることがよく知られている。

肉芽腫性炎症は，細胞成分の増加や病巣の広がりを特徴としていることから，かつて「肉芽腫瘍」または「肉芽腫」と名付けられ，腫瘍と炎症の中間に位置する性質のものと解釈されていた。その後，真の腫瘍ではなく炎症に分類されることとなったが，「肉芽腫」の名称は現在も用いられており，結核などの診断においては今なお重要な所見である。

なお，「肉芽腫」，「肉芽組織」（p.233 Column 参照），そして「肉腫」（表3-4参照）は，似たような字面でありながら，それぞれまったく異なる病変である。臨床の対応も違ってくることから，混同しないように注意したい。

それ「扁平上皮癌」「尿路上皮癌」とよばれる。

　上皮由来の「癌（癌腫）」に対し，非上皮性の間葉系組織に由来する悪性腫瘍のことを「肉腫」といい，構成される細胞の種類に応じて骨肉腫，脂肪肉腫などとよばれる。また，造血細胞，リンパ球に由来する悪性腫瘍はそれぞれ白血病，悪性リンパ腫とよばれている。

　良性腫瘍の場合は，由来する細胞に「腫」という接尾語をつけて命名されることが多い（例：腺腫，平滑筋腫など）。しかし，この法則は常に成り立つわけではなく，紛らわしい名称も存在するので注意したい（Column 参照）。

3. 腫瘍がからだにもたらす影響

　腫瘍を形成する細胞集団はもともと1個の細胞に由来する。つまり，同じ起源をもつ同じ種類の細胞から腫瘍は構成されている。このような細胞の増殖は**単クローン性増殖**とよばれ，腫瘍を特徴づけるものである。

　腫瘍をその発生初期の段階で発見することは難しいが，増殖するにつれその細胞集団は大きさを増し，周囲の正常組織との調和を乱すようになる。仮に顕微鏡的な微小な病変にとどまれば人体への影響は少なく済むが，腫瘍が大きくなれば周囲の組織を圧迫し，そして悪性であれば浸潤・転移をきたすというその性質が生命にかかわる問題を引き起こす。

　腫瘍はその発生部位や大きさなどの解剖学的な特徴や，ホルモン産生などの機能的な面から，発生臓器だけでなくほかの臓器や全身にも様々な影響をもたらす（図3-10）。腫瘍が人体にもたらす影響をまとめると表3-5のようになる。

　第2章まで，いのちの誕生のしくみ，ひとのからだの成長・発達，日々の生活を営む

Column

「○○腫」は良性? 悪性? そもそも腫瘍?

　良性腫瘍は一般的に「○○腫」という名称であることが多いが，例外も存在する。良性か悪性かの区別は命にかかわる病気かどうかの区別であり，間違えることのないよう，見慣れない病名についてはそのつど確認することが望ましい。

　紛らわしい名称の例を表に示す。

表　良性腫瘍ではない「○○腫」の例

例	解説
多発性骨髄腫	形質細胞が増殖する悪性腫瘍
○○リンパ腫	頭に「悪性」とつかなくても悪性リンパ腫と同義 ※より細かく分類された組織型の名称であることが多い 　　例：ホジキンリンパ腫，濾胞性リンパ腫など
腺腫様甲状腺腫	甲状腺濾胞細胞の過形成による甲状腺の腫大 ※甲状腺の良性腫瘍である腺腫（濾胞腺腫）とは異なる
肉芽腫	マクロファージとリンパ球が集まって構成される結節状の病変 ※慢性炎症の一形態であって，腫瘍ではない（p.235 Column 参照）

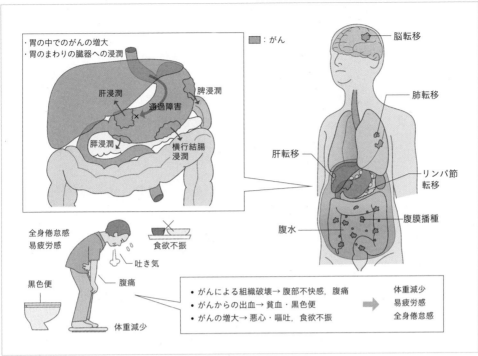

図3-10 腫瘍がからだにもたらす影響（胃がんを例に）

表3-5 腫瘍がからだにもたらす影響の例

影響の種類	例
(1) 発生した臓器での影響	・食道がんが食道の内腔を塞ぎ，嚥下困難や通過障害をきたす。 ・卵巣腫瘍が茎捻転（卵巣を支えている組織がねじれること）を引き起こし，強い腹痛などの症状が生じる。
(2) 隣り合う臓器への影響	・子宮筋腫が膀胱や直腸を圧迫すると，頻尿や便秘になる。 ・膵臓がんが胃壁に浸潤して胃潰瘍を形成する。 ・大腸がんの穿孔（大腸の壁に穴があくこと）により腹膜炎が生じる。
(3) 転移先の臓器への影響	・乳がんの脳転移で神経症状が生じる。 ・乳がんの胸膜播種で腹水が出現する。
(4) 腫瘍が産生するホルモンによる影響	・下垂体腺腫が成長ホルモンを分泌して先端巨大症をきたす。
(5) 腫瘍随伴症候群（(1)〜(4)や治療の副作用，後遺症では説明できないもの）	・肺がんから産生される副甲状腺ホルモン関連たんぱく質*の働きによって高カルシウム血症が生じる。
(6) 悪液質（全身状態が極めて不良な状態）	・体重減少，衰弱，食欲不振，貧血など。

（日常生活行動）ためのからだのしくみを説明してきた。そして第3章では，病を患ったときのからだの変化やそれに対応するしくみについて説明した。ひとの一生のなかで病を患うことは避けられない。一病息災という言葉があるが，長寿社会の現代では，病をもちながら生きること，生活することが当たり前と言っても過言ではない。だからこそ，看護に

---

* **副甲状腺ホルモン関連たんぱく質**（**parathyroid hormone-related protein; PTHrP**）：副甲状腺ホルモンと同じ働きをして血中カルシウム濃度を上昇させる。高カルシウム血症は筋，神経，心臓を中心としてからだの様々な部位で多様な症状を引き起こす。

おいては病を患ったときのからだの変化を理解し，そのからだが営む日々の生活を支援する必要がある。

　看護師は，様々な場面で受け持ち患者の病理所見を目にするであろう。たとえばカルテから得られる情報でいえば，腫瘍の状態（良性か，悪性か）や，脳の異常の原因（梗塞や虚血）などである。腫瘍が悪性であった場合は，細胞増殖の速度が速く転移の可能性も高いことから，看護師としては，患者の生活が急激に変化していくこと，生命の危機があることを予測し，支援していくこととなる。良性腫瘍の場合とは看護支援のあり方は大きく異なる。

　このように，健常なからだのしくみを知るだけでなく，病を患い健常から逸脱したからだのしくみ・変化を知ることは，看護としては不可欠である。

参考文献

・Vinay Kumar, Abul K. Abbas, Jon C. Aster 著，豊國伸哉，高橋雅英監訳：ロビンス基礎病理学，原書10版，エルゼビア・ジャパン，2021.
・岡部信彦，他編：予防接種の手びき〈2020-21年度版〉，近代出版，2020.
・橋本尚詞，鯉淵典之編：解剖生理学〈新体系看護学全書 人体の構造と機能①〉，第4版，メヂカルフレンド社，2020.
・深山正久編：病理学〈新体系看護学全書 疾病の成り立ちと回復の促進①〉，第2版，メヂカルフレンド社，2020.

第 **4** 章

「いのち」が終わる，
「ひと」が死ぬ

この章では

● 細胞の死について，アポトーシスやネクローシスの違いを理解して説明できる。
● 心臓の死と脳の死について，死の三徴候と脳死判定基準を理解して説明できる。
● "死"の定義やその多様性について，個々人のあり方を尊重して考えることができる。

I 「いのち」とは

　「いのち」が終わる，つまり死ぬという現象には，様々なとらえ方がある（図4-1）。

　ひとの「いのち」が終わるとき，ひとの「からだ」はどのような状態なのであろうか。清水はいのちについて，からだの視点からとらえる「生物学的ないのち」と，ひととして生きるあり方を見ている「物語られるいのち」があるとしている[1]。したがって「生物学的ないのち」が終わる状態の「ひと」の死と，「物語られるいのち」が終わる状態の「ひと」の死があると考える。

　形態機能学的観点からは，「生物学的ないのち」が終わる状態を「ひと」の死ととらえているが，本章では，心理に影響されるからだがあり，それを「からだ」と称していることと関係して，「物語られるいのち」にも触れたい。そして，「生物学的ないのち」が終わる状態とは，どのような状態かを説明し，「ひと」が死ぬ，「いのち」が終わるとはどういうことかを述べていく。

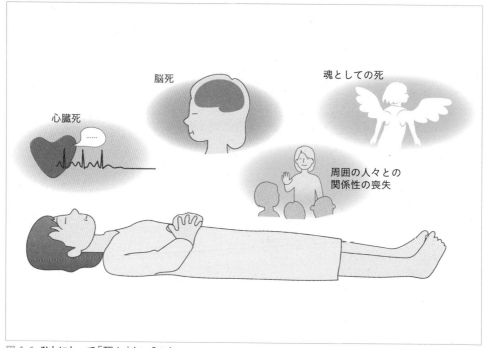

図4-1 ひとにとって「死ぬ」ということ

A 生物学的な生命としての「いのち」

「いのち」が終わることを考えるとき、「いのち」とは何かという問題に直面する。「いのち」あるものとないものとを考えると、その境目はとても微妙であることに気づく。

いわゆる生物（生き物）の定義は多く存在するが、基本的には生命現象を示す自然物であるとされる[2]。世界中に大きな変化をもたらした新型コロナウイルス感染症（covid-19）などのウイルスは生物に含まれないとすることが多い。

生き物がもち、生き物でないものがもたない特徴は、①自己増殖能力、②エネルギー変換能力、③自己と外界との明確な隔離、④進化する能力、であるとされる。ウイルスはエネルギー変換能力をもたない。また、単独での自己増殖能力をもたず、ほかの生物の細胞内でのみ増殖することから、生物には含まれないことが多い。しかしながら、微生物学においては、病原性があり微生物として取り扱われることが多い[3]。

B 物語られる「いのち」

一方、生物学的な生命としての「いのち」ではなく、一人のひとが生きてきた人生としての、物語られる「いのち」がある。その特徴として、①唯一無二のものである、②これまでとこれからを見据えて自らが創っていく、③自己（自らの人生）と外界（周囲のひとの人生）は重なり合い、影響し合う、④意味や目的を求める（スピリチュアルな存在である）、が考えられる。

生物学的な「いのち」とは明らかに異なる、「いのち」の大切さの所以^{ゆえん}たる特徴である。

生物学的な生命を土台にして、物語られる「いのち」は展開される。私たち、ひとのケアに携わろうとする者は、その両者を大切にし、評価し、ケアをしていく必要がある。

II 「生物学的ないのち」の死

ひとの死として、一般的なものは心臓死である。医学的には**呼吸停止、心停止、瞳孔散大・対光反射消失**の三徴候をもってひとの死としてきた。しかし、医療技術の発展により心臓移植が可能になり、**脳死**と**心臓死**が分けて語られることになった。いずれの“死”も、それらをもたらすのは細胞の死であり、もたらされるものも細胞死である。ひとの死には、からだの階層性が大きく影響する（図4-2）。

細胞の死があることで、我々の日常生活行動を営んできた組織の死から器官（臓器）の死、そして個体の死につながっていく。

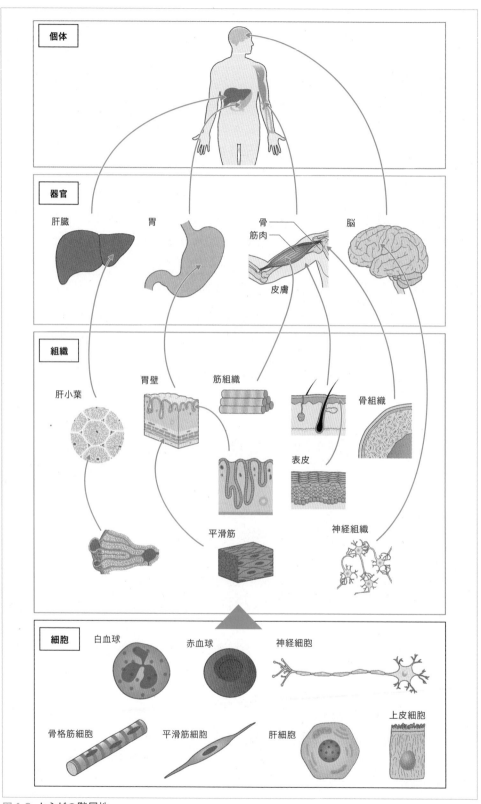

図4-2 からだの階層性

Ⓐ 細胞の死

細胞の死は，大きく2つに分けられる。1つ目は「細胞の自死」とされるアポトーシス，2つ目は「細胞の壊死」とされるネクローシスである[4]。

1. アポトーシス

アポトーシス（apoptosis）は，制御された生理的な細胞死と定義される。遺伝子により調節されており，偶発的でなく，再現性をもった生理学的に意味のある細胞死である。植物において，落葉したり花びらが散ったりするのは，来春の新芽に必要なエネルギーを蓄えることを目的とした意味のある細胞死である。アポトーシスはこの落葉を語源にした言葉である。例として，月経，ひとの発生過程での指の形成*，温熱や紫外線，抗体などにより誘導された細胞死などがあげられる。アポトーシスがあることで個体の機能は維持され，守られている。

アポトーシスは，形態学的には核のクロマチン凝集，核の断片化，アポトーシス小体の形成などにより定義されている。

2. ネクローシス

ネクローシス（necrosis）は，偶発的な／事故的な細胞死とよばれているが，アポトーシスと比べてその定義は漠然としている。細胞傷害の形態であり，制御されない細胞死である。機能維持には関与しない，個体への障害をもたらす細胞死といえる。自然治癒力や代償を越えたネクローシスが生じると，それぞれの臓器は機能不全状態となり，ひとに死が訪れる。これを個体死という。

3. 種の保存

ひとの死はつらく悲しいことであるが，そのこと（個体が消失すること）には大きな意味がある。

細胞や個体が長期間生存すると，しだいにデオキシリボ核酸（DNA）のコピーミスや障害により，傷ついたDNAが蓄積されてしまう。しかしながら，個体死がもたらされることによって，その障害の蓄積は解消されることになる。個体死があることによってDNAが保たれ，種の保存が図られるのである。

＊ **発生過程での指の形成**：発生過程には指の間に水かきのような部位が存在するが，胎児期に細胞死によって失われ，指どうしが分離して手指が形成される。

ひとにはいつか死が訪れる。一般的な死は心臓死である。
①呼吸停止，②心停止，③対光反射の消失・瞳孔散大，の三徴候が不可逆的であることが確認されると，死亡と判断される。その確認により死亡確認，死亡診断書の作成がなされ，医学的・法律的な証明となる。これらからもわかるように，心臓死は決して心臓だけの死を意味するものではない。ひととしての個体死が心臓死である。

ひとは呼吸停止から10分，心停止から3〜5分で脳死に至るとされている。

1. 呼吸停止

種々の原因で呼吸停止をきたすが，家族など見守るひとにも明らかな徴候として大切である。呼吸筋を総動員するような**努力様呼吸**や，脳腫瘍などがある患者などにみられる，周期性をもって頻呼吸と無呼吸を繰り返す**チェーン-ストークス呼吸**，呼吸が浅くなる**浅表性呼吸**，胸郭の運動がわずかとなり下顎を前に突き出すようにして呼吸する**下顎呼吸**，これらの呼吸のいずれか，もしくはいくつかを経過し，呼吸間隔がしだいに延び，呼吸停止に至る。一般的に，下顎呼吸がみられてからの予後は数分から数時間であることが多い。

2. 心停止

呼吸停止がみられてから数分後に心停止をきたす。心筋への酸素供給が停止すると心筋の機能が停止し，その後20分ほど経過すると心筋細胞の壊死（ネクローシス）が始まる。いわゆる心筋梗塞の状態である。その範囲や程度により，心筋梗塞にとどまるのか，心停止に至るかが異なる。

心停止の確認は，聴診器による聴診で行われることが多い。また，頸動脈の拍動が視覚的にも確認される場合は，その拍動の消失も確認する。心電図モニターによる波形は，心拍動を表すものではない。心筋内の電気伝導と心拍動は異なることを意識する必要がある。心電図波形の平坦化は，心臓の刺激伝導系の機能停止，ネクローシスを示すものではあるが，心停止を意味するものではない。一般的に，心拍停止後に心電図波形の平坦化が生じる。

3. 対光反射の消失・瞳孔散大

中脳・橋・延髄（いわゆる脳幹）の障害で，対光反射の消失と瞳孔散大が生じる。ひとの死では，これらの所見が心肺停止後，両側眼球に認められる。片側であれば動眼神経麻痺でもみられることがある。脳幹は呼吸・循環機能の調節などを司っており，この機能消失は生命維持可能性の消失を意味している。

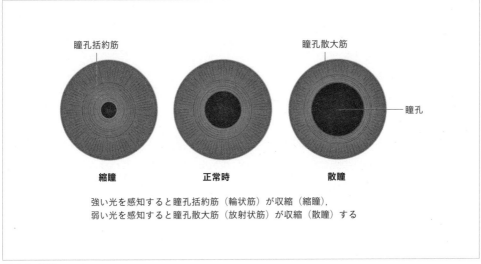

図4-3 瞳孔

対光反射の消失・瞳孔散大は，瞳孔への光刺激で確認する。一般的にはペンライトの光を瞳孔にあて，その反応の有無を確認する（図4-3）。

C 脳の死

前節の冒頭でも述べたように，臓器移植が行われるようになり新たに定義されたのが脳死である。

日本では，1985（昭和60）年に厚生労働省研究班が脳死について「竹内基準」を発表し，1997（平成9）年に「臓器の移植に関する法律」（臓器移植法）が制定された。人工呼吸器の進歩により，脳死に至り脳幹機能が消失しても心肺機能を維持することができるようになったことが，脳死を生み出したといえる。

脳死は「脳幹を含む脳全体のすべての機能が不可逆的に停止した状態」と定義されている[5]。いったん脳死になると，いかに全身管理を行っても1〜2週間程度で心停止に至り，回復することはない。**脳死判定**は臓器移植法に基づいて，臓器移植を前提とするときにのみ適応される。日本では全脳死を脳死としているが，脳幹死を脳死と認めている国や地域もある。

脳死判定基準の適応でも記載されているように，日本においては，脳死での臓器提供を前提とした場合に限り，脳死はひとの死とされている。それ以外の場合は，心臓死がひとの死とされている。

脳死判定基準を次に示す。

これらの6項目について，必要な知識と経験をもつ，移植に無関係な2人以上の医師が判定を行う。6歳未満の小児については，脳死判定を24時間空けて行う（生後12週未満の小児については法的脳死判定の対象から除外されている）。

1. 脳死と植物状態（遷延性意識障害）

遷延性意識障害のことを，慣習的に**植物状態**という。大脳機能は消失しているが，脳幹機能が残されている状態のため，自ら呼吸できる場合が多く，回復する可能性がある（図4-4）。

日本脳神経外科学会では，遷延性意識障害を次のように定義している。

> 遷延性意識障害とは，疾病・外傷により種々の治療にもかかわらず，3 か月以上にわたる，①自力移動不能，②自力摂食不能，③糞便失禁状態，④意味のある発語不能，⑤簡単な従命以上の意思疎通不能，⑥追視あるいは認識不能の 6 項目を満たす状態にあるものをいう。

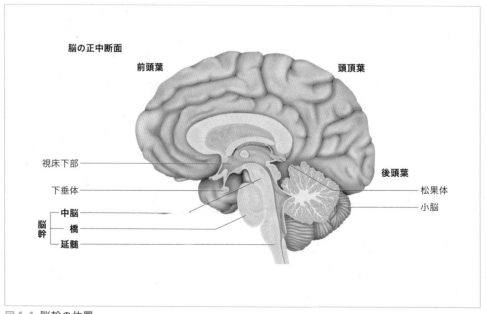

脳の正中断面

前頭葉　　　　　　　　　　頭頂葉

視床下部
下垂体
後頭葉
松果体
小脳
脳幹{中脳／橋／延髄}

図4-4 脳幹の位置

III 「物語られるいのち」の死

「生物学的ないのち」が死を迎えるとき，「物語られるいのち」も死を迎えていく。本章 - I-B「物語られる『いのち』」で述べた物語られるいのちの特徴に基いた観点から，死について考えてみたい（図4-5）。

A 唯一無二のものである

一人ひとりの物語は唯一無二のものである。ひとが生まれる時代や環境，家族，状況は，当然のことながらそれぞれ異なる。異なるからだに宿る「いのち」（生物学的いのち）の死も，唯一無二のものである。

同じ看取りは二度となく，個別性の高いものである。一人ひとりの「いのち」の物語を聞かずして，よりよい看取りはあり得ない。

B これまでとこれからを見据えて自らが創っていく

これまでの物語は，語られることによって分かち合うことができる。そして，これからの物語は，自らが創るとともに，共に創ることができる。どのような状況で，どのような最期を迎えるか，自らがコントロールできることと，できないことがある。しかし，どのような状況でも，そのなかでどのように死と向き合うかは自らが決めることができる。

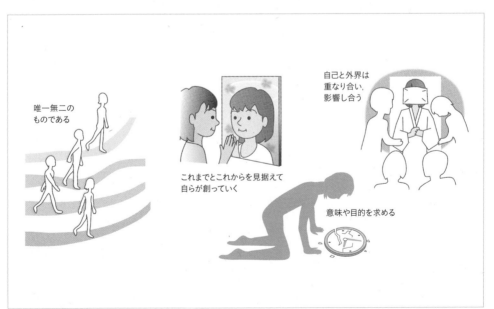

図4-5 物語られるいのちの死

C 自己（自らの人生）と外界（周囲のひとの人生）は重なり合い，影響し合う

「物語られるいのち」は，決して自分だけのものではない。自らが語ることもあるが，周囲のひとが語る物語もある。自らの語りとはまるで異なる物語になることもあるかもしれない。「物語られるいのち」は，だれが物語るのかによって，同じ「いのち」であってもまったく異なる物語となるのである。

1. 自らが物語るとき

自らが一番の理解者であり，主人公である。周囲のひとにも理解され，主人公としての死を迎えることを望む。ひとに迷惑をかけず，惜しまれながら最期を迎えることができればと願うことが多い。自らの「生物学的ないのち」が死を迎えるとき，自らが物語る「いのち」は死を迎える。

2. 家族（大切なひと）が語るとき

家族にとって大切なひとの物語には，家族自身も登場し，そのひとの物語に大きな影響を与える。また，家族自身の物語においても，大切なひとはたびたび登場し，家族の物語に大きな影響を与える。

「物語られるいのち」は，決して自分自身だけのものではないのである。

そして，家族にとって大切なひとに死が訪れたとしても，家族がそのひとの物語を語る限り，そのひとの物語は物語られ続ける。

3. 知人，友人が語るとき

親密さにもよるが，知人，友人によって語られる物語は，本人が思う物語とは大きく異なるかもしれない。家族の語りも本人が語る物語とは異なると思われるが，より大きく異なる可能性が高い。

一方，知人，友人が語る「物語られるいのち」は，本人の時間と空間を越えて広がる可能性がある。

4. 世間のひとが語るとき

「物語られるいのち」の一部が業績や偉業，汚名や評判として語られることがある。物語られることと，語られることとは異なる。世間のひとが「物語る」こともあり得るが，一般的ではないかもしれない。しかし，偉大な功績などを残した場合，伝記や評伝として物語られる。その場合は，伝えられたひとの物語に大きな影響を与える可能性がある。時代を越えて物語られるかもしれない。

D 意味や目的を求める（スピリチュアルな存在である）

「物語られるいのち」では，その物語に意味や目的をひとは求め，価値を見出す。

「生物学的ないのち」が死を迎えるとき，「物語られるいのち」はどこに価値を見出そうとするだろうか。

「ひと」の存在を支えるものとして，村田らは時間性，関係性，自律性をあげ，これらが脅かされることによりスピリチュアルペインが生じるとしている[6]。

❶時間性

将来を喪失することで，現在の意味や目的，価値が失われる。

❷関係性

他者との関係の喪失により，孤独感やアイデンティティの喪失がもたらされる。

❸自律性

自律性の喪失により，他者への依存による自己価値観の喪失や生産性の喪失による無価値観がもたらされる。

「生物学的ないのち」が死を迎えようとするとき，「物語られるいのち」にスピリチュアルペインがもたらされることが多い。

E 「物語られるいのち」の死とは

「物語られるいのち」に死はあるのだろうか。故人と交わり，よく知るひとが故人の「物語られるいのち」を物語ることのなくなる日が，いつか訪れる。多くのひとの記憶から消え，まったく語られなくなる日もいつか訪れるであろう。

しかし，歴史のなかで再評価されたり，数十年後に認められる業績もあるかもしれない。一方で，それらが覆されることもあるだろう。「物語られるいのち」の死を定義するのは難しい。

IV 「ひと」が死ぬ

これまで述べてきたように，「ひと」は「生物学的ないのち」と「物語られるいのち」の2つの「いのち」をもつと考えられる。「ひと」が死ぬとは，これらの「いのち」が最後を迎えることである。

A 「生物学的ないのち」の死

「生物学的ないのち」が死を迎えると，いわゆる死後変化が生じる。

❶死冷（体温が外界の温度まで低下する現象）
❷死後硬直（筋肉内のアデノシン三リン酸［ATP］減少によりアクチンとミオシンの解離が起こらなくなり，筋肉が硬化，短縮する現象）
❸死斑（血液が重力により下方の血管に充満し，皮膚が暗赤色〜紫色に変化する現象）
❹自己融解（自身のもつ酵素により，自己の細胞，組織が分解され，柔らかくなる現象）

これらの変化は，血流の停止により酸素供給が絶たれることでもたらされる。そして，腐敗へと変化していく。これらの変化に対して，身体表面の消毒や，防腐剤を血管内に注入することで遅延させることをエンバーミングという。

B 「物語られるいのち」の死

「ひと」の死がつらく悲しいのは，「生物学的ないのち」が死を迎えるからのみではなく，「生物学的ないのち」に支えられてきた「物語られるいのち」が死を迎えるからである。

1. スピリチュアルペイン

「ひと」が死を迎えようとするとき，死を迎えようとする「ひと」と，それを取り囲む「ひと」双方に苦痛が生じる。それを**スピリチュアルペイン**とよぶ。

村田は，スピリチュアルペインを「自己の存在と意味の消滅から生じる苦痛」と定義している[7]。これは，まさに「物語られるいのち」の死から生じる苦痛といえる。前述のとおり，村田は「日常の生の存在」を支えるものとして「時間性」「関係性」「自律性」をあげている。「死」は，これらの喪失がもたらされることを意味する。

1 時間性

「ひと」には過去があり，現在があり，そして将来が存在する。一方で，現在の意味や価値は，過去があり，将来があることにより成り立っている。オリンピックを目指していたスポーツ選手にとって，オリンピックが延期や中止されることで，現在の練習の意味を見失ってしまうことがあるが，まさに将来を失うことによって，現在の意味を感じられなくなってしまうからにほかならない。オリンピックであれば，また次や別の機会があるかもしれない。しかし，「死」が訪れることにより将来はまったく失われてしまう。自己の生の意味や目的などを感じられなくなってしまうのである。

2 ｜ 関係性

「ひと」は多くの関係性のなかで生きている。他者の存在によって，自己の存在に価値や意味を見出すことも多い。社会や家庭のなかでの自らの役割によって，自己の価値を感じることがあるのではないだろうか。しかし，「死」が訪れることにより，その役割を果たすことができなくなったり，自らを評価・必要としてくれるひとがいなくなったりすることで，自らの価値や意味を感じられなくなる。

「物語られるいのち」には，物語ってくれるひとの存在が不可欠である。物語ってくれるひととの関係性の喪失は，まさしく「死」をもたらすことにつながる。

3 ｜ 自律性

日常的な生のなかで，われわれは依存することなく，自立して，生産的であり，役に立つこと（自律的であること）に価値を置く。しかし，ひとはからだが衰え死が近づくと，様々なことができなくなる。ひとに支えられ，手伝ってもらい，依存的となり，役に立たなくなったと感じやすい。そこには生の価値を見いだせず，無意味とすら感じるようになる。

■ 2. スピリチュアルケア

詳細は他書に譲るが，これらのスピリチュアルペインに対するケアを**スピリチュアルケア**といい，死の臨床ではとても大切なケアの一つとされている。限られた時間のなかで，できるだけそのひとらしく，落ち着いた時間を過ごすことができるようにかかわり続けることが大切である。

Ⅴ 魂について

「いのち」には，もう一つの側面があることにも触れなければならない。魂の存在である。

魂の存在は多くの宗教で語られているが，その存在を証明することは難しい。しかしながら，古代から今日に至るまで多くの宗教が存在し，多くのひとが信じ，魂の存在が経典などに記されている。そして，それぞれの宗教において，魂は滅びることのない永遠不滅の存在として語られている。宗教を信じているひとにとって，魂は死を語り，考えるうえではずすことはできない，大きな，そして大切な存在である。

ひとの死後，魂は様々な形で残るとされる。生前暮らしていた地に鎮（しず）まったり，いわゆるあの世に逝ったりする。キリスト教では，死後に裁かれて天国や地獄に行くとされ，ヒンドゥー教では，生前の行いに応じて転生すると説き，大乗仏教では六道の間を輪廻する

と説いている。また，それにかかわる赦しの記載に多くのひとが救われている。一方，古代エジプトでは死者は復活すると考えられていた。また，一部の仏教では，魂として存在するのではなく神仏化して存在すると説いている。

　死について語るとき，魂の存在に触れることは非科学的ととらえられがちである。しかしながら，現に宗教が存在し，それを信じる人々がいる以上，魂はないものとして目を逸らすことのほうが，むしろ非科学的かもしれない。魂の有無を証明することはできないが，魂の存在を肯定的にとらえるひとの割合は，国によっても差はあるが，70 〜 90％にのぼる[8),9)]。

　個人として，魂の存在を信じるか信じないかは自由だと思われるが，信じているひとの信仰を否定することは慎むべきであろう。魂の特質である永遠性によって，時間性，関係性，自律性など，ひとの抱えるスピリチュアルペインに対する大きな救いがもたらされる可能性がある。

　「生物学的ないのち」としての細胞死から個体死，「物語られるいのち」の死，魂の存在についてまとめた。死は，だれも避けることができない，必ず訪れることであるが，つらく悲しいことであるが故に，目を逸らしたくなる。いつ訪れるのか，どのような最期を迎えるのかは，だれにもわからない。しかし，あらかじめ備えておくことで，自らが望む死の形に近づけることは，ある程度可能である。

　アドバンス・ケア・プランニング*（advance care planning：ACP）を本人，家族，医療者を交えて行い，本人の思いが伝わることで，本人が希望する治療内容，蘇生術の有無，療養および最期を迎える場や環境に近づけることができる。悔いのない最期を迎え，看取りをすることは困難であるが，ACP を通して少しでも悔いが残らないようにすることが，残された家族の悲嘆を軽減させることにつながる[10)]。

＊ **アドバンス・ケア・プランニング**：将来の変化に備え，将来の医療およびケアについて，本人を主体に，その家族や近しい人，医療・ケアチームが，繰り返し話し合いを行い，本人による意思決定を支援するプロセスのこと[11)]。

引用文献

1) 石垣靖子，清水哲郎：身近な事例から倫理的問題を学ぶ　臨床倫理ベーシックレッスン，日本看護協会出版会，2012，p.46-47.
2) 平凡社編：世界大百科事典，平凡社，2007，p.413.
3) 大島泰郎：生命の定義と生物物理学，生物物理，50（3）：112-113，2010.
4) 今川佑介：第36回 制御されたネクローシス型細胞死，THE LUNG perspectives，27（4）：338-343，2019.
5) 永山正雄：脳死. 脳科学辞典（オンライン），https://bsd.neuroinf.jp/wiki/%E8%84%B3%E6%AD%BB（最終アクセス日：2021/8/6）
6) Murata, H. : Spiritual pain and its care in patients with terminal cancer: construction of a conceptual framework by philosophical approach, Palliat Support Care, 1（1）: 15-21, 2003.
7) 村田久行：終末期がん患者のスピリチュアルペインとそのケア：アセスメントとケアのための概念的枠組みの構築，緩和医療学，5（2）：61-69，2003.
8) 池口豪泉，石津日出雄：" 死 " に関する日本人の意識の特質：臓器移植に関連して，医学と生物学，151（9）：296-305，2007.
9) 池口豪泉，他：" 死 " に関する米国人の意識の特質，医学と生物学，150（8）：293-297，2006.
10) Detering, K.M., et al. : The impact of advance care planning on end of life care in elderly patients: randomised controlled trial, BMJ, 340 : c1345, 2010.
11) 日本医師会：アドバンス・ケア・プランニング（ALP），https://www.med.or.jp/doctor/rinri/i_rinri/006612.html（最終アクセス日：2021/12/20）

1 次の文の（　）内に共通して入る用語で適切なのはどれか。

発生初期に腹腔で生じた（　）は，胎生後期に腹膜に沿って陰嚢内に下降する。下降が完了せず，腹腔内や鼠径部に留まることがある。これを停留（　）という。　　　　　　　　　　　　　　　　　　　　　　　　　　　　　（93回PM14）

1. 前立腺
2. 精巣上体
3. 精索
4. 精巣

2 受胎のメカニズムで正しいのはどれか。　　　　　　　　　　　　（106回PM52）

1. 排卵は黄体形成ホルモン（LH）の分泌が減少して起こる。
2. 卵子の受精能力は排卵後72時間持続する。
3. 受精は卵管膨大部で起こることが多い。
4. 受精後2日で受精卵は着床を完了する。

3 配偶子の形成で正しいのはどれか。　　　　　　　　　　　　　　（109回AM59）

1. 卵子の形成では減数分裂が起こる。
2. 精子の形成では極体の放出が起こる。
3. 成熟卵子はXまたはY染色体をもつ。
4. 精子は23本の常染色体と1本の性染色体をもつ。

4 タンパク合成が行われる細胞内小器官はどれか。　　　　　　　　（104回AM77）

1. 核
2. リボソーム
3. リソソーム
4. ミトコンドリア
5. Golgi（ゴルジ）装置

5 血漿の電解質組成を陽イオンと陰イオンに分けたグラフを示す。
矢印で示すのはどれか。 (108回AM79)

1. ナトリウムイオン
2. カリウムイオン
3. リン酸イオン
4. 塩化物イオン
5. 重炭酸イオン

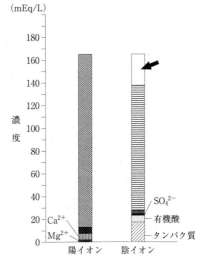

---

6 部位と流れる血液との組合せで正しいのはどれか。 (95回AM11)

1. 肺動脈 ——— 動脈血
2. 肺静脈 ——— 静脈血
3. 右心房 ——— 動脈血
4. 左心室 ——— 動脈血

---

7 収縮期血圧の上昇をきたす要因はどれか。 (102回AM83)

1. 副交感神経の興奮
2. 循環血液量の減少
3. 末梢血管抵抗の増大
4. 血液の粘稠度の低下
5. 動脈血酸素分圧（PaO_2）の上昇

---

8 中枢神経系で正しいのはどれか。 (95回PM5)

1. 大脳の表面は白質と黒質とからなる。
2. 小脳の下端に下垂体が位置する。
3. 脳幹は延髄と脊髄とからなる。
4. 間脳は視床と視床下部とからなる。

---

9 血液のpH調節に関わっているのはどれか。**2つ選べ**。 (110回AM85)

1. 胃
2. 肺
3. 心臓
4. 腎臓
5. 膵臓

10 子どもの運動機能の発達について正しいのはどれか (102回 PM68)

1. 身体の下部から頭部の方向に進む。
2. 全身的な動きから細かな動きへ進む。
3. 新生児期には遺伝より環境の影響を受ける。
4. 反射運動は乳児期後期から幼児期にかけて活発になる。

11 ピアジェ, J. の認知発達理論において 2～7 歳ころの段階はどれか。 (107回 PM52)
Piaget, J.

1. 感覚−運動期
2. 具体的操作期
3. 形式的操作期
4. 前操作期

12 「安静時呼吸」,「深呼吸」,「徐々に深くなっていく呼吸」に伴う肺容量の変化を図に示す。

肺容量

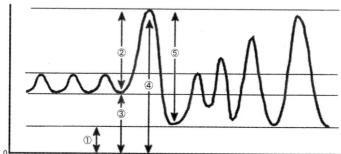

時間

肺活量を示すのはどれか。 (109回 PM80)

1. ①
2. ②
3. ③
4. ④
5. ⑤

13 股関節の運動を図に示す。

内転はどれか。

（107回PM10）

1.

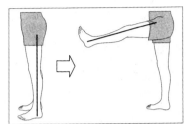

2.

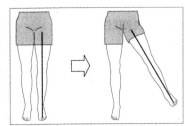

3.

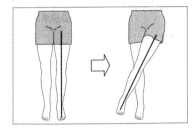

4.

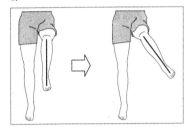

14 栄養素と消化酵素の組合せで正しいのはどれか。

（99回PM27）

1. 炭水化物 ―――― リパーゼ
2. 蛋白質 ―――― トリプシン
3. 脂肪 ―――― マルターゼ
4. ビタミン ―――― アミノペプチダーゼ

15 頭部 CT を別に示す。

論理的思考を制御する領域はどれか。 （107 回 AM72）

1. A
2. B
3. C
4. D
5. E

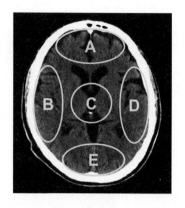

16 排便反射の反射弓を構成するのはどれか。**2 つ選べ**。 （108 回 AM83）

1. 下腸間膜神経節
2. 腹腔神経節
3. 骨盤神経
4. 腰髄
5. 仙髄

17 サーカディアンリズムの周期はどれか。 （102 回 AM13）

1. 約 8 時間
2. 約 12 時間
3. 約 24 時間
4. 約 48 時間

18 感覚受容にリンパ液の動きが関与するのはどれか。**2 つ選べ**。 （110 回 AM84）

1. 嗅覚
2. 聴覚
3. 味覚
4. 振動感覚
5. 平衡感覚

19 正常な性周期である健常女性の 10 週間の基礎体温を図に示す。

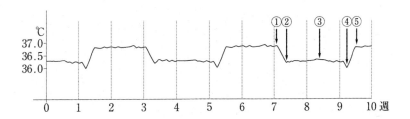

直近の排卵日はどれか。 (110 回 PM75)

1. ①
2. ②
3. ③
4. ④
5. ⑤

20 体温調節中枢があるのはどれか。 (108 回 PM24)

1. 橋
2. 延髄
3. 小脳
4. 大脳皮質
5. 視床下部

21 眼球に入る光の量を調節するのはどれか。 (109 回 AM76)

1. 角膜
2. 虹彩
3. 瞳孔
4. 水晶体
5. 毛様体

22 老年期の身体的な特徴はどれか。 (107 回 AM8)

1. 総水分量が増加する。
2. 胸腺の重量が増加する。
3. 嗅覚の閾値が低下する。
4. 高音域における聴力が低下する。

23 血液の凝固・線溶系について正しいのはどれか。 （103 回追 PM28）

1. トロンビンは血栓を溶解する。
2. フィブリンは一次血栓を形成する。
3. プラスミンはフィブリノゲンから作られる。
4. 損傷を受けた血管内皮に血小板が付着する。

24 良性腫瘍と比較して悪性腫瘍でみられる特徴はどれか。 （107 回 AM14）

1. 被膜がある。
2. 遠隔転移する。
3. 周囲組織に浸潤しない。
4. 増殖速度が緩やかである。

25 死の三徴候に基づいて観察するのはどれか。 （107 回 PM11）

1. 腹壁反射
2. 輻輳反射
3. 対光反射
4. 深部腱反射

1　　　　　　　　　　　　解答 4

×：1, 2, 3
○：4

精巣は発生時（胎児時），腹腔内にあるが，ホルモンの作用で出生時までに徐々に陰嚢まで下降してくる。十分に下降せず，精巣が途中で留まっている状態を停留精巣という。
停留精巣は男性不妊の原因になることがあるため，1歳頃までに自然下降がみられない場合，精巣固定術を行う。

2　　　　　　　　　　　　解答 3

×1：排卵は，黄体形成ホルモン（LH）の分泌が急激に増加して起こる。この急激なLHの増加をLHサージという。
×2：卵子の受精能力は，排卵後約24時間である。精子の受精能力は48～72時間ほどである。
○3：受精は，卵管膨大部で起こる。
×4：着床は，受精後7日目に起こる。

3　　　　　　　　　　　　解答 1

○1：1次卵母細胞は，胎児期に第1減数分裂を開始するが一度分化を停止し，卵巣内に原始卵胞として存在する。思春期になり，下垂体前葉から黄体形成ホルモン（LH）が大量に分泌されると第1減数分裂が再開して第2減数分裂へ至る。
×2：精子の形成では極体は放出されない。精原細胞から分化した1次精母細胞は第1減数分裂を起こし，その結果2次精母細胞が2つできる。2次精母細胞は第2減数分裂を起こし，それぞれ2つの精子細胞を形成する。
×3：成熟卵子がもつのはX染色体のみである。
×4：精子は22本の常染色体と，1本のXまたはY染色体をもつ。

4　　　　　　　　　　　　解答 2

×1：核には遺伝子（DNA）が保存されており，

遺伝子（DNA）に保存されている遺伝情報から，必要な部分のみが活性化されてメッセンジャーRNA（mRNA）にコピーされる（転写）。
○2：mRNAは細胞質内のリボソームと結合し，そこで遺伝情報にしたがってアミノ酸をペプチド結合してたんぱく質を合成する（翻訳）。
×3：リソソームには酵素が含まれており，それによって細胞内の不要な物質や細胞が取り込んだ物質の分解を行う。
×4：ミトコンドリアは，細胞が取り込んだグルコースが細胞質の解糖系によって分解されて生じたピルビン酸と，細胞が取り込んだ酸素を用いてATP（アデノシン三リン酸）を産生する。これにはクエン酸回路と電子伝達系という反応系が関与しており，ATPは細胞の様々な生命活動のエネルギー源として用いられる。
×5：合成されたたんぱく質は小胞体の中に入り，ゴルジ装置へ送られて実際に機能できる形へと修飾される。

5　　　　　　　　　　　　解答 5

×1：血漿で最も濃度の高い陽イオンである。
×2：細胞内液で最も濃度の高い陽イオンである。
×3：細胞内液で最も濃度の高い陰イオンである。
×4：血漿で最も濃度の高い陰イオンである。
○5：血漿で2番目に濃度の高い陰イオンである。

6　　　　　　　　　　　　解答 4

×：1, 2, 3
○：4

血液循環回路には体循環と肺循環がある。
体循環は左心室→大動脈→全身の各組織→大静脈→右心房という経路で，左心室から動脈血を全身に送り，静脈血を右心房に返す。
肺循環は右心室→肺動脈→肺→肺静脈→左心房という経路で，右心室から静脈血を肺に送り，肺から動脈血を左心房に送る。
×1：肺動脈には，右心室から送られた静脈血

が流れている。

×2：肺静脈には，肺で酸素を受け取った動脈血が流れている。

×3：右心房は，大静脈から送られた静脈血を右心室に送り出している。

○4：左心室は，左心房から送られた動脈血を全身に送り出している。

7	解答 **3**

×1：副交感神経は，興奮することで心拍数を減少させるため，血圧は上昇しない。

×2：循環血液量が減少することで，心拍出量が減少するため，血圧が低下する。

○3：末梢血管抵抗の増大は血圧を上昇させる。

×4：血液の粘稠度が低下すると血管内を血液が通りやすくなるので，末梢血管抵抗が低下し，血圧は低下する。

×5：動脈血酸素分圧の上昇は，血圧変動の直接の要因にはならない。

8	解答 **4**

×1：大脳の表面（大脳皮質）は灰白質で，内部（大脳髄質）は白質で構成されている。

×2，○4：間脳は視床と視床下部からなり，下垂体は視床下部の下にぶら下がっている。

×3：脳幹は中脳，橋，延髄からなる。脳幹は，生命維持に必要な呼吸や循環などの自律機能の中枢があるほか，身体の平衡，姿勢の保持，四肢や体幹の運動調節といった運動調節中枢が存在する。

9	解答 **2，4**

×1：胃からは胃液が分泌され，胃酸（塩酸）には水素イオンが含まれているものの，血液のpH調節には関わっていない。

○2：水素イオンは肺で重炭酸イオンと炭酸になり，それが二酸化炭素として呼気により排出される。血液中の水素イオンが過剰な場合，呼吸運動が促進して余分な二酸化炭素が排出されることで，血液のpH調節がなされる（呼吸性調節）。

×3：心臓から分泌される心房性ナトリウム利尿ペプチド（ANP）は，腎臓でのナトリウムイオン排出を促進して循環血液量を調節するが，血液のpH調節には関わっていない。

○4：血液中の水素イオンが過剰な場合，腎臓の遠位尿細管から余分な水素イオンが原尿へ排出されることで，血液のpH調節がなされる（代謝性調節）。

×5：膵臓から分泌される膵液には重炭酸イオンが含まれているものの，血液のpH調節には関わっていない。

10	解答 **2**

×1：小児の成長・発達の原則には，①発達の方向性，②発達の順序性・連続性，③急速に成長・発達する時期と緩慢に成長・発達する時期がある，④発達の個人差，⑤決定的に重要な時期がある，などがある。このうち①は，頭部→尾部，中枢→末梢，粗大運動→微細運動など発達における基本的方向性を示している。

○2：通常は粗大運動→微細運動へと発達していく。

×3：新生児期においては，遺伝の影響を強く受ける。成長するにつれて環境因子の影響も受けるようになる。

×4：出生直後からは原始反射といわれる反射運動がみられ，乳児期にかけて徐々に消失していく。

11	解答 **4**

×1：感覚−運動期は，0〜2歳頃の段階である。

×2：具体的操作期は，7〜11歳頃の段階である。

×3：形式的操作期は，11歳以降の段階である。

○4：前操作期は，2〜7歳頃の段階である。前操作期では，象徴的思考と直感的思考が可能となる。

12	解答 **5**

×1：図中の①は残気量である。

×2：図中の②は最大吸気量である。

×3：図中の③は機能的残気量である。
×4：図中の④は全肺気量で，肺活量と残気量を足した部分である。
○5：図中の⑤は肺活量で，深呼吸時に最大限まで吸気した状態から最大限まで呼気した状態までの空気量を示す。

13	解答 3

×1：股関節の屈曲で，腸腰筋による運動である。
×2：股関節の外転で，中殿筋による運動である。
○3：股関節の内転で，内転筋群による運動である。
×4：股関節の内旋で，股関節と膝関節を屈曲した状態でつま先を外側に向ける運動である。

14	解答 2

×1：リパーゼは脂肪分解酵素で，主に膵液に含まれる。
○2：トリプシンはタンパク分解酵素で，膵液に含まれる。
×3：マルターゼは糖質分解酵素で，腸液に含まれる。
×4：アミノペプチダーゼは腸液に含まれ，ポリペプチドをアミノ酸まで分解する。

15	解答 1

○1：Aには前頭連合野がある。前頭連合野は思考や判断を制御する部分である。
×2：Bには右半球の頭頂連合野・側頭連合野がある。空間認知や高度な聴覚情報処理（音楽の認知など）を行う部分である。
×3：Cには間脳の視床がある。
×4：Dには左半球の頭頂連合野・側頭連合野がある。多くの場合で言語中枢が存在している。
×5：Eには後頭連合野がある。視覚の一次中枢と，視覚にかかわる高度な情報処理を行う部分である。

16	解答 3, 5

×1, 2：下行結腸から直腸に交感神経節後線維を送る，交感神経の神経節である。
○3：直腸内圧上昇の信号は，副交感神経である骨盤内臓神経を経由し，仙髄に伝わる。
×4：腰髄からは腰神経が出ているが，排便反射に関係する神経は含まない。
○5：排便反射の中枢は仙髄と橋にある。

17	解答 3

×：1, 2, 4
○：3

サーカディアンリズム（概日リズム）は，生物が有しているおおよその睡眠 - 覚醒リズムであり，ヒトがもっている生まれつきの体内時計は，約 25 時間のリズムである。ここに太陽光や気温などの同調因子が関与することで，1 時間の体内時計の遅れを修整し 24 時間周期となる。なお，夜間に分泌されるメラトニンというホルモンが，体内時計のリズムと明暗サイクルの調整に働いていると考えられている。

18	解答 2, 5

×1：匂いは，鼻腔上壁にある嗅上皮で受容される。粘液に匂いの元となる化学物質が溶解し，その刺激が嗅上皮を介して大脳皮質に伝わることで認識される。
○2：音は，蝸牛管内のリンパ液の振動が聴細胞を刺激することで受容される。
×3：味は，味蕾の味細胞が味覚を起こす元となる化学物質で刺激されることで受容される。
×4：振動感覚は，皮膚で受容される接触・圧迫といった物理的な感覚と，筋や腱で受容される，筋や腱の動きといった深部感覚の合成で認識される感覚である。
○5：平衡感覚は，重力やからだの運動によって生じる，前庭を満たすリンパ液の流れにより，頭の位置の変化を認識する感覚である。半規管は，リンパ液の動きによってからだの回転運動を受容する。

○ 4
× 1, 2, 3, 5

LH サージ開始後, 卵胞が破れて卵子が飛び出す減少を排卵という。卵子を放出した卵胞は黄体になり, プロゲステロンを大量に分泌する。プロゲステロンの作用で基礎体温は高温相になるため, 高温相になる前の④が正解である。

× 1：橋に存在するのは呼吸調節中枢である。
× 2：延髄に存在するのは, 呼吸中枢, 循環中枢, 嚥下中枢などである。
× 3：小脳では運動系の調節のほか, 運動のパターンを記憶している。
× 4：大脳皮質は, それぞれの領域で様々な機能を司っている (運動や感覚, 言語, 思考, 判断など)。
○ 5：体温調節中枢は視床下部に存在する。視床下部では, あらかじめ設定されたセットポイント (基準温度) と差異が生じている場合, 発汗, 皮膚血管の収縮や拡張, 骨格筋細胞での代謝の調節などによって一定の体温に保たれるよう調整している。

× 1：角膜は眼球に入った光を屈折させ, ピント調節をする役割をもっている。
○ 2：眼球に入る光の量は, 虹彩にある瞳孔括約筋 (瞳孔を縮める) と瞳孔散大筋 (瞳孔を広げる) により, 光の強さに応じて反射的に調節されている。
× 3：瞳孔は眼球内に光を入れる隙間で, 虹彩によってつくられている。虹彩の収縮や弛緩に応じて大きさが変わる。
× 4：水晶体は厚さを変えることで, 網膜に適切な像をつくる。
× 5：毛様体は, 水晶体の厚さを変えるはたらきをもつ。収縮すると水晶体は厚くなり, 弛緩すると水晶体は薄くなる。

× 1：加齢に伴い, 筋肉細胞の減少や脂肪の増加, 皮脂分泌の低下などにより高齢者では体内の水分量が減少する。そのため, 高齢者では脱水を生じやすい。
× 2：胸腺の重量は 10 歳代前後まで大きくなるが, その後急速に萎縮する。
× 3：嗅覚は 70 歳代から 80 歳代で低下し始めるため, 嗅覚閾値は上昇する。
○ 4：加齢に伴って全周波数領域で聴力が低下する。特に 2000Hz 以上の高音域の聴力低下が著明な感音難聴である。

× 1：トロンビンはフィブリノーゲンをフィブリンに変換する役割をもった酵素で, 止血にかかわる。
× 2, ○ 4：血管の損傷部位に血小板が凝集し, 止血栓が形成される。
これが一次止血である。フィブリンは二次止血にかかわる。
× 3：プラスミンは, フィブリンに作用して線溶を起こす役割をもつ。プラスミノゲンから作られる。

× 1：被膜はない。
○ 2：悪性腫瘍の特徴は, 転移能力を有していることである。遠隔転移には, 血行性, リンパ行性, 播種性がある。
× 3, 4：増殖速度は速く, 周辺組織に浸潤するのが特徴的である。

死の三徴候は, ①心停止, ②呼吸停止, ③瞳孔散大および対光反射の消失である。

× 1：腹壁反射とは, 腹壁を外側から内側に軽くこすることで誘発される反射反応で, 腹筋が反射的に収縮する。

×2：輻輳反射とは，近距離（たとえば鼻の近くな
ど）で物体を注視し，焦点を合わせようとする
と眼球が内側に寄る（寄り目になる）反射反応を
いう。

○3：対光反射とは，瞳孔への光刺激を受ける
と，瞳孔が小さくなる（縮瞳する）反射反応であ
る。

×4：深部腱反射とは，腱や筋への叩打により
求心性神経に生じたインパルスが，中枢神経を
介して遠心性神経に伝えられ，効果器である筋
肉に伝えられる反射である。

索引

新体系看護学全書

人体の構造と機能❸

形態機能学

2022年 2 月28日　　第1版第1刷発行	定価(本体 2,600円＋税)
2024年 1 月31日　　第1版第2刷発行	

編　集 ｜ 大久保　暢子 ⓒ 　　　　　　　　　　　　　　　　　　　〈検印省略〉

発行者 ｜ 亀井　淳

発行所 ｜ **株式会社 メヂカルフレンド社**

https://www.medical-friend.jp
〒102-0073　東京都千代田区九段北3丁目2番4号　麹町郵便局私書箱48号
電話 ｜（03）3264 - 6611　振替 ｜ 00100-0-114708

Printed in Japan　落丁・乱丁本はお取り替えいたします
ブックデザイン ｜ 松田行正（株式会社マツダオフィス）
印刷 ｜ 大盛印刷（株）　製本 ｜（有）井上製本所
ISBN 978-4-8392-3377-8　C3347　　　　　　　　　　　000640-039